心理療法を学ぶ　心理療法がわかる　心理療法入門
心理療法プリマーズ

森田療法

北西憲二＋中村　敬 編著

ミネルヴァ書房

森田療法　目次

目 次

第Ⅰ部 解説編

1 森田療法の歴史——森田正馬の生涯と森田療法の特徴 ……北西　憲二… 3
   1. はじめに……3
   2. 森田療法とは……3
   3. 森田の病いと森田療法……5
      (1)母性的家族環境での特別な子　5／(2)父への反抗と神経症的とらわれ　6／(3)神経症を抜けた時期と行き詰まり　8／(4)森田療法の理論と森田自身の生老病死について　9
   4. 森田療法の基本的な理論……13
      (1)森田の生老病死と治療理論　13／(2)東洋的人間学とフロイト批判　14／(3)関係論（円環論）　16／(4)悪循環の中心に認知（認識）をおくこと　17／(5)回復学（リカバリー論）　17

2 森田療法の基本的理論 ……北西　憲二… 20
   1. はじめに……20
   2. 森田の外来森田療法——パニック障害の治療，悪循環の抽出と認知の修正……21
   3. 森田療法の精神病理理解……24
      (1)悩む人をどのように理解するか——神経質とは　24／(2)ヒポコンドリー性基調　25／(3)精神交互作用（とらわれ）——悪循環過程　25／(4)思想の矛盾——悪循環過程を固定させるもの　26／(5)森田療法における感情の理解——認知療法との比較から　28／(6)感情の法則　29
   4. 治療技法……30
      (1)面接の基本　30／(2)介入方法　30
   5. 森田療法の基本的な考え方……35
      (1)すべての精神病理的問題は関係の中から生じてくる　35／(2)人間の存在を恐怖と欲望から理解する　35／(3)人間理解の基礎に自然論をおく　37
   6. 治療目標……37

3 森田療法における診断と治療面接の進め方 ……中村　敬… 40
   1. 森田神経質をめぐって……40
   2. 診断面接の進め方……41
      (1)主訴　41／(2)現病歴，治療歴　43／(3)性格特徴の判定　43／(4)生活歴，家族歴　44
   3. 治療面接の進め方……45

　　　　(1)治療導入期　45／(2)治療の地固め期　46／(3)治療の展開期　47／(4)治療のまとめ　48／(5)外来における面接の注意点　48
　4. 神経質以外の病態に対する治療面接の工夫……49
　　　　(1)強迫行為　49／(2)ひきこもり　49／(3)うつ病・気分変調症　50／(4)パーソナリティ障害　51／(5)生き方を主題にした面接　52
　5. おわりに……52

4　日記療法 …………………………………………久保田　幹子…54
　1. はじめに……54
　2. 森田による通信療法……54
　　　　(1)森田の通信療法の例　55／(2)森田の通信療法における関わりとその意義　56
　3. 日記療法とは……56
　4. 日記療法の具体的な手続き……57
　　　　(1)導入　57／(2)コメントの際の基本的な姿勢　57
　5. 症例呈示……58
　6. コメントの主なポイント……62
　　　　(1)症例の訴えに関して　62／(2)行動に関して　63
　7. 治療者患者関係について……66
　8. 日記療法の意義……67
　　　　(1)書き記すことの意味　67／(2)読むことの意味　68／(3)治療者患者関係（繋がりの意味）　69
　9. 日記療法の可能性と限界……69
　10. おわりに……70

5　入院治療Ⅰ（森田療法原法の実際）………………………黒木　俊秀…72
　1. はじめに――入院森田療法を学ぶにあたっての留意点……72
　2. 入院森田療法の実際……75
　　　　(1)準備期　75／(2)第1期：絶対臥褥期　76／(3)第2期：軽作業期　78／(4)第3期：重作業期　80／(5)第4期：実生活（社会復帰）期　80
　3. 入院森田療法を支えるもの……82
　　　　(1)厳密な適応　83／(2)家庭的な治療環境　84
　4. おわりに……86

目 次

6 入院治療Ⅱ（第三病院方式） ……………………舘野　歩・中村　敬… 88
 1. はじめに……88
 2. 慈恵医大附属第三病院での入院森田療法……89
 3. 原法と第三病院方式との間における治療スタッフの相違点……89
   (1)医師の治療体制　89／(2)看護体制　90
 4. 入院前・外来準備期……91
 5. 第三病院方式の具体的内容……92
   (1)絶対臥褥期　92／(2)軽作業期　93／(3)重作業期　93／(4)実生活（社会復帰）期　94
 6. 退院後……95
 7. 入院森田療法での基本的技法……95
   (1)不問技法の修正　95／(2)患者に応じたきめ細やかな作業内容や量の検討　96／(3)集団での対人関係を取り扱う　96／(4)外泊の活用　97／(5)日記指導　97
 8. おわりに……97

7 外来治療 ……………………………………………………立松　一徳… 99
 1. 外来森田療法の現状……99
 2. 治療の構造……100
 3. 面接の位置づけと治療者の役割……101
 4. 治療プロセス……102
 5. 初回面接……106
   (1)主訴の確認，態度の吟味，神経症的性格の理解　107／(2)生きることをめぐる危機として理解する　108／(3)治療の方向を確認する　108／(4)治療適応を判断する　109／(5)薬物療法併用の有無を決定する　109
 6. 治療面接の進め方……111
   (1)不安に対する態度に焦点を当てる　111／(2)くらしの中の不安として具体的に扱う　112／(3)不安の背後に生への欲求を読みとる　114／(4)患者の不安にふり回されない存在であり続ける　117／(5)柔軟なあり方のモデルとなる　117／(6)不安とのつきあい方，生き方を話しあう　120／(7)森田療法についての誤解　121
 7. 治療内危機への対応……123
 8. 生き方の選択と治療終結……124

8 自助グループ ………………………………………………横山　博… 127
 1. 生活の発見会の概要とその活動……127
 2. 悩みを抱え発見会活動に参加する人々……128
 3. 森田理論学習と気づきの過程……129

  4．自助グループとしての生活の発見会……*131*
  5．森田療法と発見会活動のむすびつき……*133*
  6．仲間と共に集い学ぶことで見いだす新たな生き方……*134*

9　森田療法を学ぶ人のために（研修システム）…………北西　憲二…*139*

  1．はじめに……*139*
  2．森田療法の治療システムと研修の問題……*139*
    (1)森田療法の入院システム　*139*／(2)ギルドとしての森田療法グループ　*141*／(3)森田療法において知ること——森田療法の技法との関係から　*142*
  3．資格と関連して……*143*
  4．森田療法の研修の実際……*144*
    (1)森田療法セミナー講義内容（研修1年目）　*145*／(2)森田療法セミナー・アドバンスコース（研修2年目）　*146*／(3)スーパーアドバンスコース（学会認定取得コース，研修3〜4年目）　*146*
  5．森田療法家として習得すべき minimum requirement……*147*
  6．おわりに……*150*

目 次

第Ⅱ部　事例編

1　入院治療Ⅰ（定型例） ……………………………………塩路理恵子…*153*
　　1．症例の概要……*153*
　　　　入院導入時点での診立て　*154*
　　2．入院後の経過……*155*
　　　　(1)絶対臥褥期　*155*／(2)軽作業期　*155*／(3)重作業期　*156*／(4)実生活（社会復帰）期　*161*
　　3．おわりに……*162*

2　入院治療Ⅱ（非定型例） …………………………………久保田幹子…*166*
　　1．はじめに……*166*
　　2．自己愛的な症例……*166*
　　　　(1)症例呈示　*167*／(2)入院治療経過　*168*／(3)症例Aの病理について　*171*／(4)治療経過について――主に治療者患者関係をめぐって　*173*
　　3．強迫行為が著しい症例……*175*
　　　　(1)症例呈示　*175*／(2)症例Bの病理について　*177*／(3)治療者の関わりとその意義　*178*
　　4．おわりに……*181*

3　外来森田療法Ⅰ（うつ病） ………………………………橋本　和幸…*184*
　　1．はじめに……*184*
　　2．症例呈示……*185*
　　3．治療経過……*185*
　　　　(1)初回面接　*186*／(2)治療前期（第2回～第6回）　*188*／(3)治療後期（第7回～第15回）…*195*
　　4．おわりに……*197*

4　外来森田療法Ⅱ（パニック障害・心療内科における森田療法）
　　……………………………………………………………………伊藤　克人…*200*
　　1．はじめに……*200*
　　2．パニック障害とは……*201*
　　3．パニック障害の外来森田療法……*203*
　　　　(1)症例　30歳の男性，会社員　*203*／(2)症例の理解　*204*／(3)外来森田療法への導入　*205*／(4)治療の経過　*207*／(5)症例のまとめ　*208*
　　4．パニック障害と発作性神経症……*208*

(1)発作性神経症の症例(森田, 1928) 208／(2)森田正馬の見立てと治療 209／(3)森田正馬による治療の特徴 210
  5. 森田療法と行動療法……210
  6. おわりに……211

5 外来森田療法Ⅲ(社会恐怖・対人恐怖) ……………市川 光洋…215
  1. はじめに……215
  2. 対人恐怖(社会恐怖 Social Phobia) Aさんの事例……216
    (1)初回面接 216／(2)第2回面接 217／(3)第3回面接 219／(4)第4回面接 220／(5)第5回面接 221／(6)第6回面接 222／(7)第7回面接 223／(8)第8回面接 224／(9)第9回面接 224
  3. 治療の要点……224

6 外来森田療法Ⅳ(強迫性障害) ……………………久保田幹子…230
  1. はじめに……230
  2. 治療のアセスメント……231
    (1)森田療法における強迫の理解 231／(2)適否の判断 232
  3. 治療導入期——問題の理解と治療目標の設定……234
  4. 治療前期——新たな関わりと行動の広がりへの後押し……237
    (1)不安とつきあいつつ行動に向かう 237／(2)新たな体験の評価と深化 240
  5. 治療後期——不適応的な関わりの修正……241
  6. 強迫性障害に対する森田療法と認知行動療法の比較……242
    (1) OCD の病理の理解と治療目標 242／(2)治療技法 243
  7. おわりに……245

7 外来森田療法Ⅴ(皮膚科から・アトピー性皮膚炎) …細谷 律子…248
  1. アトピー性皮膚炎について……248
  2. アトピー性皮膚炎の心理的側面……249
    (1)難治化した患者に見られる搔破の習慣化 249／(2)皮膚へのとらわれ 250／(3)とらわれの背後にあるもの 251
  3. 外来森田療法の導入と実践……252
    (1)行動の習慣化に気づかせる 253／(2)外来森田療法の適応を検討 253／(3)外来森田療法 254
  4. 症例1：19歳女性……256
    (1)現病歴 256／(2)初診時所見 256／(3)治療経過 257／(4)総括 260
  5. 症例2：20歳女性……260

目次

　　　　(1)現病歴　260／(2)初診時所見　260／(3)治療経過　261／(4)総括　264
　　6. 症例3：21歳男性……264
　　　　(1)現病歴　264／(2)初診時所見　265／(3)治療経過　265／(4)総括　266
　　7. おわりに……266

8　外来森田療法Ⅵ（慢性疼痛・グループを用いて）……芦沢　健…271

　　1. はじめに……271
　　2. 慢性疼痛の概念と診断……272
　　3. 対象と適応……273
　　4. 初期介入と森田療法的アプローチへの導入……274
　　　　(1)疼痛を除く治療をしてきたが，完全には疼痛は消失していない。274／(2)疼痛はあっても疼痛が気にならなくなれば，楽しく生活することは可能である。275／(3)疼痛のある部分にその原因を求め，その原因を取り除こうとする努力（とらわれ）が，逆に疼痛の慢性化を強化している可能性がある。275／(4)むしろ疼痛を「あるがまま」に自分の一部として受容する方が疼痛を排除するより疼痛は気にならなくなる。276／(5)疼痛にとらわれ疼痛に振り回される生活から，疼痛に関わらず生活を楽しむことのできる目的本位の生活習慣を身につけることを治療目標とする。276／(6)いままでの生活は疼痛の強い日は悪い日，疼痛の弱い日はよい日といった価値基準であった。276／(7)これからは疼痛の有無に関わらず，目的をもって生活できた日はよい日，何も目的をもたず無為に過ごした日は悪い日と自己評価する。277／(8)とくに目的をもって生活のできた日は自分をほめること。277
　　5. クロパンの会について……277
　　　　(1)慢性疼痛の集団精神療法（クロパンの会）のはじまり　277／(2)例会：毎週木曜日90分　278／(3)行事　278／(4)クロパンの会の終了　279／(5)症例　280
　　6. 慢性疼痛における森田療法と認知行動療法……282
　　7. 結語……283

9　外来森田療法Ⅶ（対人恐怖に苦しむ学生とのかかわり）
　　………………………………………………………中川　幸子…288

　　1. はじめに……288
　　2. 事例の概要……289
　　3. E-mailでのカウンセリング……289
　　　　(1)「症状の訴えと信頼関係」#1～#28（X年7月～X+1年3月）　290／(2)「危機と克服」#29～#92（X+1年4月～X+1年10月）　293／(3)「精神的な自立」#93～#99（X+1年12月～X+2年4月）　297
　　4. おわりに……299

10 外来森田療法Ⅷ（スクールカウンセリングにおける森田療法的アプローチ）……………………………………杉原　紗千子・久保田　幹子…304
 1. 公立学校へのスクールカウンセラーの配置……305
 2. 森田療法の適用対象……306
 3. 生徒自身への働きかけの場合……307
  (1)経過　307／(2)ケースの理解と対応　309
 4. 不登校生をもつ保護者への働きかけの場合……310
  (1)経過　310／(2)ケースの理解と対応　313
 5. 中学校におけるスクールカウンセリングでの森田療法的アプローチの有効性……315
  (1)生徒への対応　315／(2)保護者等大人への対応　316／(3)教職員への対応　317

11 外来森田療法Ⅸ（思春期青年期例）………………井出　恵…321
 1. はじめに……321
 2. 症例……322
  (1)初回面接：見立て　323／(2)治療初期：症状をめぐって　325／(3)治療後期：症状との関わりから生き方の問題へ　327／(4)治療終結　330
 3. おわりに……331

12 外来森田療法Ⅹ（クリニックのシステムとして）………………………………………比嘉　千賀・原田　憲明…337
 1. はじめに……337
 2. 外来森田療法のシステム化……338
 3. 適合する患者の特徴と見立て……341
 4. 介入方法と経過……343
 5. 事例から……349
 6. おわりに……353

13 自助グループ（生活の発見会会員による体験記）………………358
 1. 不完全恐怖，不安恐怖の経験から得た味わい深い人生……358
  (1)生い立ち　358／(2)神経症のスタートライン（結婚）　358／(3)症状形成（完全への挑戦）　359／(4)どろ沼の中で　361／(5)極限に達して　362／(6)森田療法との出会い　363／(7)森田理論に合点がいった　363／(8)心のリハビリテーション　364／(9)味わい深い人生　365

2. ゼロでも100でもない新しい世界——不安神経症との和解……365
　　　　(1)「強い・弱い」への執着　366／(2)他人の価値基準で生きる　368／(3)突然の発作　369／(4)再び発見会へ　371／(5)流れに乗って生きる　372

第II部各章末コメント ………………………………………北西　憲二
　森田療法を学ぶ人のためのブックガイド　………………北西　憲二…377

第Ⅰ部

解 説 編

1 森田療法の歴史
―― 森田正馬の生涯と森田療法の特徴

北西　憲二

1. はじめに

　ここでは森田療法の創始者である森田正馬（もりたまさたけ・しょうま，1874年・明治7年生まれ―1938年・昭和13年没）がどのようにこの精神療法を作り上げたのか，彼の生涯とこの精神療法の関係について紹介することにします。森田正馬は幼児期から神経症的不安をもち，その克服過程そのものと森田の提出した精神療法の理論，とりわけ人の精神病理やそこからの回復に関わる基本的人間理解が密接に関連しているからです。またこの精神療法の特徴は，森田自身が創始した理論と技法の本質的な修正を必要とせず，現在までその骨格を踏襲されていることです。つまりそれだけこの精神療法の完成度が高かった，あるいはすでに森田自身がその当時から現代に通じる人間の心の事実をしっかりととらえていた，ともいえましょう。

　もちろん森田の没後，彼の提出した理論と技法は明確となり，洗練され，現代精神療法の枠組みの中でとらえ直されてきました。それらについては解説編，事例編をみていただければおわかりになると思います。

2. 森田療法とは

　森田療法の創始は森田正馬が1919年に自宅を使って入院治療を始めた時とさ

れてきました。それ以後この療法は臥褥（がじょく）から始まる独自の入院システムと治療者の不問的態度（症状を取り上げないこと）(1)からなり、そこでもっとも重視するのはクライエントの非言語的な行動的体験であると理解されてきました。しかし森田の治療的実践を注意深く検討すると、森田はさまざまな形での精神療法やメンタルヘルスに関する活動を行っています。年代順に主なことを挙げてみると、(1)1915年（森田41歳）時に今でいうパニック障害を1回の面接で治し、以後外来での精神療法を行います、(2)1917年（43歳）文学士中村古峡の勧めで『変態心理』に心理教育的、啓蒙的な論文を発表、以後活発に精神療法や神経質（森田療法の適応となる神経症の一群）の心理についての著書を出版、(3)1919年（45歳）入院森田療法を始めます、(4)1926年（52歳）通信治療を始めます、(5)1929年（55歳）退院及び入院患者の集まりである形外会が始まり、後に『神経質』誌の読者、外来患者も加わり、森田は積極的に参加者に心理教育を行います、などです（北西、2003）。

森田はこの間の事情を次のように説明しています。「余の此の治療法は、理解のよき人は、余の論文や著書のみによっても治す事が出来る。……次に余の治療手段としては、患者の毎日の生活状態を委（くわ）しく日記せしめて、余が之を一週に一度位検査し、其実際生活に於ける精神的態度を指導する事によって次第に或る体験を得させて行くのである。最も適当なるは、入院して一定の規定によって、精神修養療法を受ける事である。……之は或いは自覚療法とか体験療法とか名づけてもよいようなものである。」（森田、1926）

森田は事実を知ることを重視しました。つまり森田療法とは事実を知り、それを自覚することを目指す精神療法であるといえます。そして治療者としての森田は、不問というイメージと逆にきわめて饒舌です。

森田がクライエントの神経症的認知の修正にいかに腐心したか、残されてい

（1）伝統的な入院森田療法ではクライエントの症状に関する訴えを直接取り上げないことを「不問」と呼び、森田療法の中心的な技法と考えられてきました。しかし現代では、何を問い、何を問わないのか、に論点が移ってきました。

るクライエントの日記や形外会の記録を読むとよくわかります。

　森田療法の基本的理論の抽出がこの精神療法の特徴を説明するときには大切になってきます。今までは，森田療法というと，入院森田療法における絶対臥褥を連想される方も多いでしょう。そして厳しい，権威的な精神療法とイメージするかもしれません。しかし現代では森田の時代よりもさらに多彩で多様な森田療法が展開されています。先に述べましたように，これらを貫くものが基本的理論で，それらは森田療法の本質的な特徴を示すとともに，精神病理仮説とそれに基づいた治療的介入，そして治療目標の基盤になるものなのです。

　ここではまず森田の人生，とくにその心身の病と喪失体験が森田の提出した理論の形成過程とどのように関係したのかを明らかにし，ついでその基本的人間理解の特徴について述べることにします。次章では，その基本的理論すなわち精神病理仮説，介入法，そして治療過程，目標などを紹介します。

　またここでは，クライエントの悪循環に関与するものの見方（誤った思考パターン）を神経症的認知と呼び，認識は「物事を見分け，本質を理解し，正しく判断すること。また，そうする心のはたらき」（三省堂『大辞林　第二版』）と理解します。

3. 森田の病いと森田療法

(1) 母性的家族環境での特別な子

　森田の伝記についてすでに野村の詳細なそれをはじめ多くのものがあるので（野村，1974），青年期のエピソードは森田の理論と関係するところのみを挙げます。森田正馬は，森田家の長男として高知県に生まれました。その背景はやや複雑です。父正文は，21歳の時に森田家の養子となり，森田の母亀女と結婚しました。妻より4歳年下です。母亀女は，19歳の時に結婚して長女をもうけたが，夫婦仲が悪くて離婚。25歳で再婚しました。正馬は結婚した翌年に生まれました。その正馬を母親は溺愛し，彼の死の直前まで密な情緒的接触を保っていました。母親はうつ病を2度ほど罹患しました。その時には心気的となり，

死の恐怖におびえたといいます。父親は教育熱心で躾もやかましく，厳しく小学校時代の森田に接し，その父への反発，反抗が森田の青年期をさまざまな形で彩ることになります。森田は過保護な母親と厳格で支配的な父親のもとで「特別な子」として育ったようです（北西，2001）。

(2)父への反抗と神経症的とらわれ

　森田には異父子である5歳上の姉，道女と4歳年下の徳弥がいます。正馬は弟をことのほか可愛がっていました。後に東京に呼び寄せ，慈恵医専に入学させますが，日露戦争で戦死しました。

　森田は幼少時期から活発，好奇心が強い反面かなり神経質でした。9歳ごろ村の寺で極彩色の地獄絵を見て，死の恐怖に襲われ，夢にうなされました。これが彼の人生を決めることになります。彼は後に述べます。「私は少年時代から四十歳頃までは，死を恐れないように思う工夫をずいぶんやってきたけれども，『死は恐れざるを得ず』という事を明らかに知って後は，そのようなむだ骨折りをやめてしまったのであります」（森田，1931）。この頃から死の恐怖をいかに克服するかが，彼の人生上のテーマとなったのです。いわば神経症的な生き方です。これを森田は後に人生観と呼びましたが，それは認知療法でいうスキーマに当たります（Freeman et al., 1990）。森田が悩んでいたのは，このような死の恐怖だけではありません。森田自身の日記によるとかなり年長になるまで夜尿があり，彼が15歳の時から心臓病で悩み，自分で心臓が悪いと思い，19歳の時にはパニック発作を経験しました。そのほかにも，麻痺性脚気，脚気恐怖，慢性頭痛，座骨神経痛（心因性疼痛），神経衰弱兼脚気などでさまざまな治療を受けていました。それゆえ森田の心をとらえて放さなかった問題は，生と死，生きることと死の恐怖でありました。森田は，このころから宗教，東洋哲学に興味をもち，また高等学校から大学時代にかけて腹式呼吸，白隠禅師の内観法などを試み，加持，祈禱などの観察，実験を行っていました。これらが死の恐怖に基づく自らの心身の不調を乗り越えるためのものであったにせよ，森田療法の理論を作ることに役立ったのです。この基本的理論は東洋的な人間

理解（人間観）に基づいていることがこれからも理解できます（森田，1928）。

　それとともに彼の青年期を特徴づけるのは，父への反抗です。たとえば父親は森田が身体虚弱であること，学費が続かないことを理由に高等学校進学を許しませんでした。そこで森田は，「父にそむいても，独学で何かに，かじりつこうと決心した」（森田，1928）。父への反抗であり，自立への試みです。つまり青年期の親に対する自立と依存をめぐる神経症的な葛藤がこのような形をとって出現したのです。

　森田は学費を援助してくれるという家の養子となり，熊本第五高等学校に入学，医学を志望します。そのことを知った父親は驚いて，森田に従妹との縁談を条件に将来の学費を支払うことを約束します。この従妹が後の森田夫人，久亥で，病弱な森田の世話や森田が自宅で森田療法を始めた時に，裏方としてその治療を支えた人であります。

　1898（明治31）年（24歳）の時，東京帝国大学医学部に入学しました。大学入学後も相変わらずさまざまな身体症状にとらわれ，内科で神経衰弱及び脚気と診断され，服薬をしていましたが，はかばかしくありませんでした。この頃には今でいう全般性不安障害（過剰な不安と心配をもって生きている状態）に病状は変化していたようです。進級試験を前に悶々として勉強に身が入らず悩んでいた時，父からの学費の送金が遅れました。後の研究によるとそれは森田の誤解で，すでに試験の前に学費は送られていたといいます（水谷，1966）。いずれにせよ子供の頃からの父親に対する反感，憤懣が自分の苦境とあいまって爆発します。森田は父親へのあてつけもあり，必死の思いで開き直り，今まで飲んでいた薬や治療を一切止めました。そして，とりあえず目の前の課題であった試験勉強に打ち込んだのです。そこで驚くべき体験を森田はします。彼を長年にわたって悩ませ，苦しめてきた神経衰弱や脚気の症状は一時的に軽快し，試験の成績も意外によかったのです。必死必生の思いで恐怖に入り込むこと（恐怖突入），目の前の現実的な課題に取り組むこと，がとらわれた人の心理的変化をもたらすことを森田はみずからの体験から知ったのです。これが森田療法の介入方法の一つとなりました。しかしこれは父親への反抗心から生じた自

己愛的怒りとも理解でき，一過性のカタルシス効果は見られましたが彼の神経症の解決にはさらに時間を要したのです。母親が，次の年には妻久亥が上京して，同居し面倒を見るようになりましたが，その後も頭痛，不安発作，座骨神経痛（心因性疼痛）などは大学卒業まで続きました。そして父の反対を押し切って精神科医という職業選択をした頃から次第にこれらの症状に悩まされることはなくなりました。彼の神経症は，いわば青年期の社会化のプロセスで，自分の生きる欲望に乗った形で現実に取り組むうちに影を潜めるようになったのです。青年期の神経症はこのような形で軽快することが多いのですが，その後の人生の危機に直面したときに再発しやすいパターンでもあります。真の治癒は彼の人生観（スキーマ）の修正（「死を恐れないようにすること」）がなされ，この恐怖突入の体験を治療技法としてその治療理論に組み込む40歳過ぎまで待たなければなりませんでした。

(3)神経症を抜けた時期と行き詰まり

　森田は1902（明治35）年（28歳）東京帝大医学部卒業後，父親の反対を振り切ってただちに精神医学を志し，当時精神医学担当であった呉秀三教授の門に入りました。そしてこのような職業選択をし，経済的にも自立していった森田の人生には，次第に父親の影が薄れ，代わって母親と妻久亥が森田の研究と研究生活を支えることになります。つまりここで父からの一応の自立は成し遂げたのですが，母や妻への情緒的依存は彼が死ぬまで続きました。

　さて森田が大学院学生となり，「精神療法に就いて」という研究題目を提出しました。それは彼が9歳の頃に死の恐怖を覚えて以来，彼の人生のテーマでもあったのです。森田の選んだ精神医学，その中でも精神療法という境界領域を選んだのは，森田の生涯のテーマ「死と生をめぐって」を考慮に入れるならば，いわば必然であったのでしょう。森田の個人的葛藤の解決が精神療法の探求という個人的問題を超えた問題として置き換えられたのです。

　そして死の恐怖をいかに克服するか，をテーマとした不安障害の精神療法への探求は試行錯誤，成功と失敗の繰り返しでありました。強迫観念（尿意をお

それて外出できない患者）を催眠術で治し，作業療法を精神障害者に試み，ある程度の効果を認めました。また神経症者に生活正規法，臥褥療法，説得療法を試みました。赤面恐怖は，催眠術がかからず，説得療法を試みましたが，困難で，治すことができないとあきらめていた時期でもありました。森田が33歳の時，呉教授から千葉医学専門学校高等官の教授推薦を受けましたが，決断に迷うこと1ヶ月あまりでこれを断りました。治療上の試行錯誤，挫折，そしてこのような人生上の出来事を通して森田の神経症的な認知は次第に修正されていったものと考えられます。

(4)森田療法の理論と森田自身の生老病死について
①神経衰弱の精神病理とその治療

さて森田が35歳から36歳にかけて注目すべき論文を発表しています。まず森田は「精神療法の話」(1909a)と題した論文を発表し，精神療法の基本的考え方と身体と精神，及び外界の関係についての考え方を述べています。「私たちの身体と精神は，全く周囲の事情と境遇とに由って定められて居って周囲の事情を離れて精神はない。……総て私たちは温度，光線，水，食物，そういうものが有って始めて身体が世の中に現れてくる。目に見たり耳に聞いたりする所の森羅万象があって始めて精神が現れてくる。そういうものがなければ精神も身体も初めから成り立たない，従ってこの心身と外界との間には根本的の関係があるということが明らかです」といい，精神はより動的なものであると説明します。したがって森田の考える精神療法とは，心身に影響して害のあるものを避け，一方では心身天然の発育を促すという二つの方法に帰着します。そしてここに森田の精神療法の基本的な考え方，つまり心身自然一元論が示されています。

また同時期に森田は「神経衰弱性精神病性體質」(1909b)と題した論文を発表しています。この論文で神経衰弱の病理を，①全精神を病的感覚に屈託集注し，②自己の身体的状態の探索に汲々とし，③ありふれた感覚を病的に解釈し，④体質的に心身は疲労しやすいとしました。これは死を恐れ，些細な身体的兆

候を心気的に解釈して悩んだ森田の姿がそのまま記述されているようです。いわば虚弱な体質から導き出された神経衰弱論で、当時の自己像を投影したものです。筆者はこの時期をもって森田療法の始まりと考えています。

40歳を過ぎ、死の恐怖へのとらわれを抜けた森田に大きな転機が訪れます。一つは今でいうパニック障害（不安神経症）をただ一回の診察で治したという経験です（1915年8月、森田41歳）。

この症例（30歳、農夫）について森田の理論と密接に関係するので簡単に述べます。森田はこの症例のパニック障害を以下のように説明します。些細なことから胸内の不快感、心悸亢進を起こすと同時に、以前に見た人の死の苦悶が思い出され、自分が心臓病であるという誤った考え（心気的認知）と結びついて、恐怖の感動を起こします。この恐怖の感動は生理的に心悸亢進を起こすものであるから、クライエントはますます心悸亢進を感じ、この感じはますます恐怖を起こし、心悸亢進と恐怖との交互作用でますます不安となり、死の苦悶を引き起こします。さらにこの恐怖を恐怖すまいというもう一つの神経症的認知（森田はこれを思想の矛盾と呼んだ）(2)がこの悪循環を強化します。これが森田の悪循環の基本的な理解で、二重、三重に展開する閉じられた連鎖的な動きからなるのです。

それから5年後の1919（大正8）年に森田は自宅を利用して、入院森田療法のシステムを完成させました。そして森田は、自分の創始した治療法、正確には治療のシステムに自信を深めるとともに、この治療法や神経質の心理について堰を切ったように論文、著作を発表していきます。彼の情熱は一方で当時流布していた神経衰弱説を批判し、神経質概念を作り上げながら、それを治療論に取り込んでいくという作業に向けられていきました。

（2）思想の矛盾とは、本来自然なものである恐怖、不安、心身の不快な反応と抗争し、取り除こうとする心の態度、あるいは認識のあり方を指します。これについては次の章でさらに詳細に述べます。

②ヒポコンドリー性基調から欲望論へ

　まず森田の治療理論の全貌がその姿を現しつつあるこの時期に，森田は死線をさまよう大病をします。森田が46歳の時に死に直面するような大病（反復性大腸炎，広瀬益三診断）をして70余日病臥を余儀なくされます。

　もう一つの大きな出来事は，心理学者中村古峡との出会いと交流です。中村古峡と協力して，変態心理研究会（今でいう異常心理研究会）に積極的に参加し，次第にそこで健筆を振るうことになります。そこで森田はその当時誤解されがちであった神経衰弱（神経症）の本態とその治療に関する啓蒙を，本の出版を通して積極的に行います。

　死線を乗り越えた彼は，母親に励まされ学位論文「神経質ノ本態及療法」の執筆にかかります。彼の第一著書『神経質及神経衰弱症の療法』（1921）を中村古峡主宰の日本精神医学会から発行をすすめられて出版にこぎつけたのはこの年でした。森田の基本的な考え方を世に問う最初の著書でありました。この著書には「ヒポコンドリー性基調」「精神交互作用」「あるがまま」などの森田療法の基本的概念が述べられています。これらの概念については次の章を参照してください。

　さて森田は49歳で父正文の死を経験します。しかし森田自身は彼の手記などの記載から推察するに，もはやそれによって激しい心理的打撃を受けるようなことはなかったようです。父の反対を押し切って職業を選択し，経済的に自立し，かつその職業において成功したと自負するにいたった森田にとって，もはや父の死はそのままに受け入れやすいものだったのでしょう。50歳の時に若い頃からの持病であった肺結核が彼の体を次第にむしばみ，肺結核による喀血，病の自覚をします。そのときは奇しくも森田にとって医学博士号の受理という晴れがましい年でありました。身体の病に森田は意外に無頓着でありました。しかし死線をさまよう病を経験したことが大きな契機になったのでしょうか，51歳の時に恐怖を欲望から見る視点をはじめて提出します（森田，1925）。ここで刺激に対して虚弱な体質をもつために精神病理的な反応を起こすという神経症論から欲望の過剰で悩む神経症論へと大きな転回が行われました。死の恐怖

に直面し，そこから生の欲望を自覚した森田自身の人生が浮かび上がってくるようです。森田の理論が次第に深まりをもち，生きることのダイナミズムにその焦点が当たってきます。

52歳時に『神経衰弱及強迫観念の根治法』(1926) が出版され，通信治療例の報告がされています。54歳で血痰，喀血，喘息など，55歳の時には，肺炎にかかり，重態となるなどの身体の病を抱えながら，森田はさらに森田療法の普及と患者の治療に邁進します。この年には，第1回形外会が始まり，66回まで続きます（1929年－1937年）。この記録は『森田正馬全集　第5巻』にまとめられています。これはすでに述べたように退院および入院患者の集まりです。56歳の時に神経質研究会が発足し，機関誌月刊『神経質』を発行することになります。いよいよ森田療法の普及宣伝の時代がやってきました。さてこれをもって森田の精神療法活動が出そろったことになります。外来，入院，通信療法，そして形外会（集団での心理教育），そして出版物を通したメンタルヘルス活動あるいは一般の悩める人たちへの啓蒙活動です。

ちなみに『神経質及神経衰弱症の療法』(1921)，『神経衰弱及強迫観念の根治法』(1926) および彼の博士論文をもとにした『神経質ノ本態及療法』(1928) が代表的三部作と呼ばれています。

③生の欲望論の深化と喪失体験──森田における二つの事実とは

それと時を同じくして森田は苦悩に満ちた体験をします。息子正一郎（しょういちろう）の死です。森田の生涯でもっともつらい喪失体験でありました。森田は語ります。「僕の方でいえば，死は当然悲しい。どうすることも出来ない。絶対であった比較はない。繰り言をいうほど悲しみは深くなる……」（森田，1930）。この頃から森田は生の欲望に言及することが多くなってきます。正一郎を亡くした次の年，森田57歳の時に形外会ではじめて「生の欲望」に言及します。つまり森田は自ら死に直面し，また喪失体験を経ることにより次のような自覚に達するのです。これが森田の人生で最終的に到達した心境であり，それが森田療法の治療の目標ともなります。

森田はいいます。「また私の自覚によれば，私は死の恐怖のほかに，生の欲

望というものが、はっきりと現れております。私は今年の三月に、死ぬか生きるかの大病をやりましたが、非常に苦しくて、全く身動きができなかった。数日の後、まだ死の危険の去らない時から、看護婦に源平盛衰記を読ませた。少し病が楽になるに従い、……全くつまらぬ事までも、調べてみないと気がすまないという風でありました。……この欲ばるという事は、何かにつけて、あれもこれもと、絶えず欲ばるがゆえに、つまり心がいつもハラハラしているという事になる。……私はこれをひっくるめて『欲望はこれをあきらめる事はできぬ』と申しておきます。これで、私はこの事と『死は恐れざるを得ぬ』との二つの公式が私の自覚から得た動かすべからざる事実であります。……死の恐怖も生の欲望も、決して絶対的の存在ではない。相対を離れてこれらの事実は、全く成立しないのである」(1931)。

　これが森田のいう「事実」であります。恐怖はそのまま恐怖になりきるしかない、また私たちの欲望はつきることなく、それをあきらめることはできないのである、という二つの事実であります。これが森田の理論の中心的概念です。「あるがまま」「自然随順」「純な心」とも呼ばれるような心のあり方です。

4. 森田療法の基本的な理論

　今までいかに森田の人生とこの精神療法が密接に関係するかをみてきました。ここではこの基本的な人間理解と理論について、その特徴を述べることにします。

(1) 森田の生老病死と治療理論

　森田の人生を刻印するものは生きることをめぐる葛藤、苦悩です。それはまず特別な子として生まれ、9歳からの死の恐怖へのとらわれから始まり、父への葛藤として自覚し、多彩な神経症症状で苦しむことになります。彼は青年期にいかに死を恐れないようにするのか、という一貫したテーマで東洋思想を読みあさり、さまざまな宗教的な癒しを試みました。それが彼をして精神科医を、

そして精神療法家を目指させることになります。彼は「（死の）恐怖を恐怖しない」というテーマから，父からの自立，精神療法家としての成功，死に直面する病，そして喪失（息子の死）という自ら人生の苦難を乗り越えることで「（死の）恐怖は恐れざるを得ない」という自覚に達したのです。

　森田療法の治療理論は明らかに彼の人生の経験，世界への関わりと深く関係しています。そしてさまざまな挫折，喪失体験を通して森田の理論は，神経質の精神病理（ヒポコンドリー性基調）から次第に欲望と恐怖の関係というダイナミックな観点へと移っていきました。森田療法はここで神経質概念を超えて「生きること」に関係した私たちの苦悩，生老病死を扱いうる精神療法へと発展する可能性をもつことになったのです。

　つまり生きることは，必然的に恐怖を伴います。その自然な不安を操作しようとするときに，わたくしたちは苦悩の深みにはまっていくのです。これが我に執着した生き方，我執です。我執とは東洋でいう自然に反した生き方です。では自然に生きることとはどのようなことでしょうか。それについては東洋では確固たる人生観，世界観をもっています。この思想は中国の老荘思想とほぼ重なります。つまり小我を捨て自然に随順し，本来の生き方をつかむこと，大我を生きることであります。ここに森田療法の骨格をなす東洋的な自然と生きることの理解が存在します（北西，2001）。

(2)東洋的人間学とフロイト批判

　森田が精神分析の批判者であったことは周知の事実です。森田療法と西欧の当時の精神療法とはその基本的人間理解，哲学が大きく時には対照的といってもいいほど異なっていました。森田が激しく精神分析を批判した理由の一つです。

　森田はフロイトの精神分析を批判して次のように述べます。「余は思ふに，人々が身体と精神とを別々に考えて，特に自分の心は自分でのみ初めて知ることが出来，また自分の目的に適ふように之を支配することが出来るといふ風に考えて居る事が，世の中の思想の矛盾を起こす根本でありはしないか。吾人は

身体も心も随意に支配することが出来るのは極めて其一部で，わずかに其末梢に止まる。……忘却も突然の思付きも，決して吾等の自由に出来ぬ。<u>自然の現象である</u>」（下線筆者）（森田，1922）。

　ここに森田の人間理解のエッセンスがあります。つまり私たちは自分を知ることにより不安を解消したり，コントロールすることが本当にできるのか，私たちの精神の活動を自分の都合のよいように操作できるのか，そのように心を支配し操作しようとすること自体が私たちの悩み，苦悩の原因ではないのかと森田は鋭く問うのです。私たちが自分のことを意のままに支配できるのは，心の活動の一部で，単なる末梢のものにすぎないと森田はいいます。

　そしてつらいことを忘れること，何かを思い付くことなどはこころの自然な働きで，また心の過去の傷も多くの人が経験することで，それが神経症の原因とはなり得ないと明快にいってのけるのです。重要なのは素質（ヒポコンドリー性基調）である，つまり私たちがもっている自然なものであると言い切ります。このように森田は精神分析の心理的原因説も防衛機制もそれ自身は私たちの心に自然に備わっているものでそれをことさら言い立てることはないといいます。

　森田の説は少々単純化し過ぎている嫌いはありますが，いわんとしているところははっきりしています。そして本来自然な反応である過去の不快な追想や欲望を自ら忘れようと排除し，逆にますますそれに執着してしまうことが，神経症を作り上げると主張します。ある出来事（心的外傷）を探り，それを意識化することに治療的意味を見出さず，神経症的な不安は素質（自然なもの，したがってそれを受け入れ，引き受けることが重要となる）とそれに基づいた自分の心身の反応を自分の思い通りに操作しようとする神経症的な認知からなるというのです。それが森田のいう思想の矛盾です。

　森田のフロイト批判から森田療法の治療理論の根幹をなす東洋的自然論（心身自然一元論）およびその対の概念である無我論（自然に従うこと，自然随順）が浮かび上がってきます。またここでいう知的な理解や自覚とはすなわち行うこと，行と結びついており，いわば知行合一という知のあり方を指します。

このような観点から森田療法を見直すと，この精神療法が仏教や老荘思想に代表されるいわゆる東洋的人間学を基盤に作り上げられたものと理解されます。森田療法は単に神経質に対する治療法でなく，広く人間の根本的矛盾に対する理解と解決方法をもっています。森田は東洋における悩みの理解とその解決法を体系化した精神療法として具現化したともいえます（北西，2001）。

(3)関係論（円環論）

　森田療法の現象の認識法として，円環論が挙げられます。これは原因結果論ではなく，悪循環論です。つまりある現象の犯人探しはしないのです。まず目の前の現象に目を凝らし，起こっている関係に注目し，そこでの悪循環を取り出し，その打破を考えます。このような認識の方法は東洋的な関係論の理解の上に成り立っています。

　森田の精神現象に対する基本的な認識の一つは関係論，あるいは関係論に基づいた運動論というべきものです。

　その代表的なものが悪循環論です。この悪循環とはこの運動論からみると，外界との生き生きとした関係が失われ，いわば同じ所をぐるぐる回る閉鎖的な運動である，と理解されるのです。そして森田はこの閉鎖的な運動の中心に神経症的認知（病的な解釈）をすえました。そして森田療法とはこの心身を巻き込んだ閉鎖的な運動（とらわれ）から，心身と環境世界との開かれたダイナミックな運動へと転換を図る精神療法であると定義できます。

　その基本的認識論がもっとも見事に示されるのが晩年の死の恐怖と生の欲望のダイナミズムで，お互いに関連をもった運動として示されます。つまり森田の死の直面と最愛の息子を失うという喪失体験，つまり「死は恐れざるを得ぬ」（それは事実として徹底的に受け入れざるを得ない）という強烈な体験が一方では彼の欲望を自覚させ，彼自身のより個性的な生き方を可能としたのです。つまり喪失（失うことあるいは喪失を恐怖すること）と生成（作り出すこと）がいわば一つの運動として「生きること」のダイナミズムを形作っているのです。

(4)悪循環の中心に認知（認識）をおくこと

そしてこの悪循環論，さらには心身外界の関連の中心に，森田ははっきりと明言しなかったが，認知をおきました。すでにパニック障害の症例のところで簡単に述べたように，それは単純な悪循環論（心身の兆候→誤った解釈（認知）→恐怖→心身の状態への注意の集注）から，さらにこのような恐怖を恐怖すまいとする思想の矛盾（自然である恐怖を取り除こうとする感情と認知の抗争，それを森田は思想の矛盾と呼んだ）が加わり，さらにそれに神経症的回避行動（はからい）が加わっていきます。それらが相互に影響を与えながら，二重，三重にとらわれを作っていくのです。それが森田療法の精神病理理解の基本です。

またそのとらわれ，悪循環からの脱出も誤った解釈や思想の矛盾の修正に焦点を当てられます。つまり神経症的認知の修正に治療はぴたりと向けられているのです。森田（1932）はいいます。「またここの全治患者の，よくいう事であるが，それは例えば，自分の不眠や赤面恐怖の治った事は嬉しいが，それよりもさらに有難い事は，日常の生活に能率があがるようになり，人生観の変わった事であるとかいう事である。しかしこれは物の本末を誤り，部分と全体を思い違えたものである。それは，人生観が変わったから病気が治ったのである」。つまり人生観という認識のあり方が変わったから治るのです。

(5)回復学（リカバリー論）

森田の精神病理現象に関する「単純な刺激→素因に基づく反応様式」という理解は終生変わりませんでした。そして彼はこの素質に基づく反応様式によって精神医学の分類を試みました。ここには当時のドイツ精神医学の影響が色濃く感じられます。彼は父への反発を父親との関係からでなく，人生の出来事に対する自己の反応様式と一般化し，それは自分が業としてもっているものであると理解したのです。彼は神経質の精神病理の基本に先天的素質（ヒポコンドリー性基調，すなわち自然）を設定しました（森田，1926，1928）。ヒポコンドリー性基調とは，自己の心身の変化に敏感に反応し，不安恐怖などの感情が起こりやすい傾向のことです。

さて森田の治療理論では人間の苦悩，愛と憎しみ，葛藤は自己に内包する自然なるものと理解され，それとどのように関わってきたのか，がまず問われることになります。つまりそこでは最初に自己の感情に対する神経症的認知に焦点が当てられます。森田療法における事実を知る作業の第一段階はこのような神経症的認知が悪循環を引き起こし，苦悩を自ら拡大しているということを自覚することから始まります。つまりここで問うものとは，環境と自己との関わり合いであり，さらに自己の中の業（自然なるものつまり自己の心身の反応）とどのように関わるのか，そしてそれをどう受け入れていくのか，であります。森田療法が自己に対する自己の態度を問題とするという新福（1980）の指摘は鋭く森田理論の本質を指しています。それとともに自然なるものに対して「死は恐れざるを得ない」，つまり恐怖は恐怖のままでいるしかない，それは自分の意のままにできるものではない，という人間の万能的で自己愛的な欲望の限界を知ること，つまりこれが第二段階の自覚，事実を知る作業となります。

では森田が問わないものは何でしょうか。それは精神現象，特に精神病理現象の心理的，歴史的原因です。とくに時間軸から人間の葛藤を見るという視点はありません。つまり森田の治療理論は徹底した空間論に基づいているのです。

つまり精神病理的な探索，病因への探求に対する禁欲，つまりそれを素質，自然なるものということでそれ以上立ち入らないことが，逆に自分の「自然なるもの」の受容を促進する視点をもたらしたと筆者は考えます。そしてそれが回復を準備し，そこに内包されるその人の個性，固有な生き方への探求を可能にしたのです。また森田の理論の中に，私たちの中の自然なもの（欲望，感情，感性）に対する絶対的肯定があります。したがって森田療法は徹底して自己の中の自然なものの発揮を追求し，それがその人の固有な生のあり方であると理解するのです。森田療法はいわば東洋的な自然論に基盤をおく精神療法です。このことはまた森田療法とは精神病理の探求，とくに原因探求よりも悩む人の人生を回復することに主眼をおくリカバリー論に基づいて組み立てられているともいえましょう。

文献

Freeman, A., Pretzer, J., Fleming, B. & Simon, K. M. 1990 *Clinical application of cognitive therapy*. Pleum Press.（高橋祥友（訳）1993　認知療法ハンドブック　金剛出版）

北西憲二　2001　我執の病理——森田療法による「生きること」の探求　白揚社

北西憲二　2003　知の体系としての森田療法・Ⅰ——序論・森田の病跡との関連から　精神療法，**29**（5），576-585.

水谷啓二　1966　真人間の復活（第26回）　生活の発見，**72**，20-26.

森田正馬　1909a／1974　精神療法の話　高良武久（編集代表）森田正馬全集　第1巻　白揚社　pp. 56-71

森田正馬　1909b／1974　神経衰弱性精神病性體質　高良武久（編集代表）森田正馬全集　第1巻　白揚社　pp. 72-82

森田正馬　1921／1974　神経質及神経衰弱症の療法　高良武久（編集代表）森田正馬全集　第1巻　白揚社　pp. 239-508

森田正馬　1922／1974　精神療法講義　高良武久（編集代表）森田正馬全集　第1巻　白揚社　pp. 509-638

森田正馬　1925／1974　生の欲望と死の恐怖　高良武久（編集代表）森田正馬全集　第3巻　白揚社　pp. 102-113

森田正馬　1926／1974　神経衰弱及強迫観念の根治法　高良武久（編集代表）森田正馬全集　第2巻　白揚社　pp. 71-282

森田正馬　1928／1974　神経質ノ本態及療法　高良武久（編集代表）森田正馬全集　第2巻　白揚社　pp. 283-442

森田正馬　1930／1974　第7回形外会　高良武久（編集代表）森田正馬全集　第5巻　白揚社　pp. 66-78

森田正馬　1931／1974　第12回形外会　高良武久（編集代表）森田正馬全集　第5巻　白揚社　pp. 110-119

森田正馬　1932／1974　第15回形外会　高良武久（編集代表）森田正馬全集　第5巻　白揚社　pp. 134-145

野村章恒　1974　森田正馬評伝　白揚社

新福尚武　1980　森田療法で起こりがちな"精神療法的副作用"　精神療法，**6**，16-23.

2 森田療法の基本的理論

北西　憲二

1. はじめに

　前章で，森田の人生，彼の生老病死という苦悩と理論がいかに密接に結びついているか，を述べました。そしてその理論の特徴として，(1)森田の神経症的苦悩とその克服と密接に関係すること，(2)そこでは，生の欲望から恐怖を理解する視点が提供されたこと，(3)原因結果という直線的な因果論でなく，相互の関係から病理的現象が生じてくるという悪循環論をもとにすること，(4)その悪循環は「とらわれ」と呼ばれ，閉じられた運動であること，(5)森田療法はこの「とらわれ」の打破をはかる精神療法であること，(6)その悪循環の中心に神経症的認知をおき，その修正が「とらわれ」の打破に必要であるとしたこと，(7)恐怖の徹底した受容（取り除くことの断念，あきらめ）が生の欲望を自覚させ，それが本来の生き方と関係すること，(8)この精神療法の基礎に自然論をおいたこと，(9)それゆえ精神病理の探求よりも，悩む人の回復（リカバリー論）に力点を置いた精神療法であること，などが挙げられます。
　本章では，森田自身が実際治療を行った症例の治療過程を示しながら，この基本的理論と技法，回復過程，治療目標などについて解説したいと思います。

2. 森田の外来森田療法——パニック障害の治療，悪循環の抽出と認知の修正

　40歳を過ぎて死の恐怖へのとらわれを抜けた森田は，パニック障害をただ1回の診察で治したという経験をします（1915年8月，森田41歳）。筆者はこれをもって森田療法の治療技法の骨幹が完成したと考えています。ではこの症例の精神病理理解と介入方法について解説しましょう。

　症例は30歳の農夫です（森田，1921）。

　1915年8月初診。生来強壮でしたが，20歳の時に，親戚の同年輩のものが肺炎で死んだのを看護したことがあったといいます。時を経て，ある日夕食後突然心悸亢進を起こし，脈が120から150にもなりました。死の不安に襲われ，倒れたままものをいうことができなくなりました。直ちに医者を呼び，およそ2時間後に落ちつきました。その後同様の発作が，はじめはほとんど毎日，主として夕方起こり，後には月に数回起こり，3年間ほど持続しました。一時は軽快したが，最近では，農事中に倒れて以来，毎日とくに夜中に発作が起こり，その度に医者の注射を受けて回復するのを常としました。いつも医者の手近の所にいないと安心できず，あまりに頻回に発作を起こすので，主治医を伴って森田の受診となりました。

　この症例の診断はパニック障害（広場恐怖を伴わない）です。森田はこのパニック障害の機制を以下のように説明します。些細なことから胸内の不快感，心悸亢進を起こすと同時に，以前に見た人の死の苦悶が思い出され，自己の心臓病であるという誤った考え（心気的認知）と結びついて，恐怖の感動を起こします。この恐怖の感動は生理的に心悸亢進を起こすものですから，クライエントはますます心悸亢進を感じ，この感じはますます恐怖を起こし，心悸亢進と恐怖との交互作用でますます不安となり，死の苦悶を引き起こします。つまり森田は(1)悪循環過程（とらわれ）がこの症状を形成する，(2)この形成過程はいわば連鎖的な動きからなること（同じ所をぐるぐる回る運動としてとらえることができる），(3)この連鎖は身体感覚（ある出来事に対する心身の反応）→誤った考え（神経症的認知）→恐怖反応，として取り出せることを示しました。この

悪循環の中心が神経症的認知（認知のゆがみ）であることはいうまでもないでしょう。この図式は認知療法が後に提出した図式そのものです（Beck, 1976 ; Freeman et al., 1990）。さらに認知療法では述べられていない機制を森田療法では考えます。それは悪循環過程です。森田自身はこの症例では明らかにしていませんが，そのような恐怖がさらに自分の胸内不快感，心悸亢進に対して注意を引きつけ，それらがますます強く感じられるという悪循環（注意と感覚の精神交互作用，相互賦活作用）を想定しているのです。さらにこれに予期恐怖が加わったものが第一レベルの悪循環です。

　そして森田はこの認知のゆがみに対してこのクライエントにどのような治療的接近を行ったでしょうか。森田はまずクライエントの脈を取り，その脈が最初は早く，後には正常になったのは，最初は森田の診断を恐れ，後には安堵したためであると説明します。同様に階段を数回昇降させ，脈の変化のないことを気付かせます。このように体験的に脈拍と感情が関係し，また心臓病が無いことを証明し，そして先ほどの身体的変化と認知と恐怖の悪循環をわかりやすく説明します。つまり誤った考え（神経症的認知）に対して体験を通しての修正を図ったのです。

　しかしこれだけで森田の診察は終わりません。さらに森田はいいます。「君は今まで物に驚いたことがあるか。君が今まで10年来心臓病と考えていたものは，この驚きと全く同一の物である。驚きを驚くまいとし，恐れを恐れまいと努力するのはかえって不合理である。恰も暑いのを強いて暑くないと考え，腹痛を痛くないと殊更に思もわんとするようなものである」。胸内の不快感，動悸を病と認知し恐れているクライエントに，それは心身の自然な反応であると説明し，恐怖を恐怖すまいと抗争することに対してもその認知の修正を試みます。この点も認知療法とは異なるところです。この自分の感情反応に対して抗争するもう一つの神経症的認知がこの悪循環を強化し，持続する原動力であることを森田は見抜いていたのです。このような認知のあり方を森田は思想の矛盾と呼びました。つまりさらにもう一つの悪循環を作り出す力，運動が加わるのです。これが第二レベルの悪循環です。これにさらに神経症的回避行動（は

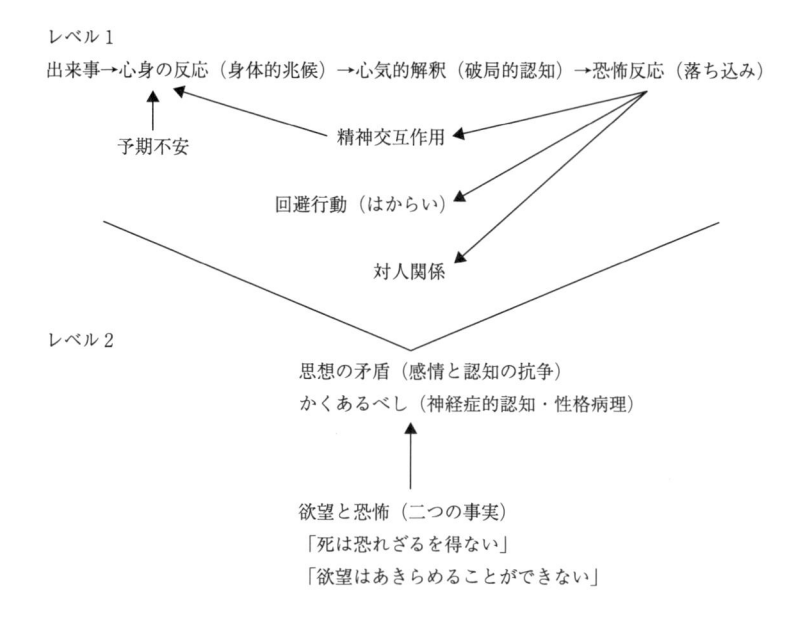

```
レベル1
出来事→心身の反応（身体的兆候）→心気的解釈（破局的認知）→恐怖反応（落ち込み）
         ↑                    ↑
       予期不安    精神交互作用←────────────

              回避行動（はからい）←────────

              対人関係←────────────────

レベル2
              思想の矛盾（感情と認知の抗争）
              かくあるべし（神経症的認知・性格病理）
                    ↑
              欲望と恐怖（二つの事実）
              「死は恐れざるを得ない」
              「欲望はあきらめることができない」
```

図1　悪循環（閉じられた運動）

からい），対人関係における依存などが加わり，二重，三重の閉じられた運動を形成します（図1）。

そしてそれに対する介入法として森田は次のようにいいます。「むしろ進んで恐怖した方がよい。ただこの苦悶不安に対しては，腹痛を堪え忍び，この軽快を待つようにすればよい。……。今日からは全く医薬を廃さなくてはならぬ。若し発作起こるときは決して医者を呼んではいけない。この次の発作の時には，余のいうとおりにすれば，注射を受ける半分の時間で軽快することを自ら経験して余の言を確証することが出来る。余の言葉を直ちに之を信じることは出来ぬけれども，一度自ら進んで実験すれば初めて之を証明することが出来る。」

森田は今までのクライエントの認知，行動と全く逆の提案をするのです。一つはこの恐怖から逃げないこと。自然な心身の反応を病であるとして苦悩し，恐怖するという認知の修正には，まず恐怖に突入するという実験を提案します。

そして森田はクライエントにそこでの経験を観察し，今までの自分の認知を再検討することを薦めるのです。同時にクライエントの依存の処理（医薬を廃し，医者を呼ばないこと）を行います。そしてこの悪循環から抜けるには，このような不安恐怖を自己の問題として引き受けることが必要であることを見事に示しています。この森田の診察後，このクライエントは一度も発作を起こすことがなかったといいます。この症例の理解と介入方法が森田の外来，入院例に対する理論と実践の骨格を示しています。これに沿って森田の理論の基本を解説します。

3. 森田療法の精神病理理解

(1)悩む人をどのように理解するか──神経質とは

　森田は，神経質（森田療法の適応となる神経症）の成り立ちを，神経質＝ヒポコンドリー性基調（素質）×機会（何らかのきっかけ）×精神交互作用（病因）と考えました（森田，1932b）。森田は当初神経質の発症にヒポコンドリー性基調をもっとも重視しました。機会とは何らかのきっかけで神経質を悩むようになった事情で，たとえば授業中に赤面し，対人恐怖が始まったなどということです。まずヒポコンドリー性基調と精神交互作用について説明しましょう。

　このクライエントの場合は，死を恐れ，病を苦にしやすい傾向が，親戚のものが肺炎で死んだのを看護した経験からさらに強められたと理解されます。つまりヒポコンドリー性基調が準備されたのです。そして彼の場合はきっかけははっきりしませんが，ある日胸部不快感を感じ，それを心気的に解釈（神経症的認知，認知療法でいう破局的認知）し，それが恐怖，不安を引き起こします。そしてさらに胸部不快感に自分の注意を引きつけられ，そしてますます神経症的認知を強め，それが恐怖をさらに増加します。それがまた自分の身体への注意を強めます。つまりこのプロセスが病因としての精神交互作用です。これを森田は「とらわれ」と呼びました。これらについてさらに解説します。

(2) ヒポコンドリー性基調

　ヒポコンドリーとは，死を恐れ，病を苦にし，不快苦痛を気にする傾向です。これはすべての人間に共通なものであるが，そのような思考，認知と感情の基調が顕著である場合をヒポコンドリー性基調と森田は呼び，それは主に素質から作られるものと考えました。これを基盤に精神交互作用が発動し，神経質（神経症）が発症すると森田は考えたのです。高良はヒポコンドリー性基調を「適応不安」と心理学的に再解釈しました（高良，1976）。自分の性格，世界との関わり方，自己の存在そのものが環境に適応できないのではないかという不安のあり方を指します。人間は自然の一部でそれに適応しながら自分の生をまっとうしなくてはなりません。また社会は人間がつくっていくものとしても，その個々人にとっては都合のよい状況とは限りません。私たちが生まれ，生きていく上でつねに私たちは不安定な感情に襲われます。このような社会に順応できるであろうかという不安は私たちが当然感じる不安です。この適応不安は，当面する状況，育った家庭環境，そしてその人の生まれ持った素質に規定されると考えられます。神経症者，とくに森田療法の対象となる人は，人一倍この適応不安が強く，それにとらわれる人たちであると考えられます。適応したいという欲望が人一倍強くそれゆえ適応不安も強く感じるといえます。これが欲望と恐怖からみた不安の理解です。

(3) 精神交互作用（とらわれ）——悪循環過程

　森田が当初，神経質（神経症）の病因としたもので，症状の発展固着に決定的な役割を果たすとしました。ある人がある病感，身体的感覚，不安，恐怖，観念などに注意を集中し，また起こるのではないかと予期し，恐怖します。するとますますそれに注意が集中し，その病感，身体感覚等が強く感じられ，その結果さらにそれに注意が集中します。いわばそれしか考えられない状態で，一種の視野狭窄状態ともいえます。私たちの内部に苦痛な感覚，体験が生じた時に発動する悪循環過程で，その現象を取り出したものです。それを森田は「とらわれ」と呼びました。

つまり元来不安に陥りやすい生来的傾向をもった人（ヒポコンドリー性基調をもつ人）が，内的，外的刺激（機会）によって誰にでも起こり得る心身の反応を起こします。基本的に私たちが感じる感情反応は自然なもので，森田学派ではそれ自体に病理を認めないのです。これが森田理論の最初の枠組みです。問題は元来"自然な"心身の反応（クライエントが症状と呼ぶ，たとえば，不安，恐怖，心身の不快な反応など）を自己の生存，適応に否定的な反応として決めつけることにあります。そして自然な心身の反応を自己の弱点としてみなし，クライエントはそれを何とか取り除きたいと望むのです。悩む人はよく，これさえなければ，とそのような自然な心身の反応を取り除こうと望みます。これがとらわれのもとになるのです。これが次に説明する思想の矛盾です。

さらにこのような不快な反応を引き起こした刺激状況に対して回避行動が起こります。それがまたこの悪循環を強めていきます。このように心身の不快な反応，それに対する神経症的認知，そこから引き起こされる恐怖あるいは抑うつ反応，注意の固着，回避行動というように二重，三重に悪循環過程が形成されます。この悪循環過程を把握することが森田療法家の最初の仕事です。またこの悪循環過程はけっして精神内界でばかり起こるものではありません。家族や職場の対人関係でも起こることを指摘しておきましょう。このような視点から森田療法に基づいた家族療法などが行われます。

⑷思想の矛盾──悪循環過程を固定させるもの

さらにこの悪循環過程を固定させ，長引かせるある特有な自己の感情体験に対する心理的な態度（これも神経症的認知といってもよい）があります。それは認知療法でいうスキーマ，森田のいう人生観に当たるものです。自己の心身の自然な反応を「そうあってはならない」とそれを取り除こうとする認知のあり方です。そしてそれを取り除こうとすればするほど，自己の注意がそこに集中してしまい（精神交互作用），それが結果として悪循環過程を強めてしまいます。私たちが悩むということはこのようなプロセスからなるのです。このように気分にとらわれた状態を森田は気分本位と呼び，その気づきと修正を働きかけま

した。

　またこの悪循環が幾重にも広がっていくさまを「繫驢桔(けろけつ)(2)」「一波を以て一波を消さんと欲す，千波万漂(せんぱまんひょう)（波）交々(こもごも)起こる(3)」などの言葉を駆使して森田は明らかにしようとしました。

　また思想の矛盾はこう言いかえることもできます。私たちの中の自然なもの（感情，身体感覚，欲望など）を，言語を中心とした知識，概念，思想で操作しようとする認知あるいはこころのあり方です。具体的には私たちの不快な感情反応（不安や恐怖），身体感覚にとらわれ，それを観念的に取り除こうとする態度を指します。また思想の矛盾は，「かくあるべし」「かくあらねばならない」という頭でっかちで，完全を目指す自己と「かくある」現実の自己の葛藤とも理解されます。つまり「かくあるべし」という自己があまりに高い要求水準をもち，現実にあわせていく柔軟性に欠けると，そのような頭でっかちな自己は「かくある」現実の自己を受け入れることができません。「かくある」自己がみじめなもの，恥ずかしいものとしか見えてこないのです。この二つのギャップが大きければ大きいほど，悩む人の苦悩は大きくなります。

　そしてこのような認知をもつ人を森田療法では「かくあるべし」と自己のあり方とその周囲の世界を決めつけ，「かくある」現実の自分と世界を認めることができない神経症的人格構造と理解するのです。この気づきとその修正が森田療法家の次の作業となります。

（1）気分本位。森田によれば気分，すなわち不安，恐怖のある，なし，その程度のみに拘泥し，それにより一喜一憂する態度を指します。たとえば少しでも不安になれば，がっかりし，不安が軽くなれば喜び，そのため気分にのみ注意を払い，気分をよくすることがあたかも人生の目的となり，現実の生活実践がおろそかになっている様子を「気分本位」と呼んだのです。
（2）禅のことば。杭につながれた驢馬が，逃げようとして焦って，ぐるぐる回るほどますます杭にくっついて，動けなくなるというたとえ。
（3）やはり禅のことば。私たちの人為で，知識でわれわれの悩みを取り除こうとすればするほど逆にわれわれの悩みが強くなることをこのことばを通して指摘しています。

さてこのような思想の矛盾をもつ人は，不快な心身の反応を思うがままにコントロールしたいという欲望のもち主でもあります。森田療法の治療の第二段階は，そのような人の強迫的な万能感，肥大した自己愛への気づきとその修正をめぐって展開されます。それは森田療法の自然論からみると不自然な生き方の修正ともいえます（北西，2001）。

(5) 森田療法における感情の理解――認知療法との比較から

さて今までのことでおわかりのように森田療法の治療の焦点は感情に向けられています。森田（1928）は「精神療法の着眼点は，寧ろ感情の上にあり，論理，意識などに重きを置かないものであるから……」とかなり早い時期から明言しています。

認知療法も感情を焦点にすえた精神療法です。Beck（1976）が抑うつや不安などの感情の認知的側面（自動思考）[4]を発見し，その不適応的思考パターンの修正を試みることから，この感情の修正を図ろうとしました。この感情と認知が密接な関係があり，それ自体は指摘されれば容易に意識できるものであるという見解において，その理解の方向が違うものの森田とBeckの理解は共通しています。そしてクライアントの不安になりやすい傾向（情動特性）を森田療法ではヒポコンドリー性基調（あるいは人生観）と呼び，認知療法ではスキーマ，根元的前提（Freeman et al., 1990）と呼んでいます。これらはほぼ同じものであると考えられます。

森田は自分の感情反応に対して抗争する神経症的認知を問題とし，Beckは認知のゆがみが不適切な感情反応を引き起こすと理解したのです。そして森田はさらに徹底した悪循環論を展開します。また自己の感情反応を，あってはならないものと認知し，それを排除しようとする思想の矛盾という第二レベルの神経症的認知は森田療法独自のものです。

（4）「自動思考」 ある個人があらかじめ，計画されずに直ちに何らかの出来事に対して下す解釈を「自動思考」と呼ぶ（Freeman et al., 1990）。

いずれにせよ感情体験における認知の重要性を森田もBeckもよく理解していたし，その後の認知療法の理論は森田の悪循環論に近づいてきたといえます。したがって森田療法はこのような観点からは50年ほど早く生まれた東洋の認知療法であるといえましょう。森田療法も認知療法もここまでの共通する理論はきわめて単純で，明快であります。

(6)感情の法則

森田療法でよく用いられることばがあります。「不安心即安心」というものです。私たちがもっとも鋭敏に感じ，それをめぐってのさまざまな考えを引き出すのが感情です。その感情にどのように接していくのか，森田療法における重要な課題です。観念，思想で感情を操作しようとすると，すでに述べてきましたように思想の矛盾に陥ります。そのような心的態度と対照的なのが，この言葉です。不安のままでいるこころ，あるいは不安をそのまま抱えられる心の器があれば，不安を受け入れることができ，それがそのまま安心となるのです。このような不安を受け入れるこころが育ってくると，感情は本来の生き生きとした性質を取り戻してきます。それを森田は「感情の法則」と名づけました。

森田の挙げる感情の事実の要約は以下のようなものです（森田，1928）。
a）感情は，そのままに放任し，あるいは自然発動のままに従えば，その経過は山形の曲線をなし，ついには消失します。
b）感情はその感覚になれるに従い，その鋭さを失い，次第に感じなくなってきます。
c）感情はその刺激が継続して起きる時と，注意をそれに集中する時にますます強くなります。

つまりこのような「感情の法則」を正確にクライエントに伝えることで，不快な感情の対処が容易になります。高良は，それを行動との対比において明確化しました。すなわち人間の感情は自然なもので誰の責任でもなく，それはただ時に任せて放置するしかないという，自己の感情の事実に対する認知と受容の重要性の指摘です。一方人間の行動は相当分自分の意志で行えるという，実

践的行動の勧めであります（高良，1976）。

4. 治療技法

(1)面接の基本

　森田療法における面接は「神経症的認知を取り出し，悪循環を明確にする」→「悪循環と神経症的認知修正に焦点を当てた治療の提案」→「恐怖突入（直接的体験）」→「その体験の明確化」→「自覚の促進（神経症的認知と行動の修正）」の一連の手順を行い，それを繰り返しながら，認知の修正を行います。この面接の手順は螺旋形に進行し，認知の修正は症状形成に直接関わる第一のレベルの認知（この症例では自分が心臓病ではないかという心気的認知）から始まり，神経症的認知が修正されるとともに思想の矛盾，人生観（認知療法でいうスキーマ，第二のレベルの認知）の修正へと進んでいきます。

　このように神経症的認知に対する自覚を深めるように働きかけ，その修正をはかるのが森田療法の基本的治療技法です。そしてこのような認知の修正のために直接的な経験をすること，つまり行為することが必要不可欠であると考えています。すでに述べたようにこれらの行動的体験の勧めはあくまで神経症的認知の修正と自覚を深めるために行われるのです。

　また森田療法の中核的技法といわれる不問とは，言語的な働きかけを中心とする認知の修正とセットになっており，言語を使った接近こそが森田療法でももっとも重要であることは森田の治療実践からみてきたとおりです。さらにいえば，頑固でしばしば面接のみでは認知の修正が困難なものに対して，行動的体験を通して認知の修正をはかるために入院森田療法という装置があり，その装置を機能させるために不問という一つの技法があると考えるべきでしょう。

(2)介入方法

　1）悪循環過程を抽出し，それをクライエントと共有することが最初のステップです。つまり不安，恐怖を悪循環過程から理解するのです。森田はまずク

ライエントの悪循環過程（とらわれ）の明確化とその介入を試みます。森田は外来でも入院でも，悪循環の中心的役割を果たしている自己の心身の反応に対する神経症的認知の修正にまず治療の焦点を定めています。パニック症例では，身体の兆候→心気的解釈→恐怖反応という悪循環に対して，この心気的認知を取り出し，その修正を試みます。

その手順として，①悪循環の共有化（悪循環の提示とこの心気的認知に気づかせること）から始まり，②心気的認知に対し，体験的修正を試みるのです。この症例では，階段の上り下りなどを通して体験的に認知の修正を試みました。次に一般的に森田学派が行う介入は，不安の読み替え作業です（北西，2001）。

2）不安の読み替え作業

具体的に不安の読み替え作業は，①不安（または症状）は欲望から生じる誰にでもある現象である（欲望から不安を見る），②人が悩むのはその人に欠点や欠損があるためでなく，過剰に生きようとするからであること（欲望からの不安の読み替え），③不安（または症状）は逃げようとすればするほど，取り除こうとすればするほど強まる（不安の逆説），④不安（または症状）を持ちながらでも人は多くのことができる（発想の転換），⑤不安（または症状）をコントロールするのでなく受け容れていくこと（感情への認知の修正），⑥問題の解決は不安を取り除くことではなく，不安を自らのものとして引き受け，そして自然で固有な生き方の探求にあること（生きることに焦点を合わせる）などです。

特に重要なのは，クライエントの不安，恐怖，思想の矛盾（症状の除去）を欲望から読み替えることです。この読み替え作業は，自己の心身の受容を容易にし，また自己の問題に気づくことを促進します。

3）悪循環の打破の方法をクライエントに提案します。

①認知的介入

これは認識（認知）に重点を置いた介入方法です。その基本は，すでに述べましたように感情をどのように理解し，それとどうつきあっていくかにあります。そこを手がかりとして，クライエントの生きることの行き詰まりを探求し，修正するように働きかけます。

第Ⅰ部 解説編

　最初は感情への関わり合い，とくに不安に対する関わり合いから，その人の生き方の特徴を抽出する作業を行います。クライエントは「この悩み，この不快な感情，症状さえなければ，何でもしたいことができるのに」「この症状さえ取れれば……なのに」と考えています。それに対し，不安，恐怖，悩みなどの苦痛に満ちた感情を排除しないで，むしろ自分で感じ取り，つきあっていくように助言します（不安を受け容れること）。これは不安をめぐる問題であると同時に，不安とともにどう生きるのかという，生きることそのものに直接関連します。

　もう一つは，「気分」と「行動」は別という認識体系です。これらを分けること，現在の行動に没頭すること，「物の性を尽くす」（森田，1933）「物そのものになりきる」（森田，1935）など，自己の注意を外界に向け，現実に取り組み，そこでさまざまな工夫をするという認識のあり方を提案します。

　治療者は不安を受け容れるこころの態度を形成するために，戦略的におおよそ次のようなステップを想定して，治療を進めていきます。

　第一段階は「そこに漂ってみること，直面すること」（不安に対する自分の態度を知り新しい不安と関わる），第二段階は「それを受け容れていくこと，さらには不安を感じたままにしておくこと」（それまでと違った態度で不安に接していく），第三段階は「自分のものとして受け容れていくこと」（不安を自分のものとして引き受けていく）です。

　これらを通して森田のいう「感情の法則」を，身をもって体験できるようになるのです。つまりは怖い怖いと思っていたものが，実は自分の思いこみであったことを知るわけです。

　不安に対する認知的な構え，あるいはこころの構えを知って修正するためにもまず，自分が一日一日どのような感情を体験しているのか，自分自身を見つめなおしてもらいます。その作業には，主体的に日記を書くことが役に立ちます。

　つまり治療者は心身の反応に対する神経症的認知の修正（ヒポコンドリー性解釈と思想の矛盾の修正）を面接，日記を通して行います。ここでの介入は自

己の心身反応を病的に解釈する認知と「かくあるべし」という認知に対する修正に焦点を当てます。

②行動的介入

恐怖突入とそこでの経験を通した神経症的認知の修正を図ります。行動療法のExposure（暴露反応）にほぼ該当します。森田療法ではその体験を通して神経症的認知の修正を目指します。さらにそのときどきの必要な現実世界への行動的関わりを通して生の欲望の発揮を援助します。ここで森田が述べた行動に関する原則を示します。(5)

森田療法の治療者はよく誤ってそのクライエントにとって過大な行動目標を治療の目標として設定してしまうことがあります。それがいかに建設的な行動目標であっても「かくあるべし」という完全主義的傾向が修正されないかぎり，そのことは，新しい完全主義者を作りかねません。

筆者がいう行動とは，まず行き詰まった自分の生き方を探求し，修正するための行動であります。そこからその人の成長が始まると考えるのです。したがって，そこで目的とするのは建設的な行動ではなく，その人に合った自然で固

（5）行動に関しては次のようなことばがあります。
1)「外相ととのって内相が自ずから熟す」　生活での実践，行動をととのえていけば，自然と心の悩みも変化し，流れるようになるという認識です。神経症者はまず心の悩み，不安を取ろうとして逆にそれにとらわれてしまいます。いわば発想の逆転をすすめたもの。また東洋ではまず物事の修得は，形から入るという伝統を生かした含蓄のある助言です。
2)「恐怖突入」　恐怖を避けていればいるほど，恐怖はつのります。生活の実践の中で，必要に応じて恐怖に突入し，恐怖の中に入れば，むしろ恐怖は薄れて行くものです。いわば「幽霊の正体見たり枯尾花」ということわざの行動的な体験の勧めです。
3)「目的本位」「行動本位」　気分本位の逆の意味を持つ言葉。不安，恐怖すなわちおのれの気分に左右されず，生活での実践を行う態度と行動の様式を指します。これはただ闇雲に行動をすればよい，目的を果たせばよいというものではありません。そのためには，それらの行動を通して神経症的認知を修正し，自分の生の欲望を発見し，発揮することが大切です。

有の行動です。怖いときは怖い，逃げたいときにはやはり逃げてよいのです。そのような弱い自分をそのまま認めていくように成長していくことが本当の強さであり，それが森田療法による治療の目標であると思います。行動的介入では治療者がしばしば教条主義的になるので，その人にあった行動設定を戦略的に柔軟に設定していくことが重要です。

それとともに，現実の行動に踏み込みながら，あるいは他者と関わりをもちながら，自分の生き方のパターンを理解することが大きな課題となります。それが治療の第二段階へとクライエントを導くからです。これはただ内省するだけでなく，現実との関わりを通してみえてくるのです。

③行動的介入と認知的介入の円環的関係

いうまでもなく，行動的介入と認知的介入は別々に行われるわけではありません。どちらに重きを置こうが，これら二つの介入にはたがいに円環的，連続的な関係があるのです。行動的介入は認知の変化を引き起こし，それがまた行動の変容を呼び起こします。また認知的介入は行動の変容を引き起こし，それがまた認知の変化へとつながっていきます。つまり，行動的介入と認知的介入は相互に関連しながら，クライエントを不安の受け入れ，自分を生かしていく体験に導くのです。そして行動と認知が相互に関連しながら「生きること」の動きを作っていくのです。それは恐怖を恐れ，避けようとしながら逆に恐怖を強めてしまった防衛的な「生きること」から，不安を背負って主体的に「生きること」への転換を意味します。「生きること」そのものの修正であり，固有の生きることの始まりです。これが治療の第二段階です。それとともに重要なことは，クライエントの病理に見合った介入法の選択です。行動的介入と認知的介入のどちらを優先するのか，そしていつどの時期にどのような介入を行うのかを戦略的に決定することがクライエントを治療にスムーズに導入し，そして短期で終結させるコツです。

④自然論を基盤においた人間学的理解とそれに基づく介入——実存的介入

不自然な生き方の自覚とその修正を目指します。そして自己の心身の反応をそのままに受け入れ，自己の限界を知るとともに，健康な欲望の現実世界への

発揮（自己実現）を援助します。この介入はその人の内省と洞察すなわち森田のいう自覚を深めていく実存的介入です。

5. 森田療法の基本的な考え方

次に森田療法の基本的な人間理解とそれに基づく精神病理仮説を紹介します。

(1) すべての精神病理的問題は関係の中から生じてくる

森田療法ではすべての精神病理的問題が心身の不快な反応（不安，恐怖など），認知，行動，注意の関係の連鎖から生じてくると理解します。それは自然科学的因果論でなく，円環論（相互の関連を追求する認識方法）に基づいています。精神病理的問題に対して，それに対応した原因を追求するのではなく，お互いの関係のあり方が問題であるとするのです。そして精神病理的問題をさまざまなレベルの悪循環過程から理解し，その治療的介入を考えます。森田療法家の仕事とは，この悪循環過程の抽出とその打破です。

(2) 人間の存在を恐怖と欲望から理解する

私たちの生きる欲望と恐怖，不安，苦悩が関連していることは，古くから知られています。仏教では，自分の欲望が煩悩，悩みを生むと理解します。それは宗教だけではありません。心理学，哲学，そして精神療法でも，人間の欲望の理解をめぐって多くの見解があります。

森田療法の欲望の考え方に基づくと，人の悩みはどのように理解されるのでしょうか。森田は，生の欲望と死の恐怖について，人が病を恐れ，死を恐れるのは，この生の欲望をまっとうするためである，と述べました。つまり私たちが，生きたいという欲望をもてば，当然死の恐怖も感じることになります。そして生きたいという欲望が強ければ強いほど，死の恐怖も強く感じます。つまりよりよく生きたいと望めば望むほど，生きる悩みも強く，深くなるのです。つまり欲望と恐怖は相対的な関係にあります。

つまり生の欲望の中に死の恐怖が含まれているのです。私たちが現実に生きるということは，よりよく生きたいと願うがゆえに，わが身の安全や保全を望み，つまり病を恐れ，自分が傷つくのを恐れ，変化を恐れ，新しい世界を恐れることです。私たちは生きたいと望めば，必然的に恐怖，不安，悩みを感じます。恐怖は生きていく上で避けることもできません。

そして私たちが感じる恐怖，不安，悲しみ，嫉妬，羨望，憎しみ，などの苦悩に満ちた感情は，強く，激しく，深く生きたいという生の欲望の裏返しなのです。その生の欲望が強ければ強いほど，恐怖，不安などの感情も強く感じます。そしてこのつらい感情をもつからこそ，愛，喜び，達成感などの感情を強く，激しく，深く感じることができます。そして私たちが健康であるときは，うまくこの欲望と恐怖のバランスが取れています。人は深く喜び，それゆえ深く悩み，自分の人生をいきいきと生きていけます。

悩みにとらわれた人は，何か欠けたところがある，欠陥がある，異常である，他の人に比べて劣っているなどと，何かが足りないと自分で考え，苦悩します。筆者には悩んでいる人の背後に生きる欲望が，それも過剰ともいえる生きる欲望がみえます。そのような人は，よりよく，より強く，より完璧に，より安全に，より健康に，よりよい関係を人ともちたいと強く願うがゆえに，苦しみます。

ここでの欲望は「かくあるべき」，つまり思想の矛盾という形で表れます。人が悩み出すと，その恐怖にとらわれ，それを取り除くことに汲々としてしまいます。そうなると本来発揮すべき生の欲望が，恐怖を取り除くための召し使いとなります。ここでは欲望がマイナスにしか働いていません。そして強く悩み，とらわれている人は，その悩みを取り除くことがその人の人生の絶対的な価値，生きる目的となってしまいます。

このように森田療法は欲望と恐怖の関係から人間の存在と精神病理的問題を考える精神療法でもあります。私たちが自然によりよく生きたいと思う欲望（生の欲望）はそうすることができるのだろうか，うまくいくだろうか，などの恐怖，不安を伴います。森田理論では，クライエントの恐怖を欲望から読み

替え理解する作業を行います。

またすでに述べたように森田は最晩年に二つの人生の事実を知ることの重要性を指摘しました。それは「死は恐れざるを得ない」(われわれは生きることに伴う不安,恐怖,さらにはわれわれの限界を受け入れざるを得ない),「欲望はあきらめることができない」(われわれは自己実現をあくまで追求する存在である,固有の生き方を求めていく存在である)であります。生きることは欲望(森田療法では生の欲望と呼ぶ)とそれに伴う恐怖の体験の総和であると森田療法では考えます。この恐怖と欲望は不可分な関係にあり,片方だけでは成り立ち得ないものです。それゆえ,恐怖を取り除こうとすること自体が恐怖へのとらわれとなり,また自らの欲望の否定,つまり自己否定となり,それが私たちの最大の矛盾ともなるのです。

(3)人間理解の基礎に自然論をおく

森田療法では不快な身体反応や感情反応,つまり恐怖,不安,抑うつなどの反応は,自然なものでそれ自体精神病理的ではないと考えます。そのような自然な反応に対する認知,行動,注意のあり方が問題で,それらが悪循環を形成した時,精神病理的問題が出現すると考えます。このような人間理解を基に精神病理仮説と治療論,そして治療目標が作られています。

この三つの認識から精神病理を理解し,治療的介入を行います。

6. 治療目標

まずは悪循環の打破です。比較的多くのケースがこの段階で治療を終結します。悪循環が打破されれば,症状の軽快(あるいは消失)と社会的機能の回復が多くの場合なされるからです。そしてこの打破のためには,自己の心身の不快な反応の受容と生の欲望の現実社会への発揮がある程度までなされなければなりません。

そして第一,第二のレベルの神経症的認知に対して,自己の心身の状態をそ

のまま受け入れること,「あるがままでよい,あるがままより外に仕方がない,あるがままでなければならない」「自然服従」(森田,1926) と体験を通した修正を図るのです。「死は恐れざるを得ない」ように,自己の心身の兆候,不安,恐怖,さらには自己の欠点,弱さをそのまま受け入れるような認識のあり方への修正です。それとともに「かくあるべし」という人生観からより現実的な認識への転換を働きかけます。

それとともに森田療法ではこのような認識が内在化したときに,もう一つの重要な体験が出現すると考えています。森田のいう「欲望はあきらめることができない」という主体的な生き方への転換です。つまり不安,恐怖をそのまま受け入れることが出来れば,本来の生きる欲望が発現すると考えるのです。

「あるがまま」(「純な心」とも森田は呼びました)は次のように理解されます。自己中心的な自分の心に気づき,不安を受け入れる態度が整ってくると,「はからわぬ心」が出てきます。それを森田は,「素直」とか「純な心」,あるいは「あるがまま」と呼びました。その心のあり方は「自然に服従し,境遇に従順な心」であります。それは自分の心に素直に感じたことから出発することであると森田はいいます。「本当の大悟徹底は,恐れるべきを恐れ,逃げるべきを逃げ,落ち着くべきを落ち着くので臨機応変ピッタリと人生に適応し,当てはまっていくのをいい,人間そのものになりきったありさまをいうのである」(森田,1932a)。それが自然に服従して(つまり恐怖は恐怖として受け入れ),自分の生の欲望に沿って行動する態度であるともいえましょう。つまり森田が述べたこの二つの事実「死は恐れざるを得ない」「欲望はあきらめられない」への洞察,自覚が森田療法の最終的な治療目標となります。

高良はこの「あるがまま」を二つの文脈に整理しました。「第一の要点は,症状あるいはそれに伴う苦悩,不安を素直に認め,それに抵抗したり,否定したり,ごまかしたり,回避しないで,そのまま受け入れることである。第二の要点は,症状をそのまま受け入れながら,しかも患者の本来持っている生の欲望にのって建設的に行動することで,これが単なるあきらめと異なるところである。症状に対してもあるがままであるとともに,『向上発展の欲望』にたい

してもあるがままなのである」と述べました。これが森田学派の「あるがまま」の代表的見解で，治療の目標を示しています（高良，1976）。

文献

Beck, A. T. 1976 *Cognitive therapy and emotional disorders*. International Universities Press.（大野　裕（訳）1990　認知療法　岩崎学術出版社）

Freeman, A., Pretzer, J., Fleming, B. & Simon, K. M. 1990 *Clinical application of cognitive therapy*. Pleum Press.（高橋祥友（訳）1993　認知療法ハンドブック　金剛出版）

北西憲二　2001　我執の病理――森田療法による「生きること」の探求　白揚社

高良武久　1976　森田療法のすすめ　白揚社

森田正馬　1921／1974　神経質及神経衰弱症の療法　高良武久（編集代表）森田正馬全集　第1巻　白揚社　pp. 239-508

森田正馬　1926／1974　神経衰弱及強迫観念の根治法　高良武久（編集代表）森田正馬全集　第2巻　白揚社　pp. 71-282

森田正馬　1928／1974　神経質ノ本態及療法　高良武久（編集代表）森田正馬全集　第2巻　白揚社　pp. 283-442

森田正馬　1932a／1974　第22回形外会　高良武久（編集代表）森田正馬全集　第5巻　白揚社　pp. 220-232

森田正馬　1932b／1974　神経質の概念　高良武久（編集代表）森田正馬全集　第3巻　白揚社　pp. 45-57

森田正馬　1933／1974　第33回形外会　高良武久（編集代表）森田正馬全集　第5巻　白揚社　pp. 352-366

森田正馬　1935／1974　第54回形外会　高良武久（編集代表）森田正馬全集　第5巻　白揚社　pp. 610-622

3 森田療法における診断と治療面接の進め方

中村　敬

　ここでは森田療法における対象の選択（治療の適否の判定）および治療面接の進め方を概説することにします。

1. 森田神経質をめぐって

　従来森田療法は，森田神経質と呼ばれる神経症を治療の主な対象にしてきました。森田は神経質を強迫観念症，普通神経質，発作性神経症に3分類したのでした。強迫観念症とはある感覚や観念を「病的異常」と見なして，感じまい，考えまいとするために起こる心の葛藤を特徴としており，強迫性障害の他に対人恐怖症（社会恐怖）もこれに含まれます。普通神経質とはいわゆる神経衰弱のことで，不眠や頭重，疲労感など自己の様々な身体感覚に心気的にとらわれた状態です。心気障害もこれに相当します。発作性神経症とは心悸亢進発作や不安発作，めまい発作など，パニック障害を中心にしたいわゆる不安神経症に該当するものです。森田神経質と今日用いられている国際疾病分類第10版（ICD-10）に基づく神経症分類との対応を表1に示しました（中村，1999）。このように森田神経質を症状の点から見ると，かなり広い範囲の神経症性障害が含まれることになります。その中でとくに森田が着目したのは神経質性格という共通の性格傾向であり，それを基盤に「とらわれの機制」によって発展した神経症が，「神経質の特殊療法」（森田療法）によってよく改善しうる病態だと

表 1　ICD-10と森田神経質分類（中村，1999）

[ICD-10 分類]	[森田神経質分類]
強迫性障害	強迫観念症
社会恐怖	
特定の恐怖症	
神経衰弱	
心気障害	普通神経質
身体表現性	
自律神経機能不全	
全般性不安障害	
パニック障害	発作性神経症
広場恐怖	

考えたのです。こうした神経症の一群は後に森田神経質と呼ばれるようになり，とくに病態を指す場合は神経質症という呼び方も用いられています。一般に神経質（症）の人々は，内的な不安を自覚し，自らの性格や症状に悩み，その性格や症状を変えたいと望んで治療を求める人だといってもよいでしょう。つまり症状に外在化されてはいても自分の問題として悩むことができる人々です。ある程度の現実検討力を有し，極端な反社会的あるいは自己破壊的な行動はふつう認められません。

　いずれにしても森田療法の適否を判定するには，まずこの神経質に該当するか否かが重要な目安になります。日本森田療法学会によって作成された「森田神経質」の診断基準をここに示しておくことにします（北西ほか，1995）（表2）。

2. 診断面接の進め方

　診断面接では主訴および現病歴の問診から始め，家族歴，生活歴に進むのが一般的な手順でしょう。この流れの中で，神経質の特徴の有無を浮き彫りにするような質問を適宜補っていけばよいのです。

(1)主訴

　主訴に関しては，患者の訴えが明瞭であるか，症状による苦痛，予期不安が

第Ⅰ部 解説編

表2 森田神経質診断基準案（「森田神経質の診断基準委員会」作成・一部省略：北西ほか，1995）

Ⅰ．症状上の臨床的特徴
　森田神経質の症状レベルとしてA，Bの基準を満たすと共に，Cの5つの基準のうち，3項目を満たすこと

A．症状に対して異和感を持ち，苦悩，苦痛，病感を伴う（自我異質性）
B．自己の今の状態をもって環境に適応し得ないという不安がある（適応不安）
C．症状内容の特徴，症状への認知，関わり合いかたなどの項目のうち，3項目以上を満たすこと
　1．いつも症状が起こるのではないかという持続的不安を持つ（予期不安）
　2．症状の焦点が明らかである（防衛単純化）
　3．自分の症状は特別，特殊であると考える（自己の悩みの特別視）
　4．症状を取り除きたいという強い意欲を持つ（症状克己の姿勢）
　5．症状の内容が，通常の生活感情から連続的で，了解可能である（了解可能性）

Ⅱ．症状形成（とらわれ）の機制
　ここではA，B両者の基準を満たすことが必要である

A．精神交互作用が認められること：注意と感覚の相互賦活による感覚（あるいは症状）の鮮明化と注意の固着，狭窄という悪循環過程の把握
B．思想の矛盾が認められること：1．2．の基準を満たすことが必要である
　1．症状除去の姿勢：この症状さえなかったら，自分は望むことができると考えること，あるいは不安，恐怖のまったくない状態を望んでいる
　2．「こうありたい自分」と「患者自身が考えている現在のこうある自分」とのギャップに対する葛藤

Ⅲ．性格特徴
　A．内向性，弱力性の5項目，B，強迫性，強力性の5項目のうち，それぞれ1項目以上の基準を満たすことが必要である

　A．内向性，弱力性
　　1．内向性（自分の存在全体について，過度に内省し，劣等感を持つ）
　　2．心配性（細部にこだわり，なかなかそこから抜け出せない）
　　3．対人的傷つきやすさ，過敏性（些細な人の言動で傷つく，人の言動が気になる）
　　4．心気性（自分の身体や感覚に対して過敏となりやすい傾向）
　　5．受動的（イニシアティブを取れない，消極的，新しいことが苦手）
　B．強迫性，強力性
　　1．完全欲求（強迫的に完全にしないと気が済まない）
　　2．優越欲求（負けず嫌い）
　　3．自尊欲求（プライドが高い，自尊心が強い，人にちやほやされたい）
　　4．健康欲求（常に心身とも健康でありたい，全く不安のない状態を望む）
　　5．支配欲求（自分や周囲を自分の思い通りにしたいという欲求が強い）

強くそれを取り除こうとする姿勢が目立つかどうかを面接者は判断します。症状が多彩であったり時間とともに変転している，訴えが漠としてあいまいである，あるいは症状に対して患者が淡々としており面接者に苦悩が伝わってこない，などの場合は，神経質以外の病態（たとえば境界例や潜伏する統合失調症など）の可能性も考慮する必要が生じてきます。

(2) 現病歴，治療歴

発症から現在に至る経過をたどっていくと，症状に対する患者の姿勢が自ずと浮かび上がってきます。神経質の患者は，症状に抗して仕事や学校を続けていこうとする姿勢が少なくともある時期までは認められるものです。また受診までに種々の自己鍛錬を試みるなど，克己の努力を試みることも多く見られます。他方，症状出現とともに急速に社会活動から撤退し回避を続けている場合，あるいは次々と医療機関を変えるなど，いわゆるドクターショッピングが目立つ場合，神経質以外のパーソナリティ障害の可能性が疑われます。

次に症状発展のプロセスについて，面接者は「とらわれの機制」が認められるか否かを判断します。精神交互作用については，面接者はなるべく患者の症状に即して具体的に説明し，ピンとくるかどうか患者の反応を確かめるのです。また思想の矛盾については，患者にとって「こうありたい自分」とはどのようなものかを尋ねてみます。「とにかく症状を治したい」という答えに終始する場合は，さらに「症状が治ったらどうしたいのですか」という問いを重ねてみるといいでしょう。「治ったらどうありたいか」を患者自身が自問することは，すでに治療の第一歩でもあります。

(3) 性格特徴の判定

一般に精神疾患の診断面接では，性格傾向の判定が重要な部分を占めます。とくに森田神経質の診断には，診断基準に挙げられた性格特徴の有無を判断することが不可欠です。実際にはさまざまな問診の仕方がありえますが，筆者はまず大ざっぱに外向性か内向性かを尋ね，次第に的を絞っていくようにしてい

ます。ところで診断基準には内向性が第一におかれていますが、神経質性格でもパニック障害の人には外向的な人が比較的多く見られます。したがって内向性自体は必須の条件ではありません。また強迫性、強力性に関する項目の中には、患者に直接尋ねることの難しいものがあります。そこでたとえば優越欲求は「自分を負けず嫌いだと思いますか」、支配欲求は「こうあるべきだと考えることには他人にもしたがってもらいたいですか」などといいかえて質問した方がよいでしょう。

(4)生活歴，家族歴

先にも触れたように、一般に神経質の人々は極端な反社会的あるいは自己破壊的な行動には及びません。したがって生活史上に現れる反社会的行動（家庭内暴力、非行歴など）や自己破壊的行動（自傷や自殺企図の反復、薬物・アルコール乱用など）は、境界例などとの鑑別診断上の意義をもちます。また家族に神経質、神経症傾向の人が多い場合は、診断を補強する材料になります。

以上に診断のポイントを列挙しました。ことによると読者は、森田療法が適応レベルの比較的高い患者に限定されたものであるかの印象をもたれたかもしれません。しかしここに示した森田神経質の基準は一種の「理念型」であって、森田療法の適用となる患者の全てがこれらの基準を満たしているわけではないのです。とくに最近では神経症症状の焦点がぼやけ、無気力、ひきこもりが前景に立つ患者、「こうありたい自分」のイメージが拡散して思想の矛盾が明瞭でない患者、あるいは強迫性、強力性に乏しく弱力的な患者を扱うことも増えてきました。また神経症以外に遷延性の軽症うつ病や心身症などの病態にも森田療法が広く適用されるようになっています。したがって上記の診断基準は排除的なカテゴリーとしてではなく、「神経質らしさ」の相対的な指標と理解すればよいのです。とはいえ神経質特徴のはっきりした患者ほど定型的な森田療法が奏功する可能性が高いのに対し、非定型的な患者には治療導入の時期や技法について一層の工夫を要することが多く、こうした治療的観点からも初期面接における神経質診断は重要です。なお非定型的な患者の面接についてはまた

後で述べることにします。

3. 治療面接の進め方

ここでは外来における森田療法を想定し，面接の進め方を解説することにします。面接の要点を具体的に示すため，対人緊張を主訴とする定型的な神経質症例を念頭において述べていくことにします（中村，1999）。

(1)治療導入期
通常は1～数回の面接の中で実施されます。とくに外来治療では治療導入を丁寧に行うことが重要であり，それが治療の成否に大きく影響してきます。なおいくつかの項目は診断面接のプロセスとオーバーラップしており，診断と治療導入の作業が切り離せないことを意味しています。
①「何を治したいのですか」という問い
　一般には「何を治したいのですか」という問いから出発するでしょう。この時重要なことは，症状の内容ばかりでなくそれに伴う感情に目を向けることであり，不安，困惑，羞恥，恐怖など患者の感情を傾聴し，共感を伝えることです。それは人間にとって自然な感情であるというメッセージに他ならず，森田学派では感情の普遍化（藍澤鎮雄）と呼ばれています。
②「どのように治りたいのですか」という問い
　次に治療者が発するのが上記の質問，あるいは「治ってどんな自分になりたいのですか」という問いかけです。「結局われわれは，静かに自分を見つめる時に，自分は果たして，何を求めつつあるかということを知らなければならない」（森田，1934／1975）。この質問によって意図するのは，症状の裏にある生の欲望を探し当てることです。それはたとえば，人に認められたい，仲間がほしいなど，よりよく生きようとする患者の切なる望みです。こうした生の欲望についても，人間にとって自然な欲求であることを治療者が承認し，普遍化する作業が必要となります。

③「欲望と不安は心の両面であり，切っても切り離せないものですね」
（両面観の呈示）

①，②の問いを経て，治療者は欲望と不安がコインの裏表のような関係にあることを言いそえます。「人によく思われたい心があれば，悪く見られないかと気にもなるでしょう」といった，なるべく具体的な表現がよいと思います。

④患者のパターンを確かめる

一般に神経症の患者は，本来の目的よりも，それを実現するための手段，条件を整えることがいつのまにか自己目的化されています。そこで「緊張しなければ，物事がうまくゆき人に好印象を与えられる。だからまず緊張しないようにと努力を傾けてきたのではありませんか」というような質問によって，本末転倒のパターンを明らかにするのです。

⑤"とらわれ"と"はからい"（不安を排除したり，回避しようとする行動）の悪循環を明確にする

「緊張すまいと思えば，ますます自分の状態を意識して，よけいに緊張するものですね」といった，さりげない指摘でも，患者はたいていこの悪循環に思い当たるものです。

⑥治療目標の確認

症状除去ではなく，とらわれから脱し，生活を立て直すという治療目標を改めて確認しておくことは，導入期の締めくくりに欠かせない作業です。

(2)治療の地固め期

治療導入期に続く一連の操作を，「治療の地固め期」と呼ぶことにします。この時期は，入院療法であれば臥褥期および軽作業期に相当します。この時期以降は，日記指導を活用することが勧められます。

①自分自身に向き合う

多くの場合，不安を紛らすためのはからいによって一層問題は複雑化しています。そこで治療者は「事態を紛糾させていたはからいをしばらくやめてみよう」といった提案を行い，不安のまま自分に向き合うことを促すのです。

②患者の生活に焦点を合わせる

 その一方,患者の日常生活の状況に目を向け,どのような課題を抱え,あるいはそれを回避しているのかを検討していきます。つまり治療の土俵を患者の実際の生活に据えるのです。

③再び「何を求めているのだろう」という問い

 患者の生活をコンテクストにおいた上で,改めて内心「求めていること」を言葉にするよう促すのです。これは生の欲望を具体的なイメージとして引き寄せ,賦活する作業に他なりません。

(3)治療の展開期

 これからの操作は,入院治療の(重)作業期に相当します。治療者は,不安や症状をそのまま抱えながら,いま,行動の拡大をはかるよう提案していきます。行動の課題は患者と一緒に探していくようにし,治療者の一方的な指示にならないよう注意が必要です。

①行動の指針を示す

 まずは日常生活の立て直しを図ることです。たとえば緊張を予期して避けてきた行動——職場であいさつする,会議に出席する,銀行に行くなどのことを当面の目標に設定するのです。その際,症状の有無ではなく目的を達成したかどうかを評価の基準におくようにします。また義務的な行動ばかりでなく,たとえば新しい洋服を買いに行くなど,「～したい」と願いつつ逡巡していた行動を実行に移すことも大切です。行動に当たっては時間を有効に利用すること,行動の転換をすばやくすること,状況に応じて臨機自在に対応していくことなどが指導のポイントになります。

②患者の陥りがちなパターンを修正する

 行動に踏み込むことによって,患者の陥りがちなパターンが明るみに出てきます。そこで患者のとらわれを具体的に取り上げる必要が生じてきます。たとえば「～すべきのパターンにはまっていますね」というように,患者の完全主義や「かくあるべき」の鎧を異物化させていく作業です。また患者の新しい体

験に共感をもって応答し，建設的な行動を強化することも重要です。それは，患者の行動に対して「やったかいがあった」「すごいなあ」など治療者の素直な心情を伝えていくことだといえます。

(4)治療のまとめ

上記のようなプロセスによって患者の行動が広がり，自己を受け入れる姿勢が身に付いた頃合を見て「治療のまとめ」に入ります。これまでの治療の経過を振り返って，何が得られたか，これからの課題は何かを話し合うのです。仕事の傍ら新しい資格に挑戦するなど，今後の目標を具体的に設定して，終結へと導くのです。

(5)外来における面接の注意点

①治療者の不問的態度，すなわち症状に関する訴えを細かく取り上げず，症状の意味を追求しない姿勢は森田療法の原則とされています。とはいえ外来治療の初期には症状の話題を避けて通ることはできず，面接者の弾力的な姿勢が望まれるところです。

②日記は，主治医とのコミュニケーションの媒体であると同時に，患者が自分自身の行動に向き合う大切な手だてです（日記については別の章で詳述されます）。

③説得に際して，患者を理屈で納得させようとすると，かえって患者の知性化傾向との綱引きに陥りやすくなります。それを避けるために治療者は，比喩を用いるなど，イメージを喚起するような説明や説得を行うことが多くあります。たとえば「感情は天気，不安は雨模様」などの比喩によって，「不安は自然に変化していくこと」を暗示するというようにです。

④共感を示すこと（人間性の事実の共有，普遍化）は，ことに外来治療では重要な手だてです。入院のような治療の場の支えがない状況で自己の不安を受容することは，治療者との間に人間性の事実が共有されて，はじめて実現可能となるからです。

4. 神経質以外の病態に対する治療面接の工夫

ここでは、典型的な神経質以外の病態に対して森田療法的アプローチを実施する際の、面接上のポイントをまとめておくことにします（中村，2003）。

(1)強迫行為

森田は強迫観念と強迫行為を厳しく区別し、強迫観念は神経質から生じるのに対して、強迫行為は「精神葛藤の苦痛を殆ど伴わない衝動性のもの」で意志薄弱性素質に由来すると見なしました（森田，1928）。しかし強迫性障害の患者は強迫観念に伴う不安を打ち消すために強迫行為に及ぶことが多く、実際には森田療法においても強迫行為を伴う症例をかなり扱ってきました。ことに最近、森田療法を希望する症例には顕著な強迫行為を呈する人も少なくありません。このような症例に対しては、治療者が症状不問という森田療法の原則に縛られず柔軟に対応するとともに、強迫行為から脱するための具体的アドバイスをきめ細かく与えることが不可欠です。久保田は強迫行為に圧倒された患者に対しては、治療者への依存をある程度容認し安全感を保証しながら、すぐ気になることを解決しようとせず一拍おくこと、次の行動に移るために時間を物差しにすること、現実の不安と「もしも〜」の不安を分け、後者を脇におくことなど行動レベルでの指導を行うことを提唱しています（久保田，2002）。

(2)ひきこもり

近年森田療法の入院、外来場面で、長期のひきこもりに陥った症例を目にすることが確実に増えています。こうした症例に対して筆者らは次のように段階的なアプローチを提案してきました。まずは、テレビゲームなどに仮託されていた彼らの自己実現の希求（生の欲望）を患者とともに探し当て、共感を寄せていく作業が出発点になります。それはたとえば、「未知の世界に旅立ち、仲間を作り共通の目的に立ち向かっていくこと」など、どう実現してよいのか見出せないような彼らの内面の希求を探索することです。それに続き、ひきこも

りを容認した上で手近なところからその欲求を行動に移すことを目指していくのです(「豊かなひきこもり」の追求)。多くの場合,患者の生活が多少なりとも広がってくると,あらためて他者への怯え,不安が行動を阻むものとして意識されてきます。このように自己実現の希求と他者への怯えが表裏の関係にあることの自覚を通して,ひきこもりによって回避されていた患者の葛藤を次第に自己の内に収斂するよう方向づけるのです。「自己が自己について悩む」という神経質類似の葛藤構造に近づけるプロセスと言い換えてもよいでしょう。そのような段階まで達すれば入院森田療法も適用可能になります。さらに不安を引き受けながら現実の行動に踏み出した後,自分らしさを見出すまでのプロセスが治療後期の課題になるのです(中村,2001,2002a)。なお本人が来院せず,家族のみが相談に訪れるような場合には,過干渉的な姿勢を変化させるよう親に対する森田療法的指導を行うことによって,間接的に本人の変化を促すようなアプローチも提唱されています(北西,2001)。

(3) うつ病・気分変調症

　経過の遷延したうつ病に対しては古くから入院森田療法が適用され効果をあげてきました。筆者は「養生」という視点からうつ病の回復過程を捉えなおすとき,「あるがまま」という森田療法のキーワードが基本的な指針となることを論じ,回復の時期に応じた養生の具体的心得を示しました。「あるがまま」の養生法とは,まず病に罹っているという現実を受け入れることです。そして回復期には徐々に休息から活動に移行し,「生の欲望」を無理なく発揮して心身の健康な働きを助長していくことでもあります。そのような活動はさらなる自然回復を促す契機になるからです(中村,2002b)。ところでうつ病者に森田療法を実施する際には,神経症の患者とは多少強調点が異なるところがあります。たとえば「気分は気分として,なすべきことをなす」というような森田療法でよく用いられる助言を機械的に当てはめるべきではありません。患者の抑うつ気分は正常の気分変動とは異なる病気の症状です。そこでいたずらに行動を促すのではなく,自己の病気を認め回復の状態に相応しく行動を調節するよ

う助言することが要諦になるのです。こうした森田療法的な養生の指導はもちろん外来でも実施できますが，とくに神経質類似の性格傾向が経過の遷延にあずかっているようなケースでは，入院森田療法がいっそう効果的です。

他方，気分変調症のうち性格因性の慢性抑うつ状態（性格スペクトラム障害）(Akiskal, 1990) には，上記のような内因性うつ病に対する方法とはまた別のアプローチが必要とされます。この病態はしばしば背後に人格障害を認めることが多く，彼らの場合，病気であることの強調は必ずしも治療的ではないからです。むしろそれまでの患者の波乱に満ちた生活史を「人生における悪戦苦闘」としてねぎらい，そうした悪戦苦闘自体に患者の「生の欲望」を認めること，そのように患者の抑うつを読み替えた上で，欲望の発揮を現実的な方向に軌道修正することが基本になります。

(4)パーソナリティ障害

すでに述べたように，不問技法は患者の症状にとらわれた気分本位のあり方を打破するために有効な方法でした。しかし今日の患者の中には，不安にとらわれる以前に身体化や行動化（ひきこもりのような陰性行動化も含めて）によって自己の感情を内的体験として感知していない症例が少なくありません。こうした患者に対しては，症状の背後にある感情に積極的に耳を傾け言語化を促し，そうすることで患者が自らの感情に気づくことができるよう援助する必要性が増してきました。さらに自己愛性ないし境界性人格傾向を有する患者の場合，不安や恐ればかりでなく怒りや空虚感に翻弄され，しばしば衝動的な形で表出されるだけに，そうそうこれらの感情を不問に付すわけにもいきません。いったんは患者の感情を治療者が受け止めた上で，患者自身が自己の感情にどのような態度をとればよいのかをともに考えることが必要になります。最近の森田療法家がおしなべて共感を伝えることを強調しているのはそのような理由に依るのです。筆者は怒りに駆られた患者に対しては，怒りそのものが自然な感情であることを伝えながら，森田が用いた「武士は3日待て」という土佐の格言を引用して，自らの感情への付き合い方を指導することにしています。

(5)生き方を主題にした面接

　森田療法は本来，あるがままの自己を認め，それを現実に生かしていくことが最終的な治療の目標です。その意味では症状のみでなく，患者の生き方を問う療法だといえます。とはいえ古典的な神経質の患者は多くの場合，症状へのとらわれから脱した後は，自分の境遇において旺盛な生の欲望を自然に発揮して自分なりの人生を歩んだのであって，長期にわたる面接が継続されたわけではありませんでした。しかし最近は青年期の症例はいうに及ばず中年期の症例においても，症状が軽快した後に自分が歩むべき方向が見出せず，立ち往生することがしばしば認められます（中村ほか，1998）。それだけに，治療の後期には患者の生き方を主題にした面接を重ねることが多くなってきました。ここにおいて治療者は，もう一度森田療法の本質を認識することが重要だと思うのです。それは，患者の自家撞着の底にある「予め進むべき道が見出されていなければならない」「自分の目標を確立しなくてはならない」というような「かくあるべし」から，治療者が自由な地平に立つということです。ことさら人生の目標を意識しなくても，患者が現在になりきり，いま目前の事柄に打ち込んでいくこと，そのようにして患者の精神が自然に発動され，心の働きが広く外界に向かっていく時，狭窄していた視野が広がり進むべき道はおのずから開けていくのです。このことを治療者がよくわきまえ，患者の試行錯誤を支持し見守っていくことが重要なのです。患者は自分の人生のどこに鉱脈があるかを知らず，その所在を考え茫然と立ち尽くしている人に似ています。治療者の仕事は「鉱脈を掘り当てるには鶴嘴をふるうことだ」というメッセージを伝えることであり，またそれに尽きるのです。

5．おわりに

　森田療法の適応となる症例の選択と治療面接の流れについて，定型的な神経質の症例を想定しながら概説しました。さらに強迫行為，ひきこもり，気分障害，パーソナリティ障害などの患者に対して森田療法を応用する際の，面接の

ポイントを論じました。総じて，治療の対象が神経質から遠ざかるにしたがって，不問の見直しや他の治療形態との併用など折衷的な治療方針に変化していく傾向にあります。しかし森田療法というからには，患者の苦悩や不安の底に「生の欲望」を認め，その発露を促すという治療の方向が必須のものであることを銘記しておきたいと思います。

文献

Akiskal, H. S. 1990 *Towards a definition of dysthymia: Boundaries with personality and mood disorders.* In S. W. Burton & H. S. Akiskal (Eds.), *Dysthymic disorder.* The Royal College of Psychiatrists. pp. 1-12.

北西憲二　2001　親子療法　引きこもりを救う　講談社

北西憲二・藍澤鎮雄・丸山　晋ほか　1995　森田神経質の診断基準をめぐって　日本森田療法学会雑誌，**6**，15-24．

久保田幹子　2002　強迫性障害の森田療法　精神療法，**28**，554-561．

森田正馬　1928／1974　神経質ノ本態及療法　高良武久（編集代表）　森田正馬全集　第2巻　白揚社　pp. 281-393

森田正馬　1934／1975　第45回形外会　高良武久（編集代表）　森田正馬全集　第5巻　白揚社　pp. 514-529

中村　敬　1999　森田療法　岩崎徹也・小出浩之（編）　臨床精神医学講座15　精神療法　中山書店　pp. 117-134

中村　敬　2001　ひきこもりと森田療法　日本森田療法学会雑誌，**12**，78-82．

中村　敬　2002a　ひきこもりの精神病理と生の欲望　日本森田療法学会雑誌，**13**，69-73．

中村　敬　2002b　うつ病の森田療法　福岡行動医学雑誌，**9**，9-15．

中村　敬　2003　森田療法の適応拡大と技法の修正　臨床精神医学，**32**，1153-1159．

中村　敬・水野久満子・山根茂雄ほか　1998　中年期の危機と森田療法　日本森田療法学会雑誌，**9**，113-119．

4 日記療法

久保田　幹子

1. はじめに

　森田療法は，入院療法，面接の他に治療を深める手段を持っていました。それは日記や手紙といった間接的な媒体を用いた関わりであり，森田療法の重要な技法の一つと言えます。事実，森田は治療記録の一つとして，患者の日記や通信指導，そして森田自身のコメントを数多く残していますが，その一方で，日記療法の治療的意味についてはとくに言及しておらず，「之によりて患者の身体的，精神的状況を知ることの便りにする」（森田, 1928）と述べるにとどめています。そこで本稿では，治療上きわめて有用と思われる「日記療法」の手続きを具体的に記載し，その治療的意味について明らかにしたいと思います。

2. 森田による通信療法

　森田療法では，神経症をとらわれの病理として理解します。すなわち，患者が特別視する不安を人間の自然な感情としてとらえ，これを排除しようとする姿勢が不安を強めると考えます。したがって治療の焦点は，この悪循環の打破と不安の背後にある健康な欲求の発揮に据えられます。そこでは，不安や症状を排除せず，そのままつきあいながら必要な行動に踏み込む姿勢が促されますが，患者はさまざまな形で治療者に支えられながら，不安も含めたありのまま

の自分と付き合い，不安の裏側にある「〜したい」という生の欲望を探っていくことになります。こうした治療プロセスにおいて，患者の誤った認識や態度の是正をはかるために用いられるのが，面接や日記，通信による治療者の関わりです。そこで，まず森田自身の代表的な通信療法を例に挙げ，治療者の関わりとそれに伴う患者の変化について眺めてみましょう。

(1)森田の通信療法の例
症例：20歳　小学校教員　赤面恐怖，神罰恐怖

　本症例は，当初入院治療に導入されましたが，家庭の事情で早期退院となり，以後通信療法によって治療を継続したものです。以下に患者の書簡と森田の返信のポイントを抜粋します（森田，1926）。

〈第1信〉　この忌まわしき性癖を打破しようと，先生のお教えである「苦しみを苦しむこと」に努力しております。しかしながら神罰恐怖は根強く心の中にはびこりこれを排除することが出来ずに毎日煩悶しています。神が怒って私を病気にすることなどあり得まいと思いつつ，理知と感情の血みどろの戦いのために私の頭は破裂しそうです。

〈返信〉　「苦しみを苦しむことに努力します」，これでは余分な力になり苦しみが重複する。神罰や縁起を恐れるのは凡夫の人情として致し方もなき事に候。……即ち之も成り行きに任すより他に仕方なきことに候。信じ得べからざる事を信じようとするから，理性と感情との葛藤となり申候。

〈第3信〉　赤面恐怖を隠さないように努めようとしても，人前に出ると「お前は恥ずかしがり屋だ」と言われるのが恐ろしくてどうしても隠さずに居られません。……このような自分が教職に就いて差し支えないものでしょうか？

〈返信〉　「どうも僕は気が小さくて困る。何かといえばすぐ顔が赤くなる。」と御打ち明け被成るべく候。人は恥ずかしがるが故に，常に自分の行いを慎み候。恥ざらんとすればいつしか自ら恥ずべき事を成し，自己の恥を繕い隠して虚偽に陥り，ますます後悔，悲観，卑屈引き続きて起こり候。……厭人的生活は駄目に候。赤面恐怖は本来自分が人に勝らんとする心の反面に候。自己の本

来に立ちかへるべく候。……児童の前には児童のように恥ずかしがるべく候。之が児童に対する最も大切なる感化力にて候。

(2)森田の通信療法における関わりとその意義

　先に述べたように，本症例の通信療法は入院治療から継続する形で行われました。したがって，悩みの問題点と治療目標はある程度共有されており，書簡でのやりとりを通して，患者の症状に対する態度，すなわち不安を知的にやりくりしようとする構えの修正をはかっています。本稿では，字数の関係上その一部を紹介するにとどめましたが，森田はさまざまな比喩を用いてあるがままの姿勢を患者に伝えようとしており，患者も森田の言葉を拠り所に試行錯誤している様子が表れています。では，言葉を書き記すこと，それを治療者とやり取りをすることは，治療においてどのような意味をもつのでしょうか。森田が書簡の中で繰り返し伝えていることは，森田療法の治療理念という観点からすれば，入院治療や面接で行われていることと同様と言えます。そこで現代の日記療法を通して，具体的な関わりと日記療法の意義について検討してみたいと思います。

3．日記療法とは

　日記療法とは，文字通り患者が一日の体験を日記に記し，それに治療者がコメントを返すことによって，患者の症状や不安に対する態度を修正しようとするものです。そこにはさまざまな患者の体験，感情，また治療および治療者への思いなどが綴られます。先に述べたように，森田は日記を「患者の身体的，精神的状況を知ることの便りにする」（森田，1928）とし，治療者が患者を理解する手段の一つとしてとらえました。高良も「患者の生活態度や関心事，症状の変化などが大体わかる」（高良，1965）と同様の見解を述べています。実際，日記は患者の生活，そこでのさまざまな感情，そして日々の症状とそれに対する患者の対応など，より多くの情報を治療者に提供してくれます。日記はそう

した意味で，患者を理解する重要な手がかりとなると言えるでしょう。とくに外来治療では，患者の生活場面を直接観察できないだけに日記はきわめて有用な手段となるでしょう。

4. 日記療法の具体的な手続き

(1) 導入

　森田の時代から，日記療法は主に入院療法で用いられてきました。外来の場合，多くは遠方の患者に対し通信指導という形で日記や手紙のやりとりが行われていましたが，昨今では上述したような治療的意味合いから，外来森田療法でも日記を用いることが多くなっています。ただし外来で行う場合，限られた面接時間内にコメントを記入することは困難です。そこで筆者は，日記を2冊用意してもらい，次の面接まで日記を預かりコメントを書くようにしています。どのように日記を用いるかは，治療者によってそれぞれの方法が考えられるでしょう。さて具体的な教示の方法ですが，原則的には就寝前の30分から1時間以内，大学ノート1ページを目安に記載するよう伝えます。その際，ノートの左側を治療者のコメント欄として少し空けておくよう指示します。内容は，一日の具体的な行動とそこで考えたこと，感じたことを中心とし，症状に関する愚痴に終始しないよう注意をすることも重要です。ただし，外来治療の場合は，日記がコミュニケーションの手段として重要な場合もあるため，患者の病理や状態に応じて治療者が柔軟に対応する必要があるでしょう。

(2) コメントの際の基本的な姿勢

　次にコメントをする際の治療者の基本的な姿勢について簡単にまとめておきます。これは森田療法における治療者の関わりとも重なりますが，第一に，不安（感情）と付き合おうとする態度の促しと励まし，第二に健康な欲求への注目とその発揮への援助とまとめられます。森田療法では，不安も含めたさまざまな感情を自然なものと理解します。そして不安を欲求の裏返しと見なし，単

に不安を除去するのではなく，彼らの健康な欲求の発揮に治療の目標が据えられます。こうした治療者の姿勢はコメントをする際にも共通して貫かれるものです。更に第三として，最も重要なポイントとなるのは患者の辛さに対する共感です。これは上述した治療者の関わりを生かす上で，必須の姿勢と言えます。どうにもとらわれてしまう患者の辛さを，治療者がくみ取ることなくコメントをすれば，当然患者の無力感を強めたり，反発をまねくことになるでしょう。この共感性は，精神療法一般に共通して求められる治療者の姿勢と言えますが，日記療法ではコメントが文字として残るだけに，より意識する必要があるでしょう。

　それでは，こうした姿勢のもとに実際どのようにコメントをしていくのか，まずは症例を呈示しながら日記療法の実際を紹介します。

5. 症例呈示

症例：21歳男性　大学生　対人恐怖，引きこもり

①生活歴および病歴

　中学1年の頃，患者の脚本が代表に選ばれたことから，それを妬んだ友人たちにからかわれ一時不登校となる。担任の介入でいじめはすぐに改善したが，それ以降つねに周囲に溶け込めていない感じを抱くようになった。高校でも友人から避けられているように感じ，些細な対人関係にも悩むが，大学入学後，友人から「お前を見ているとイライラする」などと言われたことからますます対人関係にとらわれるようになった。次第に自分の存在自体が相手に不快感を与えていると感じ，大学2年の頃にはまったく通学が困難となった。その後入院治療に導入され，不安はありながらも行動に向かう姿勢は多少身に付いたものの，そうした経験がなかなか自己評価に繋がらず，他者の些細な言動に傷つき悲観的な思いに縛られる傾向は変わらなかった。

②外来治療経過

　外来治療では，面接と並行して日記療法を行った。退院後患者はアルバイト

を始め，緊張しながらも何とか取り組もうとするが，些細なことを周囲からの嫌がらせと感じ，また昔と同じことが繰り返されるのではないかと不安を強めていった。治療者の励ましによって何とか仕事は続けたものの，失敗しまいとする構えが更なる緊張を呼び，「行動で挽回しようとしても，ことごとく失敗する。罠にはまったようだ」と，次第に空回りの様相を強めていった。また大学でも，知り合いに会わないようにはからう反面，友人から声をかけられれば，戸惑いを隠そうと強気な態度をとり，結果的に落ち込むことを繰り返していた。そして再び通学が困難となり，自宅に引きこもるようになった（→日記1，2，3）。

〈日記1〉

治療者のコメント	患者の記載
不安な気持ちは良くわかる。 不安は不安としてとりあえず先生の言葉に耳を傾けてみよう。	9時から履修のガイダンスを受けるため学校に行った。教室にはいると沢山の学生がいて，とても緊張した。知っている人が何人かいたが，うまく言葉が出ないように思えてずっとうつむいていた。ガイダンスが始まっても，周りのことばかりが気になって，殆ど先生の話が耳に入らない。結局いたたまれなくなり，途中で退出してしまった。この不安さえなくなれば，とひどく落ち込んでしまった。

〈日記2〉

治療者のコメント	患者の記載
症状の有無だけで一日をはからない。辛いながらも目的を果たせたことに目を向けよう。 失敗は誰にでもある。大切なのは失敗したあとにどうするか。	今日はバイトの日。仕事自体はうまくいった。しかしやっぱり緊張のためか症状が出まくる。昨日の先生の面接で「前進している」と言われたばかりだったが，一気に逆戻りしてしまった。それに加えて今日は絶対に失敗したくない場面があり，そこでボカを出してしまった。取り返しがつかない。なぜこうなるのか……。

〈日記3〉

治療者のコメント	患者の記載
前向きに頑張りましたね。	10時からバイト。今日は6時まで残業することにした。店長が僕が残業したことを感謝してくれ，気を使ってくれたのか仕事を評価してくれた。「あんたは真面目だね，育ちが良いからかな」と言われたのは，内心「え？」と感じ，「そうじゃないんだけどなー」と思ってしまった。
素直に喜べば良し。	どうも人は僕のことを真面目だと思うらしいが，自分としては本意じゃないし，それがプレッシャーになり苦しむこともある。常に自分の性格などに劣等感を持っているから，評価されても素直に受け取れない。何か裏があるのではと勝手に想像してしまう。しかしとにもかくにも今日は気分的に楽だったのは確かだ。……昨日の心境とは大分違う。これが気分というものか。ただプラスとマイナスの向きが違うだけのことか。どうも考えすぎてしまう。
その通り，気分とは日々変化するもの。気分で決めつけずに，やるべき事を続けていくことです。	

　患者は，その後昼夜逆転の生活を送るようになるが，考えることは過去のいじめられ体験と他者への不信感のみであり，「対人関係がうまくいかなかった原因が分からないと先には進めない」と症状排除の姿勢に固執していた。そこで治療者は，引きこもりを必要な時間として肯定した上で，彼の状態を過去へのとらわれとして理解し，これまで抑え込むことで消化できずにいたさまざまな感情をそのまま日記に表現し，眺めてみるよう促した。その結果，患者は自らの攻撃性に戸惑いつつも，怒り，傷つき，落胆などさまざまな思いを日記に少しずつ表現するようになった。治療者は，それがたとえ自己愛的なものであろうと，彼の感情を自然なものとして認め，それをどう受けとめていくかを繰り返し問いかけていった。また，患者の嘆きを「それだけ求める気持ちが強かったのだろう」と健康な欲求から読み直し，それを支持していった（→日記4）。その後患者は，自分の力ではどうにもならない事実に行き詰まり「死ぬことや相手を攻撃することは簡単だが，残念ながら戻ることはできない」と絶望感を訴えたが，次第に「人は何を拠り所にして生きているのか」と日記を通して治療者や自分に問いかけ，また「死ぬことができないとなると，起死回生

4 日記療法

の方法はあるのか」と少しずつ新たな関わりを探るようになった（→日記5）。

〈日記4〉

治療者のコメント	患者の記載
諦めるということは決して後ろ向きではない。今の自分を引き受けたとき新たな可能性が見えてくる。	自分なりに人間関係を考えてみる。今のところはやはり残念というか，諦めなければならないことが沢山ある。あるがままということも治療を始めて以来ずっと考えてきたが，結局「諦める」とどう違うのかなど考えて落胆してしまう。でもとりあえずは諦めなければならない部分もあるということだろうか。
それであなたは本当に良いのだろうか？	問題は相手の人が疑惑の目で見るようになってしまうことだ。いったいどこにその原因があるのかわからない。とにかく人に会わないことが大事だ。明日は外出する日だが，なるべく人に会わないようにすることだけ考える。

〈日記5〉

治療者のコメント	患者の記載
何を大切にするかがずれていたんだね。 大きな違いですね。 引き受けて始めて，その経験がこれからに生きていくのです。	僕にとってとても恐ろしい出来事があった。昔少年野球のチームに入っていたが，チームが解散した原因は僕がメンバーとしてしっかりしていなかったことにあるらしい。当時のことは良く思い出せないが，監督に怒られることをとても恐れていたと思う。しかしチームを良くするとか練習をすることにあまり努力していなかったかもしれない。監督にはショックなことも言われたが，それは父親が甘ったれたガキを叱る，ごく当然のことだったのだろう。「怒ることと叱ることは違うんだぞ」と言われたのを憶えている。当時自分がやったことは，怒られないための小細工だけだったのかもしれない。自業自得として納得するなら，これを引き受けて生きなければならない。コンピューターのようにリセットできたらどれだけ救われるだろう。

第I部 解説編

6. コメントの主なポイント

　では次に，日記のコメントの仕方を具体的に述べてみたいと思います。

　日記を書き始めると，大抵の患者はまず症状の辛さを訴えてきます。たとえば，「外出しようと思ったが，周りの人の視線が気になり，不安で出られなかった」「動悸がしたので不安になり，電車を見送ったところ，遅刻してしまった」などの記載がそれに当たります。ではこうした患者の記載に，どのようにコメントしたらよいでしょうか。

(1)症状の訴えに関して

　まず始めに，森田療法における不安の取り扱い方に触れておく必要があるでしょう。先にあげた症例もそうであったように，通常患者は不安や症状を特別なものと捉え，それがあるから行動ができないと理解します。すなわち不安や症状さえなくなれば生活に何も問題はない，あるいは思った通りの生活ができると考えるのです。しかし森田療法では，先の基本姿勢でも述べたように，不安を人間本来の自然な感情と理解します。そこで治療者は，患者が訴える不安を，人間誰にでもある自然なものとして普遍化し，それを受容していきます。つまり，患者があってはならないと特別視しているものを，「はじめての出来事を前に不安に思うのは当然」というように，「当たり前の感情（不安）」として扱い，共感を示していくのです。それと同時に，不安が生じるのは，それだけ「うまくやりたい」という気持ちが強いからこそと，健康な欲求から再定義していくことが重要になります。すなわち不安とは，「よりよく生きたい」という生の欲求の裏返しであり，患者の発展向上欲の証であると，プラスの方向に読み替えていくのです。これは，ある種の逆説的関わりとも言えますが，こうした視点を呈示することは，患者の不安に対する捉え方を転換させる意味合いをもちます。

　患者が不安や症状の辛さを日記で訴えてきたとき，治療者はまずこのような不安に対する理解を共感的にコメントで伝えていきます。その上で，患者の不

安や症状に対する態度，すなわち自然に生じる感情を無理に排除しようとするあり方に焦点を当てていくのです。森田療法の技法の一つに，「不問」と呼ばれる治療者の態度がありますが，これは不安や症状の意味・原因を過去に遡って追求しないことを指すのであり，まったく問わないことを意味するのではありません。治療者は，「症状があるからできない」「症状をとることが先決」とする患者に対し，とりあえず症状と付き合いつつ，その中でできることは何かを繰り返し問いかけていくことが重要です。

(2)行動に関して

症状のみに拘泥している患者に対しとりあえずそれと付き合うよう勧めるとき，セットになるのが行動への促しです。

①行動への促し

まず，不安や緊張，症状はそのままでよいものとし，そのときに必要な行動に手を出すよう促していきます。そして，目前の行動に工夫を凝らし，神経質を必要なところに生かすよう働きかけていくのです。たとえば先に示した日記1では，学校には出かけたものの，友達と顔を合わせる恐怖から本来必要であったガイダンスを途中で退席してしまったことが記されています。治療の初期の患者は，どうしても不安に圧倒され，それを避けることばかりを考えがちです。しかし避ければ避けるほど，次の状況への不安が強まり，ますますがんじがらめの状態になると言えます。そこで治療者は，不安は不安としてとりあえずそのままに，まず必要な行動，ここで言えばガイダンスを聞くことに注意を向けるよう働きかけていきます。これは，気分本意から目的本意へと姿勢の転換をはかる関わりと言えますが，このとき治療者があまりにも安易に症状を棚上げしてしまうと，患者は辛さを理解されていないと受け取ってしまうため，不安への共感を十分示しながら，その背後にある欲求に響くようコメントしていくことが重要でしょう。

〈コメント例〉 「不安なまま目前の行動に取り組んでいこう」「気分は気分」「そのまま」など

②行動に踏み込もうとする姿勢の評価

　患者が治療者に支え，励まされておずおずと行動に踏み込んでいったとき，治療者はそれを十分に評価することが肝心です。たとえその過程で症状が出たとしても，それは不問とし，不安ながらも行動に踏み込もうとした姿勢にのみ積極的に反応していきます。とくに患者の意欲や前向きな姿勢が見られたならば，健康な欲求の現れとして大いに支持していくことが重要でしょう。しかしたいていの患者は，行動ができたとしてもそこで症状が出れば，「やっぱり駄目だった」と否定的に捉えがちです。それゆえ治療者は，行動の結果ではなく，そこに関わろうとする患者の態度に焦点を当てていくことが必要となるのです（日記2）。

〈コメント例〉　「よし」「その意気です」「やればできる」「不安の有無よりも，その中でどのような行動をしたかが大切」など

③行動を通して得られた体験に関して

［健康な感情体験の評価］

　更に，不安なままに行動に踏み込んだとき，患者はさまざまな体験をします。たとえば，今まで症状にばかりかまけて，気づくことのなかった自然の美しさを味わうこともあるでしょうし，掃除を終えてさっぱりした部屋を眺めて充実感を味わうこともあるかもしれません。こうした自然に湧き起こる素直な感情には，積極的に反応し，健康なこころの現れとして評価していくことが大切です（日記6）。

〈日記6〉

治療者のコメント	患者の記載
よく頑張った。 この喜びを次の行動につなげていこう。	色々気になることはあったが，何とか買い物に行き，夕食の仕度が出来た。子供達が帰ってきて，「おいしい，おいしい」と言って食べてくれたのがとても嬉しかった。

［不安（感情）が流動変化する体験（感情の法則）の明確化と深化］

　患者は行動する前はひどく不安であったのが，いざ踏み込んでみるといつの

間にかそれが薄らぐことを経験する場合があります。これは，不安をそのまま受けとめず力ずくで排除しようともがいている患者にとって，まさに感情が流動変化する事実を体験的に理解する貴重な機会といえます。ある頻尿恐怖の主婦が「不安なままデパートに向かったところ，たまたまバーゲンをやっていたので覗いてみたところ，いつの間にかバーゲン商品に夢中になって症状を忘れていた。我ながら現金だなと思った」と記載しました。こうしたときには，「気分とはそういうもの」などとコメントし，たとえ不快な感情であったとしても，それは時間とともに必ず流れていくことを明確にし，患者自身がこの体験を深められるようサポートしていきます。

〈コメント例〉 「これが気分というもの」「一歩踏み込んだからこそ得られた経験」など

　　［不適応的な行動の明確化と，新しい関わりへの励まし］

　逆に，行動に踏み込んだものの，思うように物事が進まず，患者が落胆する場合も少なくありません。その多くは，彼らの物事への関わり方，物事の捉え方に起因します。たとえば，相手の反応に気を取られて必要な配慮が欠けていたり，仕事をきちんとやろうと構えすぎて結果的に能率が悪くなるようなパターンがそれにあたります。逆に客観的には何も問題がないにもかかわらず，些細な失敗も許せずに全ての結果を否定してしまうようなケースも多くみられます。これらは，患者の症状にも関連する不適応的なあり方と考えられますが，こうした患者の関わり方の特徴が，行動を通して次第に明らかになってきます。このとき治療者は，患者の不適応を引き起こす態度の歪みをさらりと指摘し，新しい関わり方を呈示していくことが必要です。そして彼らの情けなさや悔しさといった感情を健康なものとして認め，それを次の行動に生かすよう励ましていくのです（日記2，3）。

〈コメント例〉 「失敗は誰にでもある。これを次に生かしていこう」「これはちょっと極端ではないだろうか？」など

　ここまで「行動」をキーワードにコメントの方法を述べてきましたが，ここで治療者が繰り返し患者に問いかけているのは，単に行動の有無ではありませ

第Ⅰ部　解 説 編

ん。あくまでも行動は一つの手段であり，治療者が一貫して注目しているのは患者の不安（さまざまな感情）に対する態度と言えます。不安に対し，患者がどう振るまい，どう行動するのか，そして患者の健康な欲求はどこにあり，どこからならそれを生かせるのかを，コメントという形で問いかけ，彼ら自身がそれを模索していくよう援助していくのです。本稿では原則的なコメントについて述べましたが，回避的な傾向が強い症例や身体化が激しい症例などの場合，行動主体の関わりをすると治療が膠着することも少なくありません。こうしたタイプには，彼らの欲求が煮詰まるのを待つなどの治療的工夫が必要になるでしょう。

7. 治療者患者関係について

　最後に，日記における治療者患者関係について簡単に触れておきましょう。日記の場合，治療者との直接的な関わりでない分，比較的患者の安全感が保たれ，素直な心情が語られやすいことは既に述べました。これは，日記での関わりが面接とは異なる治療者との交流を生む可能性を示しています。しかしそれだけに，面接では表現されないような激しい感情が日記に表出されることもあります。それは治療や治療者に対する怒り，不満など negative な感情かもしれませんし，治療者に対する恋愛感情であるかもしれません。こうしたとき，治療者はそれも自然な感情として理解し，まずは受けとめていくことが重要です。そして，不安に対する姿勢と同様に，自らの感情に対する態度を問いかけていくことです。

　更にもう一つ，日記における治療者患者関係でおさえておかなければいけないことは，言葉以外に面接で共有されるような治療的雰囲気，お互いの表情や態度からかもしだされる non-verbal なメッセージを日記ではどのように表現するのかという点です。実際，コメントをする際に，治療者があまりに型にとらわれて紋切り的な反応を繰り返せば，日記のやりとりも当然堅苦しい表面的なものとなっていきます。日記を生きた交流の場とするためには，治療者が患

者に伝えたいことをできるだけ素直に，そして治療者自身の言葉で伝えていくことが必要でしょう。そしてコメントが回りくどい説明や説得にならないよう，なるだけ簡潔にポイントを押さえて反応していくことです。コメントに正解があるわけではありません。自分なりの表現を探っていくことが，治療者に求められることとも言えるでしょう。

8. 日記療法の意義

　ここで今一度日記療法の意義について考えてみたいと思います。日記が治療者にとって，患者の状態を理解する上で役立つことは既に述べました。では患者にとって日記はどのような治療的意味をもつのでしょうか。

　日記とは，元来「日々の出来事や感想などを一日ごとに日付を添えて，当日またはそれに近い時点で記した記録」(松本編，1988)です。思春期の子どもが行うような交換日記を除いて考えれば，一般に日記とは，誰かが読むことをあらかじめ想定していません。すなわち，自分が書き手であると同時に読み手でもある，閉じられた世界での自己との対話と言えます。そういった意味ではもっとも私的な書きものと言えるでしょう。しかし，森田療法で言う日記は，あらかじめ読み手として治療者が想定されています。いわば，公開を前提として書かれたものです。こうしてみると，森田療法における日記は，伝達を目的とする手紙と，私的な日記の中間に位置すると言えるかもしれません。

(1)書き記すことの意味

　高良(1965)は，日記について「患者にとってもそれが反省の機会になるので治療に役立つ」と述べ，その治療における有用性を指摘しました。実際日記を記載するとき，患者は否が応でも自分の一日を振り返ることになります。これは，そのまま流してしまいがちな体験を，もう一度想起し深めていく機会になるでしょう。またそのときには気づかなかった考えや感情を意識化しやすくするかもしれません。更にこうした体験を言葉として「書き記す」ことは自己

の対象化を促すと思われます。不安や症状のみに圧倒されがちな患者にとって，自らの体験を客観視することは，内省性を深める機会になるでしょう。

　さて，森田療法における日記が，あらかじめ読み手を想定していることは先に述べました。ではこの読み手の存在は，「書き記す」行為にどのような影響を与えるでしょうか。まず考えられることは，日記が治療者との対話になることです。患者は治療者を頭に置きながら自らの体験や辛さなどを記載し，理解してもらいたいと願うものです。こうしてみると，「書き記す」行為は，自己との対話のみならず，治療者との交流でもあると言えるでしょう。とくに日記の場合，適度な距離が維持されるだけに，比較的素直な心情が綴られやすいようです。患者によっては，読み手に自分がどのように見られるかを慮り，真実を覆い隠そうとするかもしれません。しかし，これも見方を変えれば患者の真実の姿と言えます。日記を書き記す過程で，患者が自分の真の姿が露わになることを恐れる自分自身に気付くことができれば，実際それを書き記すか否かは別として，自らのあり方を実感する機会になりえるのではないでしょうか。

(2)読むことの意味

　日記を書き記すとき，そこで主体となるのは「書き記す」自己と「書かれる」自己でした。では，日記を読むことは患者にとってどのような役割を果たすのでしょうか。日記の特徴は，それが記録として残り読み返すことができる点にあります。患者は過去の自分を，自らの記載を読むことで今一度確認し，現在，そして未来の自分を探っていきます。とくに「今」に行き詰まったとき，患者はなにがしかの答えを見いだそうとして過去を振り返るようです。

　もう一つ，読み返せるものに治療者のコメントがあります。自分の記載を治療者がどのように受けとめ，どうコメントするかは患者にとって気がかりであると同時に拠り所でもあります。患者はコメントを読むことでもう一度自己を振り返り，コメントの限られた言葉の意味を考えながら自己の探索を行っていきます。ある患者は，同じコメントを繰り返されて，ようやく自分のあり方に気付くかもしれません。しかし，時間的な間隔を経て返ってくるコメントは，

患者にとって比較的受け入れやすいようで，客観的な振り返りを促すように思われます。

(3)治療者患者関係（繋がりの意味）

　最後に日記における治療者患者関係にふれておきたいと思います。治療者の存在は，患者が書き手となったときの読み手であり，患者が読み手となったときの書き手となります。こうしたやりとりが日記を介して為されることは，治療者患者関係の形成に寄与するだけでなく，その維持にも重要な役割を果たします。すなわち，日記を綴り，読む行為を通して，つねに患者は治療者と繋がっている感覚をもつのです。これは治療において強力な支えになると言えるでしょう。

　その一方で，治療や治療者に対するさまざまな感情が吐露されやすいのも日記の特徴です。これは，日記が面接とは異なる間接的な交流であるために生じると考えられますが，たとえそれが negative な感情であったとしても，適度な距離を維持した中でそれを表現し，交流ができることは，患者の安全感を保つだけでなく，治療者の心理的許容量を広げる上でも効果的でしょう。

　日記を三つの側面から概観してきましたが，日記の意味を端的に言うとすれば，治療者に見守られながらの内的対話と呼べるかもしれません。

9. 日記療法の可能性と限界

　日記の特性を考えたとき，その適用の可能性はかなり広がると思われます。まず郵送やパソコンのメールを用いることができるという点で，遠方の患者や引きこもりなど面接が困難な症例にも適用が可能です。また，適用の対象という点から見ても，通常の面接では治療関係を築くこと，もしくは維持が困難な症例に導入可能な方法と思われます。たとえば，昨今増加の傾向にある怯えの強い引きこもりや些細なことで傷ついてしまうような自己愛的な症例などがこれに相当します。こうした最近の病態を考えたとき，侵襲性に乏しく適度な距

離が維持される日記療法は，治療導入期における治療者患者関係の形成，患者自身の内面の成長，探索を促す意味で有用と思われます。また身体化の顕著なケースなどは，面接のみでは症状をめぐる綱引きや行き詰まりが生じやすいのですが，日記によって，日々の生活や感情を振り返り，症状との付き合い方を模索することは，症状と心理的な問題を繋ぐ上で有用でしょう（久保田ほか，1998）。

　では日記の限界はどのような点にあるのでしょうか？　まず第一に，患者にモチベーションがなかったり，行動記録のように紋切り的な記載しかできないケースの場合，その適用が難しくなります。また，日記療法は書き記された言葉のやりとりであるだけに，面接のような non-verbal なコミュニケーションはそこに盛り込まれないことになります。こうした言葉以外のニュアンスや治療者の態度を，日記の中にどう折り込み，どのように表現するかがある種の限界でもあり，今後の課題と言えるかもしれません。

10. おわりに

　日記療法の実際を呈示しながらコメントのポイント，さらに日記療法の意義について概説しました。日記とは患者の外的（行動）・内的（感情）体験の軌跡であると同時に，治療者との関わりも含めた治療そのものの軌跡と言うことができます。患者は，不安なまま行動に踏み込み，行き詰まり，そしてこれまでとは違う関わり方を模索して再び行動に踏み込んでいきます。これを支えるのが治療者の共感と励ましであり，同時に彼らの健康な欲求に対する信頼です。こうした日記での関わりは，森田療法の治療プロセスと当然重なります。しかし，日記療法の意義を考えたとき，日記を綴り，また読み返すという行為の循環，そして書き手と読み手（治療者）のやりとりの循環の中で，過去の自分を振り返り，現在，そして未来の自分のあり方を探る，こうしたプロセスは，まさに精神療法の古くて新しい形と言えるのではないでしょうか。

文献

高良武久　1965　日本精神医学全書5　森田療法　金剛出版

久保田幹子・中村　敬・北西憲二・牛島定信　1998　身体化を伴う強迫性恐怖への森田療法――外来での日記を中心とした関わりから　日本森田療法学会雑誌, **9**, 129-136.

松本　明（編）　1988　大辞林　三省堂

森田正馬　1926／1974　神経衰弱及強迫観念の根治法　高良武久（編集代表）　森田正馬全集　第2巻　白揚社　pp. 67-278

森田正馬　1928／1974　神経質ノ本態及療法　高良武久（編集代表）　森田正馬全集　第2巻　白揚社　pp. 279-442

5　入院治療Ⅰ（森田療法原法の実際）

黒木　俊秀

1. はじめに——入院森田療法を学ぶにあたっての留意点

　今日，森田療法は，入院よりも外来で実施されることが多くなり，入院森田療法を実施している病院や施設は限られてきている。それらの数少ない医療機関でさえ，伝統的な森田療法（原法）の通りに行われることは稀で，原法の技法を多少とも修正して実施しているのが現状である。とはいえ，入院森田療法は体験的理解を重視する森田療法の骨格をなしている。

　1950年代に九州大学で森田療法を行っていた池田（1959）は，かつて次のように述べている。

　「本療法は，一面ではたえず説得の技法を用いながら，そのもっとも特徴的な点は，説得がすべてゆきづまってくるその限界を，行動によっていわばとび越える技法である。」

　池田のいう「行動によってとび越える技法」が活かされる治療の場として，やはり入院治療の構造が基本的なモデルであるといってよいだろう。したがって，もっぱら外来で森田療法的な指導を行う治療者であっても，入院森田療法の技法の効用と意義に通じていることが要求される。

　本章では，森田療法原法の技法の実際について解説するが，はじめて森田療法を学ぼうとする読者は，あらかじめ次の点に留意していただきたいと思う。

　1）精神分析療法や認知行動療法に代表される欧米で開発された精神療法の

ほとんどが外来治療を前提に発展してきたこととは対照的に，森田療法と内観療法という我が国で創始された二つの精神療法は入院治療を基本にしている。この特異性は，対人関係の有り様も含めた我が国の治療文化の特性と関連しているかも知れない。日本の病院で絶対臥褥を試みた米国人の体験記（リーベンバーグ，1999）には，治療の開始にあたってなんら詳しい説明も同意確認もないことに驚くが，結局，日本料理店で店主に料理を「お任せ」するような信頼関係が暗黙の了解となっていると達観するくだりがある。患者が治療者にすべてを「任せる」ことは，現代の入院森田療法においても重要な治療的な転機となることが指摘されているが（内村，1991），「任せる」患者を「抱え込む」ことを自明のこととしてきた伝統的な治療者は，入院治療における精神療法という森田療法の特異性についてほとんど言及していない。しかし，欧米の精神療法を基本とする心理臨床では，それは特殊なケースと考えられる（神田橋，1988）。

2）では伝統的森田療法が入院治療だけで治療終結していたのかというと，必ずしもそうとはいえない。森田宅で入院治療を受けた患者が，その後も森田のもとに通い，あるいは通信指導を受け，またある者は「形外会」として集って，一種のアフターケアを続けたことはよく知られている。森田がその治療を確立した記念すべき症例とされる有名な「根岸症例」（森田，1921，1924）をみても，真の治療的な転機は，外来通院治療に移り，さらに転地療養に及んだ後半に訪れることに注目したい（北西，2001；黒木，2003）。入院精神療法で真の治療的転機が訪れるという治療者の思い込みは，それまでの患者の生き方や対人関係の在り方に大きな揺さぶりをかけるような治療を誘発しやすく，侵襲性が高いので，あまり勧められたものではない。実際，森田療法を学び始めた頃の著者の失敗の多くが，そうした思い込みに基づくものであったことを反省している。入院精神療法の成果は，外来治療の段階において少しずつ芽生え育ってくるのである。したがって，入院森田療法も外来治療の準備段階ととらえて実施する方が，確実な成果を生むといえる。

3）森田のもとで治療を受けた人々は，その後，森田個人に対する崇拝と彼

の治療法に対する賞賛を公表することに熱心で，多くの体験記を残した。彼らの記述からは，森田を自己の理想像として取り入れた様子が顕著に読み取れる。そのため，森田療法は，森田個人を万能的な指導者として理想化し，それを自己像に取り入れるプロセスであって，いわば宗教と同類というような批判を受けてきた。しかし，北西（2001）が指摘したように，森田の治療の真骨頂は，単に理想化した治療者像の取り入れによる自己愛の充足にあるのではない。それはともかく，森田が残した著述の中には，たしかに一般人向けの啓発書の趣が強いものがある。これは，森田の存命当時，彼の学説と治療法は中央のアカデミズムからはほとんど無視され，唯一，九州大学教授の下田光造のみが支持するという状況にあり，森田はもっぱら一般の人々に向けて自己の療法を喧伝するほかなかったという事情も影響していよう。こうした背景を思い浮かべながら，古典的文献には接するのがよいだろう。

　4）森田（1928）は自身の治療を「家庭療法」と呼び，自宅に患者を寄宿させながら治療を行っていた。つまり，患者は森田と彼の家族，女中，書生，そして他の患者らと共同生活を送ったわけで，森田療法原法が家父長制をモデルにしているといわれる由縁である。森田のいう「家庭療法」とはどのような雰囲気であったのか，当時の写真や住居の見取り図を見ると，イメージがより明らかになるだろう（大原ほか，1990）。一方，森田の支持者であった下田光造は，九州大学でほぼ原法に準じる治療を行っていたが，徹底した個人精神療法というべきもので，その治療構造は森田のそれと大きな隔たりがあったことに注意したい（黒木ほか，2000；黒木，2004）。いずれの治療構造も，今日ではおよそ真似できないものであるが，現代の森田療法の治療構造を構築するうえで示唆されるところが多い（内村，1992）。

　以上のように，入院精神療法として創始された森田療法原法の特殊性には，精神療法全般に共通する問題を考える際にも示唆されるところが多い。

2. 入院森田療法の実際

　ここでは，池田（1959）の記述にしたがって，絶対臥褥期，軽作業期，重作業期，および実生活（社会復帰）期の，各治療期における技法の要点について，とくに治療者が行うべき指示を中心に述べる。池田は，下田の後を継いで，戦後，九州大学の精神科病棟で森田療法を行った。当時，精神科病棟の入院患者の大部分は精神病圏内であったが，神経質の患者の入院治療にあてられる個室もあった。作業には，病棟周辺の松林の手入れや研究室の手伝いが指示された。当然，森田宅での治療とは環境的に異なっていたが，技法的な面では九州大学の治療も森田のそれと本質的な違いがあるわけではない（黒木ほか，2000）。

(1)準備期
①半信半疑のままでもよい
　通常，入院後，1～3日間は患者の行動観察を行うが，外来受診時にすますことも可能である。この間に森田理論について説明を行い，理解させる。いわゆる「心理教育」を実施する。十分に納得することが望ましいが，半信半疑のままでも治療は可能である。

②知性の矛盾に追い込む
　典型的な神経質の患者には，知的な青年が多かった。治療者との面接を通して，彼らは，不安を知性で解決しようとする際に陥る矛盾にさらに直面させられた。

　たとえば，性病への感染の疑いに悩む学生に，「感染していないから大丈夫」とは言わない。「感染していないと100％断言することはできない，ほんのわずかだが可能性はたしかにある」と，むしろ彼の疑いを肯定する。では，さてどうするかというところから治療が始まる。

③治療法の説明はシンプルに
　治療の細部についてはあまり詳しくは説明しない。余計な予期不安や焦燥感を誘発しないためである。

「治療は絶対臥褥から始めて，だんだん作業に移ってゆく。はじめの期間は，面会，談話，通信，読書，その他いっさいの気分転換を禁止する。その後は，治療経過をみて必要なことを指示する。全経過はだいたい2ヶ月くらいだけれども，人によっていろいろである」という程度の説明でよい。

④疑問は起きてよい

治療中に多くの患者は，治療に対して疑問を抱くが，そのためあらかじめ次のように説明しておく。治療中もしばしば必要となってくる助言である。

「今まで説明した病気の原因や治療法については，実際に治療を始めた後もいろいろと疑問が湧いてくるかもしれない。信用してもらうのがよいけれども，疑いが起きたら，起きたままでもよい。ただひとつだけ，治療者の指示の通りにやってみようということだけは守ってもらいたい。」

(2)第1期：絶対臥褥期

個室を使用するが，ベッドと床頭台以外は何もないようなシンプルで静かな病室がよい。窓はカーテンを閉め，灯りも消して，感覚遮断の状況に隔離する。

この時期は，全治療の出発点となるばかりでなく，鑑別診断上の意義もあった。すなわち，神経質と類似の症候を示す統合失調症やうつ病の初期，ヒステリー性や意志薄弱性の神経症は，指示を守ることができない，あるいは，いつまでも自閉的で寝ているとされた。

①安静の指示

食事と排泄以外の時は絶対安静を守って寝ている。他患との会話をやめる。他患から話しかけられたら，「治療のため会話を禁止されている」と断る。看護師，その他のスタッフに対しても，必要最小限の会話に止める。

臥褥中に心に浮かぶ不安，心配，疑惑などについては，なるべくそのままにまかせる。「浮かべまい，考えまい，心配すまい」という心の操作はやめる。しいて他のことを考えるとか，「気をまぎらす努力」もしないようにする。以上のことを，自分にできる限り全力を尽くしてやればよいので，能率，成績は問わない。

②日記の記載

臥褥2～4日頃から始める。次のように指示し，ノート，筆記具を準備させる。

「就眠前に1時間以内で書く。内容は，病気のこと，質問したいこと，治療者に伝えなくてはならないと思うこと，感想その他なんでもよい。量も2,3行でも，幾ページでもよい。ただ1時間以内，それを必ず書くこと。」

③治療者の面接はシンプルに

治療者の面接は，この時期はなるべく少なく，短時間にするのがよい。だいたい，1日1回，「やっておりますね」という程度でよい。それに対する不安，不満を予想して，「治療者は必要な時には必ず来て必要な指示を与える」とあらかじめ告げておく。不安の非常に強い症例には，面接回数を増すが，①の後半部分の指示を繰り返すに止める。

④わからなくなったのが自然

①の後半部分の指示に対して，さらに疑問を起こす知的な患者は少なくない。もっとも多いのは，「あるがままの自然さ」と「それに逆らう不自然さ」との境界がわからなくなることについてである。すなわち，「不安が起きてくるのが自然ならば，また，それを打ち消そうとするのも自然ではないか」というような疑問が生じてくる。このような質問に対しては，「わからなくなったが，この場合はそれが自然である」と伝える。

⑤煩悶から退屈へ

典型的な症例の場合，臥褥1日目はこれまでにない安静を得て延々午睡するが，2日目になると自然といろいろなことが思い出され，病気のことから過去，現在，将来のことに至るまで連想が広がり，悔悟し，また悲観する。しかも，①の後半部分の指示を与えられているので，苦悩を逃れるなんらの慰めも見出せない。こうした苦悩はしばしば極点にまで達するかにみえるが，そのうちほんの短時間，苦悩を苦悩と感じない時が訪れる。森田は，その状態を「煩悶即解脱」と呼んだ（森田，1928）。先ほどまで苦しんでいたのに，ふと愉快な考えにふけっていることに気づいて驚いたり，思考と身体が別々に動いているよう

な奇妙な感覚を体験することもある（リーベンバーグ，1999）。こうした体験は，ふいに，1日に1回程度しか起きないが，これまで味わったことのない感覚であるだけに，患者は強い興味をもつ。次の日以降，昨日起きた体験が再び生じないかと試み，昨日同様の苦悩を思い浮かべたりするが，苦悩は起こそうと思っても起こるものではないことに気づく。

　こうした時期を経て，4～6日目になると退屈感が出てくる。部屋の外のわずかな気配に興味が向かい，早く外へ出て，体を動かしたくてたまらなくなる。このように退屈を感じ，身体的活動を要求する傾向がみえてきた時に第2期に移る。それまで，通常4～10日を第1期に要する。

(3)**第2期：軽作業期**

　安静から次第に自発的活動に移ってゆく時期である。患者はすでに安静に退屈し，治療への欲求にかられているが，「もっと何かしたい」という程度のところで作業が終わるように，許された作業量が活動への欲求を充足させないような導き方がよい。

①作業の指示

　朝食後，はじめて室外に出ることを許可するが，初日はただベンチに座って院庭を眺めるだけである。もう昼間は絶対寝ないようにする。まだ会話や気分転換は許可しない。2日目は，庭の雑草をとる，落葉を拾うといったことをする。量はまったく問題ではない。完全に徹底的にやること。「これからの作業が，治療のもっとも大切な点である。仕事そのものの種類と病気とは何の関係もないが，やるようにいわれたことを，自分の力でできるだけやること，この行動だけが重要である。」

　ただし，無意味に散歩する，体操をする，歌を唄うなどの気分をまぎらすことはやらない。

　以上のような指示で，3日目頃から，病室の掃除，窓ガラス拭きなどに移ってゆく。はじめに2，3の軽い仕事を用意しておくと，あとでは自ら新たな仕事をみつけ出すことが多い。第2期は1～2週間で第3期に移行する。

②作業にのってこない症例の対策

　患者のすべてが，自発的に作業にのってくるとはいえない。なかには，第2期への移行がなかなか困難な者もいる。とくに，めまい，動悸，その他の身体症状，あるいは恐怖を強く訴える者は抵抗する。その場合は，支持的に，励ましながら①の指示をくりかえす。わずかな作業から開始し，量を問題にしない。ときには，強く命令する。

③作業に注意集中させる

　与える作業の種類は施設によってちがうが，はじめは，注意を集中しないと，すぐに失敗するようなものがよい。たとえば，九州大学では研究室の顕微鏡に使用するデッキグラスを磨かせていた。神経質の患者は丁寧な仕事をするものである。

④日記，面接の指導

　日記指導では，患者の記載の内容に関連して，必要な療法上の心構えや注意事項を，末尾に朱書してかえす。

　日記，面接において，症状についての訴えには，一般に特別の説得を加えない。「この段階では，症状は今のままでよい。予定通り作業するように」と指示し，作業へ関心を向ける。したがって，面接の時の質問も，「今日はどうですか」ではなく，「今日は何をどれだけやりましたか」と訊ねる。

⑤症状変化に一喜一憂しない

　第2期の後半頃より，すでに症状の動揺が始まるが，症状の改善はまだ一過性であるから，それに一喜一憂する治療者の態度は好ましくない。「調子がよければ，まことに結構だが，治療中また悪くなっても少しも心配ない」とコメントする。

⑥治療への疑問や不安

　第2期には，再び病気や治療法への疑問や不安が出てくる。それに対しても，できる限り解決しようとしないで，「まだまだ病気がなおらないのだから，そういったものがあるのが当然」というように，ただ肯定しておく。しかし，「治療法はこれでよいのか」という質問には，明確に，「このままでよろしい」

と答える。「不安を起こさぬように，心配しないように」と説得しない。

(4) 第3期：重作業期

　この治療期は，第2期の延長であるが，作業量，仕事の範囲が広くなり，患者は終日作業に没頭することになる。作業の種類も，屋外の仕事や，肉体的な力を必要とするものがよい。窓ガラスや廊下拭き，畑仕事，草とり，薪わり，伐採などで，作業の成果が患者の目に見えるものがよい。この治療期の進み方には個人差がある。「指示の通りに何週間もやったので，もうよくなってくる頃」という思い込みが強く現れるのもこの時期に多く，これが回復を妨げる場合も少なくない。したがって，与える指示も，症例に応じて適当に変化させる必要がでてくる。本治療期において，ある程度の見通しをつけて次の第4期に移ることが大切であるので，症例により期間の長短の差がかなり出てくる。

① 対人交流はまだ禁止

　経過良好の症例では，自覚症状はほとんど消失するが，会話その他の対人交流はまだ禁止しておく。医師の面接は減らし，週3～4回，作業現場での面接でよい。

　対人恐怖，赤面恐怖などの対人場面の不安を訴える症例では，対人交流を絶たれた本療法では，症状にもとづく苦痛はあまり強くなく，かえって保護されている場合がある。したがって，軽快したか否か，第4期への移行に適しているか否かの点で，患者本人にも治療者にも判然としないことがある。そのような症例については，上記の原則の例外として病棟での会話その他を許可する。

② 第4期への移行の指標

　ほとんど完全に自覚症状が消失し日常生活が可能と判断される場合や，症状は残っていても日常生活が可能な者で，それを希望する場合，それがとくに必要な対人恐怖症などは，次の第4期へ移行してよい。

(5) 第4期：実生活（社会復帰）期

　実生活に戻る準備期間であり，治療の完成期である。従来の制限・禁止をや

めて，普通の生活に戻すが，その際，「試しにやってみる」という印象を与えないように指示する。そのためには，本人の希望や必要に応じて病棟での普通の生活と対人交流を復活させる，あるいは治療者の仕事の手伝いという自然なやり方を採用する。本期から読書を許可するが，心理学や精神医学に関する書物などは避ける。気分転換のための小説や娯楽本も禁じられたものであり，古典や評論が勧められた。一般に，外出，作業，読書など，各自の調子に合わせて，自然に実生活に戻ってゆくので，細かい指示を必要としない。なお，実生活に戻る段階で，再び不安や苦痛を訴える症例に対して，「自信をもて」とか「勇気を出せ」というような励ましは与えない。

①治癒像

この時期，患者によっては，症状の消失を非常に喜び，自信をもって自己の変化を自覚し，時に軽躁的な言動をとる。「絶対に…まったく…完全に…」といったような最上級の表現が日記にもしばしば現れる。北西（2001）が指摘する自己愛が充足され万能感が高まっている状態である。

そもそも完全欲の強い神経質患者は，治癒の状態を，「すべてのことが気にならなくなり，あらゆる不快，苦痛が消失し，以前と逆の性格になること」と確信しがちであるが，これは訂正される必要がある。素地のままの性格が，実生活の中で，もったままの力を発揮できる状態に立ち返るようにするのが治療の目標である。性格の素地にあるのは，ヒポコンドリー性基調であるから，依然として不全感に悩み，人知れず悩み，不安を背負っていることに変わりはない。その状態を，森田は「苦楽超然」と称し，また下田も「治った，治ったといってよろこんでいるのはまだ半分しか治っていない。もっと大いに悩み，煩悶したまえ」と患者を諭した。そのような人間像に，伝統的な森田療法家は高い評価を与えていた（黒木，2002）。

したがって，本療法における治癒とは，「治療によって根本的によくなったとも感じないが，とにかく，いつの間にか，以前できなかったことが自由にできている」という自己の発見といった，むしろ落ち着いた，沈んだ心持ちである。根岸症例でも，患者の日記の最後は，「私はなにものも得なかったようで

す。神経質が全快したとは思われませんが，別に悲しくも心配でもありません」というものであり，それに対してようやく森田は，「これが全快です。なにものをも得なかったのが大いなるたまものであります」とコメントしている（森田，1924）。

②直ちに実生活に復帰

退院後は，病後の静養期間といったものを置かず，事情の許すかぎりすみやかに以前の社会生活に復帰させるのがよい。本期間中にその準備を完了しておくべきである。

③治療経過のパターン

全経過には，だいたい三つのパターンがある。第一は，各治療期を通じ，平均してよくなってゆくもの，第二は，最初かなり治療に抵抗を示すが，ある時期を境に急激によくなるもの，第三は，軽快と悪化を繰り返しながら，全体的には徐々によくなってゆくパターンである。平均すると2～3ヶ月で治療を終了するが，時に半年以上に及ぶ例もある。入院森田療法を正確に実施すれば，いずれの施設でも8割以上の患者はよくなると報告されていた（新福，1968）。

3. 入院森田療法を支えるもの

インフォームドコンセントが標準である今日の医療の目から眺めれば，伝統的な森田療法の技法は，恐ろしく権威的でパターナリスティックな治療であるように感じられるだろう。実際，戦後，海外に本療法が紹介された最初の頃には，そのような批判がついて回ったものである。しかし，実際に入院森田療法を受けた人たちの体験記には，厳しすぎるとか，一方的に服従を強いられたといった感想はみられない。むしろ，入院治療の雰囲気は暖かく柔らかなものであった。

たとえば，1931（昭和6）年に森田正馬の治療を受けた医学者，入江（1976）は次のように述懐している。

「入院などという気分はなく，一種の修業をしている感じであった。森田塾

というのがいちばんふさわしいと思う。ここにいると外界とは隔離され，先生から励まされ，おだてられるから，いい気分であった。私の一生を通じてもっとも幸福のときであったと思う。」

このことは，どのように考えたらよいのだろうか。著者は，森田療法原法における厳密な適応と特異な治療環境に，その答えがあるように思う。

(1)厳密な適応

従来，伝統的な森田療法の治療者は，その治療法の適応を慎重に鑑別することの重要性を再三強調してきた。なかでも池田（1959）は，神経質は知性という人間の精神構造においては比較的表層の領域の神経症であると考え，治療の適応にあたってはフロイト機制によって説明できる神経症亜型と厳に区別すべきことを主張した。

実際，森田や下田の時代に治療を受けた患者の多くは青年期の男性であり，彼らは，みな知的で完全欲が強く，しかし内向的であった。患者にとって治療者は理想化の対象であった。なぜなら，治療者もまた患者と同じ価値観を有し，前述したような治癒像の背景にある人間観をも共有していたからである。したがって，森田療法を受けた患者は，後に自らがよき治療者となった。こうした基盤のもとに，森田療法の治療者と患者には非常に強い信頼関係が成り立ったのである。これは神経質の治療共同体といってもよい。こうした治療関係においては神経質は陶冶すべきではあっても排除すべき病的な対象であるはずがなかった。

このような治療関係を，九州大学で森田療法の経験がある精神分析家の西園（1986）は次のように解釈した。

「（治療者と患者が）身もこころも，さらけだしあって，こころの安定をうる方法を求めるのが森田療法の本質であろう。しかし，それができるということは，森田神経質者が，情緒，感情，感性，官能といった領域よりも，理性，知性の領域で満足と安定を求めようとする人たちであることを示すものであろうし，治療者自身もそのようなパーソナリティーであることを必要とするであろ

う。裸をさらけだしあっても物体としての裸には興味はなく，へだてなくかかわったという事実にひかれるのである。知性優位の原則でなりたつ関係である。そして，それは父親優位の文化を反映したものであろう。」

こうした父親優位の治療文化に抱えられた治療者—患者関係は，親子関係というよりも，師弟関係に喩えられる。

(2)家庭的な治療環境

冒頭で触れたように，家父長的存在である森田と母親的存在である森田夫人（久亥），その他，お手伝い，先輩，後輩の患者らで構成され，寝食をともにする大家族的な治療構造が重要な役割を果たしたと考えられる。現実的で自立を促す父親的要素のみならず，患者の万能感を受容し依存させる母親的要素が，大家族的治療構造において両立していた。この視点は，現代の森田療法のあり方を考える際にも示唆的であって，内村（1992）は，大家族的な治療構造に代わる現代的な核家族的な治療構造（主治医＝父親的役割，受持ち看護婦＝母親的役割）を意識して作ることで，今日の医療施設でも森田療法本来の技法を展開することが可能であると主張している。

一方，下田光造の場合は，帝国大学の教授として森田よりもはるかに多くのスタッフを擁していたにもかかわらず，自分以外の者には一切治療に関わらせようとはしなかった。教室のスタッフも教授の指示を忠実に守り，許可なしには患者に余計な口をきく者はいなかったという。それほど，下田の治療は徹底した個人精神療法であり，患者は下田に強く依存した（黒木，2004）。それに対して下田が行った説得とは，いろいろな比喩を用いながら，不安に対する知性的な対処法が矛盾に陥ってしまうことを理解させるもので，今日の認知療法における認知脱構築の技法に類似しているが，その口調は森田と比べると情緒的の抑制の強いものであった（黒木ほか，2000）。森田と異なり，大規模な精神科病棟における治療だけに，下田以外の者が口をはさむと，こうした認知修正を含む治療の流れが下田の予測通りに運ぶことを妨げる懸念があったのではないかと思われる。森田（1928）も，とくに入院治療初期に患者が治療者以外の者

と会話することは，気分転換の一種であり，悪智を招き，あるがままの態度が体得されないとして，とくに戒めている。

　一般に入院治療では，治療が与える影響について，治療者と患者の間で認識のズレを生じやすいものである。治療者側は，治療上の指示や面接の内容など，自分が与えた言語的な要素しか患者に与える影響として認識していない。ところが，患者側は，非言語的な要素のみならず，治療者以外のスタッフの言動や態度をも，治療者が発する影響の一部として認識してしまうことがある（神田橋，1988）。未成熟な人格構造や深い病理性で特徴づけられる患者ほど，また規模が大きく，スタッフ間の関係が複雑な病棟ほど，この認識のズレは拡大しやすい傾向にあり，治療環境や構造への配慮が必要となってくる。チーム医療におけるスタッフ間の治療方針の確認などは，こうした認識のズレを最小限に抑えるための工夫であるし，境界性人格障害の治療において治療医と管理医を分離する A-T splitting も，その延長線上にあるとみなすことができる。

　伝統的な入院森田療法であっても，上記のような入院治療の弊害を免れえない。とくに作業や実生活の再トレーニングに取り組む段階では，治療者が与えた指示や注意点を患者がどの程度正確に実践しているか，治療者は常に把握しておく必要があり，治療者の視線が患者にも意識されていなければならない。治療者の生活そのものもモデルとなった。そのような点を考慮すると，本来，入院森田療法は規模が大きい一般の精神科病棟には向かないと考えられる。森田（1928）は，「以前精神病院に入院させて，現在の療法をほどこしたことがあるけれども，作業の点において思うように行われない」と述べ，家庭的に患者を治療するようになってから，「病院治療とは趣きを異にしてよい効果をあげるようになった」としている。

　入院森田療法に向いている治療環境とは，これまでの森田療法原法を実施してきた大部分の医療機関と同じく，医院程度の小規模で，病棟のスタッフ全員が森田療法のプロセスに十分通じているような専門病棟が相応しいと考えられる。こじんまりとした家庭的な雰囲気で，治療者の意識が隅々まで行き渡るような病棟が理想的であろう。

4. おわりに

今日の医療制度において，森田療法原法を施行するには，時間，設備，および採算の面で明らかに限界がある。それにもまして，森田や下田の時代のような神経質の青年を臨床の現場でみることはほとんどない。時代とともに患者が変わった事実は認めざるをえない。しかし，同時に，森田や下田のような治療者もいなくなった。

こうした状況の本質を，西園（1985）は，「今日，患者と一緒に風呂に入って流しあい，炊事の煙にともに涙しながら，人生のあり方を語りあえる治療者がどれほどいるであろうか。それは善悪の問題でなく，むしろ，そうしたことを，患者も治療者も受け入れない時代になっているのである」と指摘した。

西園がいうように，森田療法原法がかつての家父長制度のもとで成立しえた治療文化であったならば，今日ではその存在意義はもうないのだろうか。

近年，森田療法を志す比較的若い世代を中心に，時代のニーズに合った新しい森田療法のあり方を模索しようとする動きが生まれてきている。そこで，再び注目されたのが，本章でも触れた森田療法原法の治療構造であった。その結果，精神分析的な観点から入院治療における集団力動に配慮したり，あるいは核家族的な治療構造を設定して，森田療法本来の技法を現在の治療環境においても活かす試みがなされている。そのような試みを通して，ひきこもりや強迫性障害のような現代的な青年期の病態にも森田療法の適応は拡大している（内村，1992）。したがって，現代の森田療法発展のために，森田療法原法は，なお探求されるべき素材を豊富に有していると思われる。

文献

池田数好　1959　森田神経質とその療法　精神医学，**1**，461-473.

入江英雄　1976　森田先生と私　随筆集　あけぼのつつじ　西日本新聞社　pp. 97-108

神田橋條治　1988　入院患者に精神療法を行う医師へのオリエンテーション――発想の航跡　岩崎学術出版社　pp. 269-288

北西憲二　2001　我執の病理　白揚社
黒木俊秀　2002　森田療法家は治癒をどう考えているのか　日本森田療法学会雑誌，**13**，51-54.
黒木俊秀　2003　社会恐怖の治療——森田療法　精神科治療学，**18**，317-322.
黒木俊秀　2004　徹底した個人精神療法——下田光造の神経症治療　日本森田療法学会雑誌，**15**，45-48.
黒木俊秀・楯林英晴・田代信維　2000　下田光造の神経症治療——森田正馬の治療法との比較　日本森田療法学会雑誌，**11**，321-330.
森田正馬　1921／1974　神経質及神経衰弱症の療法　高良武久（編集代表）森田正馬全集　第1巻　白揚社　pp. 229-506
森田正馬　1924／1974　神経衰弱及強迫観念の根治法　高良武久（編集代表）森田正馬全集　第2巻　白揚社　pp. 68-278
森田正馬　1928／1974　神経質ノ本態及療法　高良武久（編集代表）森田正馬全集　第2巻　白揚社　pp. 279-442
西園昌久　1985　森田療法は消滅するか　九州神経精神医学，**31**，127-131.
リーベンバーグ，ジーン　黒木俊秀（訳）1999　絶対臥褥——アメリカ人の入院森田療法体験記　日本森田療法学会雑誌，**10**，161-176.
大原健士郎・大原浩一　1990　森田療法の実際　目でみる精神医学シリーズ　3　森田療法　世界保健通信社　pp. 105-129
新福尚武　1968　森田療法　井村恒郎・懸田克躬・島崎敏樹・村上　仁（編）異常心理学講座　第3巻　心理療法　みすず書房　pp. 195-244
内村英幸　1991　森田療法の展開　日本森田療法学会雑誌，**2**，67-71.
内村英幸　1992　家族的治療構造——治療の「場」　内村英幸（編）　森田療法を越えて——神経質から境界例へ　金剛出版　pp. 31-47

6　入院治療II（第三病院方式）

舘野　歩・中村　敬

1. はじめに

　森田療法と言うとかつては入院森田療法が主流でした。しかし昨今では，この後の章にあるように外来で森田療法を行うことが増えてきています。そして実施される診療科も精神神経科だけでなく心療内科，皮膚科や歯科と多彩になり，治療の場も学生相談室やスクールカウンセリングなどへと広がりを見せています。

　しかし現在，入院森田療法の存在する意義がなくなったわけではありません。その理由を以下に述べます。本書における「2　森田療法の基本的理論」や「3　森田療法における診断と治療面接の進め方」に基づいた森田療法の理論を知的には理解しても日常生活で実行できない患者が入院森田療法の適応になります。昨今入院例に多いのは，わかっているがなかなか確認をやめられないといった確認強迫行為や同じくわかっていても手洗いがやめられない洗浄強迫行為をもつ重症の強迫性障害患者や，SSRIsをはじめとした薬物療法に反応しない「うつ」，社会生活の困難な対人恐怖症（社会不安障害）や長期にわたる非精神病性「ひきこもり」です。このような患者は外来森田療法だけではなかなか改善が認められないため，入院森田療法を実施した方がよいケースです。またSSRIsや抗不安薬により症状が改善しても，服薬を中止したいために入院森田療法を希望する患者もおります。

入院森田療法では外来と違って，治療スタッフが見守る中で作業や集団生活をとおしてさまざまな感情体験ができます。具体的な事例は本書の第II部を参照してください。

2. 慈恵医大附属第三病院での入院森田療法
（以下第三病院方式と略します）

慈恵医大附属第三病院は大学病院の中で我が国唯一，森田療法・専門病棟を有しています。第三病院の森田療法棟は1972年に設立され，当初は10床でしたが，1985年から新森田療法棟が完成し，18床になりました（北西，1985）。昨今のさまざまな患者の病態に対して治療効果を上げるために幾つかの点を修正し現在に至っています。まず第三病院方式と原法との治療スタッフの相違点について述べます。

3. 原法と第三病院方式との間における治療スタッフの相違点

(1)医師の治療体制

入院森田療法の原法では，森田が自宅を開放し，妻・久亥を補助治療者として治療が行われていました。森田に続いて，後継者高良武久（高良興生院），宇佐玄雄（三聖病院），鈴木知準（鈴木知準診療所）らは自ら診療所を設立し，治療者が患者とともに生活し，実生活の中で患者の治療をする形をとっていました。第三病院・森田療法棟完成当初はこれにならい，1972年から1976年までは主治療者制をひき，主治療者の治療観が色濃く反映されていましたが，大学病院の一角で運営している形態上，治療者の生活の場は別に確保されていました（北西，1984）。

そして治療スタッフが変わっても治療体制を維持できるようにするため1976年から主治療者制から主治医制に切り替わりました（北西，1984）。以後この主治医制は多少なりとも形を変えて現在まで引き継がれています。

第Ⅰ部　解説編

　現在治療体制は常勤医師7名（うちレジデント1名），病棟専属の臨床心理士1名から構成されています。治療は主治療者が週1から3回面接を行うとともに，毎日日記指導を行います。週1回スタッフミーティングを治療看護スタッフで行い，患者の問題点や対応，治療方針についてディスカッションを行っています。治療経過において患者に治療スタッフが一致した対応をすることが重要です。

(2)看護体制

　森田（1937）は「久亥の思い出」の中で当時の治療状況を回顧して，「家庭的療法であるから，特に久亥の助力が大きかった」と述べており，入院森田療法での家庭的環境と補助治療者の存在が重要であることがわかります。

　第三病院・森田療法棟では設立当初から1995年までは寮母が原法の補助治療者の役割を果たしていました。しかし今日の患者の病態水準に対し支持的機能を向上させるために1995年から看護体制が導入され現在に至っています。

　1992年内村は，受持看護師に母親的役割をさせ，父親的役割の治療者とともに「核家族的治療構造」をつくることを提唱しました（内村，1992）。これは，大正時代，昭和初期の社会背景と大家族制を考えたとき，森田という家長を中心に森田夫人が支えた原法の治療の「場」が大家族的治療構造を有していたのに比べて，現代は核家族に移行しているからこのような治療構造が必要であると述べています（内村，1992）。

　第三病院の看護システム（矢崎，1998）は，治療の場にいる看護師全員で入院患者にかかわる「モジュール」制を採用しています。これは受持ち看護師への患者からの過度の依存を防ぐ，あるいは受持ち看護師が非勤務日でも患者への対応を適切に行えるようにするためです。つまり「モジュール」制の看護体制により看護師全体で患者グループを支えるような治療構造を取っているわけです。

　以上のような医師，臨床心理士，看護体制で病棟の運営を行っています。これから入院時期にどのようなプログラムが組まれているかを示していきます。

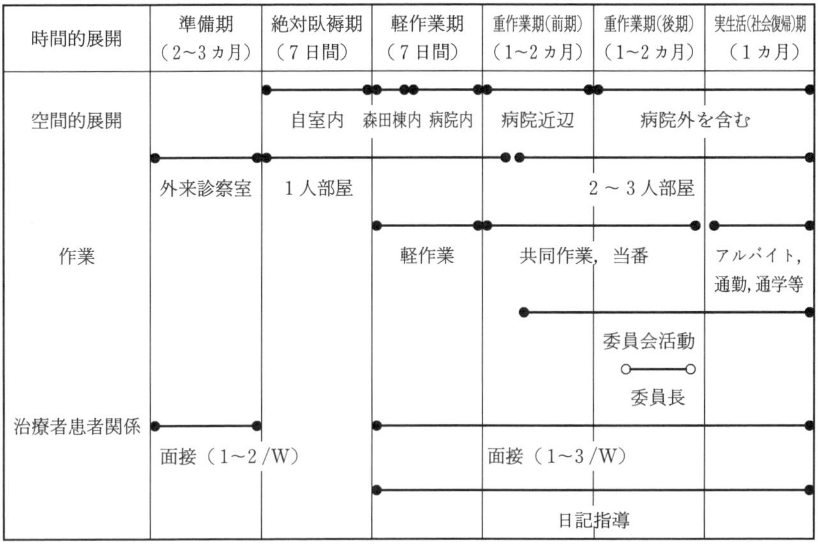

6 入院治療Ⅱ（第三病院方式）

時間的展開	準備期 （2～3ヵ月）	絶対臥褥期 （7日間）	軽作業期 （7日間）	重作業期(前期) （1～2ヵ月）	重作業期(後期) （1～2ヵ月）	実生活(社会復帰)期 （1ヵ月）
空間的展開		自室内	森田棟内 病院内	病院近辺	病院外を含む	
	外来診察室	1人部屋			2～3人部屋	
作業			軽作業	共同作業, 当番		アルバイト, 通勤, 通学等
					委員会活動 委員長	
治療者患者関係	面接（1～2/W）			面接（1～3/W）		
					日記指導	

図1　森田療法における時間的・空間的セッティングと治療の流れ

4. 入院前・外来準備期

　入院森田療法希望患者が初診時，治療の適応と判断された場合，病棟看護師の引率で病棟見学をしてもらいます。家族が付き添っている場合は一緒に見学してもらいます。病棟内や作業場面を案内し，入院生活の概要について医師からだけでなく看護師からも説明を行っています。

　患者が症状で圧倒されている場合は，治療者が症状の背後にあるさまざまな自己実現欲求に焦点を当て，症状がありつつもなんとか現実生活を行っていくように指導していきます。外来導入期で症状がありながらもなんとか日常生活に必要な行動をするような姿勢が見えてきたところで入院へ導入します。また最近では外来森田療法を実施している施設から入院森田療法を依頼され，退院後元の施設へ戻るといった連携を行ったりもしています。

5. 第三病院方式の具体的内容

（治療構造を図1（橋本，1995；久保田・橋本，1995）に示します）

(1)絶対臥褥期

1週間行われ，1人部屋でトイレ・洗面・食事以外患者は臥床を維持します。食事は看護師が部屋まで配・下膳し，部屋は電気をつけず窓・カーテンを閉めておきます。主治医は1日1回，臥褥続行の妨げにならないよう，短時間の回診を行います。

絶対臥褥期の目的として森田は①鑑別診断②心身の安静③不安苦悩との直面，煩悶即解脱の体験に意義を見出しました（岩井・阿部，1975；森田，1960）。ここで言う鑑別診断とは，もし1週間の絶対臥褥期を過ごしても淡々と臥床していれば，感情鈍麻，自閉といった陰性症状を主体とする破瓜型統合失調症を鑑別する必要が出現してくることを指しています。不安苦悩との直面とは，今まで不安から逃げていた態度から不安をやりくりせずそのままにおくといった態度への転換を促すことを意味します。

また岩井・阿部はこの絶対臥褥期の意義を，以上の森田自身の意義や高良の言うような活動欲の自覚から起床後の作業へ突入する契機になるといったことだけでなく，①心的態度の醸成②治療者－被治療者間のラポール形成に意義を見出しています（岩井・阿部，1975）。心的態度の醸成とは，入院前の知的努力によって葛藤を解消しようとするような態度の誤りを自覚させ，実践的努力を重視する態度へ転換させていくことを意味しています。治療者－被治療者間のラポール形成とは，治療者－被治療者間の相互理解の形成のことを指しています。とくに外来治療期間が短いときや外来医と入院担当医が変わる場合に臥褥期における主治療者の回診により治療者－被治療者のラポール形成がなされます。

なお入院初日，絶対臥褥期に入る前に身体一般検査（血算，医化学検査，胸部X線，尿検査，心電図）を行います。また自分の感情を自傷行為等の行動で表現する患者も最近増加傾向にあり限界設定をするために，入院初日に，遮断

環境を守ること，飲酒禁止，自傷行為など衝動行為の禁止などを書面で確認し，治療契約書により患者の同意を口答・書面で得るようにしています。医師は患者へ「絶対臥褥期の期間，症状・不安や今までの過去に対する後悔が浮かんできてもそれを頭でやりくりせずそのままにしていましょう。1週間の間に退屈になっても臥褥を崩さないように」と伝えます。また，絶対臥褥期の期間は原則1週間ですが，退屈感の多寡に応じて数日間短縮または延長する場合もあります。

(2)軽作業期

　森田はこの時期，主として心身の自発的活動を促すと述べています（森田，1960）。患者にはまず庭に出て自然を観察させたり，病棟内をよく見学させます（中村・高橋，1997）。3日目より木彫りや軽いふき掃除を行います（中村・高橋，1997）。周囲の観察を指示するのは，今まで症状や自己へ注意が向いていたからです。ただし，「注意を外へそらす」といった指導ではなく，その場の観察をすることに主眼を置かせます。この時期から日記指導，主治医との面接が始まります。面接は週2〜3回です。この期間に器質的疾患を除外するために頭部CT，脳波検査を施行します。症状により軽作業期を過ごすのに苦労するのは対人恐怖症，とくにひきこもり期間の長かった患者です。この際は自室にいることを容認しつつ軽作業をするように促しています（中村，1999）。

(3)重作業期

　森田はこの重作業期に知らず知らずの間に作業に対する持久忍耐力を養成し，自信を得させるとともに仕事に対する成功の喜びを反復して，勇気を養うような方針を取ると述べています（森田，1960）。通常重作業期の期間は2〜3ヶ月間ですが，絶対臥褥期と軽作業期，重作業期を含めて1ヶ月程度という体験入院コースも実施しています。森田は，作業療法について，「神経症にはもっとも大切である」と述べ，さらに「精神の自発的活動，自分自身を自覚する，現在の境遇に服従し，自然に適応する」意味があるとも述べています（森田，

1960)。

　第三病院方式では，患者の1日の生活には大きく分けて，作業，当番，行事があります。作業の内容には①動物の飼育，②野菜作りや花壇の手入れ，③風呂掃除，玄関掃除，床ふき掃除など日常生活で行うような作業（以下，共同作業）があります。行事は月1回のペースで行われ（スポーツ大会が多い），7月には七夕祭，12月にはクリスマス会が催されます。当番とは，配膳や消灯など患者の日々の作業を交代で行うものです。森田療法での作業療法はあくまで自主的に行うことが重要であると森田は述べています（森田，1960）ので，患者中心のミーテイングを毎夜7時から行い，翌日どの作業，当番を担当するかを決めていきます。このように先輩患者から作業を教わり一通りの作業を理解した後に，共同作業責任者を担うようになります。これは二人一組で行い，1週間の共同作業でどのような作業を行うかを決めていきます。この役割をとおして，「先輩患者から教わる」から「後輩患者へ教える」経験をするようになります（橋本，1989，1995）。入院後約1ヶ月たつと動物か植物の委員会へ所属するようになります。ここで動植物の作業内のパートの担当をするようになり，後半にはたいてい委員長という責任ある役割を担ってもらいます。委員長になると委員をまとめ，作業全体を見渡す力が必要となります。ここで今までの観念的，あるいは自己中心的であった行動パターンから，事実に即して行動を起こし他者と協力していくような行動パターンへ修正されていきます（中村・高橋，1997）。この段階では，単なる症状の軽減を越えて「性格の陶冶」（中村，1999）が行われるのです。

(4) 実生活（社会復帰）期

　重作業期までに身につけた行動の仕方を実生活で行えるかどうかを試す，いわば社会復帰への準備期間です（中村・高橋，1997）。患者は今後の進路を選択していきます。入院前まで通っていた学校へ登校する準備をしたり，会社へ復職する準備をしたりもします。この中で適宜外泊を織りまぜ，必要によっては病棟から学校や会社へいくといったナイトホスピタル的な形態をとることもで

きます。

6. 退院後

　退院後，患者はしばしば受診の後に病棟へ顔を出して入院患者と再会することもあります。これは退院後現実生活へ踏み出していく過程で不安がおこる際，患者の心の拠り所になり，これからの第一歩を踏み出す一助になります。また，患者が退院後の学校や勤務場所が未決定で，自宅では入院中のようなアクティブな生活スタイルを維持できない場合，デイケアの形態で通院することもあります。

7. 入院森田療法での基本的技法

　森田療法原法では，森田夫妻が終日入院患者と起居を共にしている家庭的環境で，森田は患者が訴えてくる症状についてはとくに答えないといった「不問」技法を用いて，作業へ没頭するように指導していました（岩井・阿部，1975；森田，1960）。しかし昨今，外来では治療困難な患者に対し入院森田療法を行う場合が多くなっており，これに伴っていくつか入院中の技法を修正し治療にあたっています。

(1)不問技法の修正

　定型的な森田神経質であれば不問技法を使用し作業へ没頭させていくことが可能ですが，今日では，症状の重症化，パーソナリティーの未熟化に伴い，不問技法をすぐに使用することは難しくなってきています。まず症状とそれに附随する感情を丹念に治療者が傾聴し，その上で症状の背後にある建設的な欲求（森田学派では「生の欲望」と定義しています）を育んでいくことが大事になってきています（中村，1999）。

(2)患者に応じたきめ細やかな作業内容や量の検討

　原則として価値判断や好悪の感情にかかわらず必要な作業には何でも手を出していくよう指導しています（岩井・阿部，1975）。このように何でもやれば出来るといった体験を積み重ねていくことは重要です（岩井・阿部，1975）。

　しかしたとえば不潔恐怖を主症状として手洗い行為が激しい強迫性障害に対しては，最初から苦手な作業（動物の排泄物の清掃を嫌がる場合が多い）をさせるのではなく，当初は患者が手を出しやすいものから関わり，少しずつ苦手な作業へ踏み込ませるような段階的手法を取っています。またうつ病に対する入院森田療法を実施する際には，うつ病の急性期（抑うつ気分が強く行動が困難な状態）か否かを見極めることが大事になってきます。なぜなら，うつ病の急性期であればむしろ休息をさせることが大事だからです。うつ病に対して入院森田療法を実施する際には神経症と違って症状に合わせて休息を織りまぜながら（たとえば午前は休んで午後は作業に入る，など）段階的に作業量を増やしていきます（中村，2001）。

(3)集団での対人関係を取り扱う

　森田の原法では主治療者－患者関係に力点が置かれ，入院患者間の対人関係を扱った記載はほとんどありません。第三病院方式では1985年に10床から18床へ拡大した頃から入院患者間の対人関係を扱うようになりました（橋本，1989）。これは病床数の問題だけでなく定型的な森田神経質以外のさまざまなパーソナリティーを有する患者が増えてきたこととも関係してきます。入院森田療法の生活内では，患者が他の患者，医師や看護師とどのように接したりするかといった対人行動パターンを治療者が直接見ることができます。つまり患者本人が自覚しえてない症状の背後にある人格傾向を，集団における対人行動から治療者が把握できます。症状の背後にある人格傾向を捉えその人格傾向に応じた治療指針を立てていきます。

⑷外泊の活用

　原法では，第4期実生活（社会復帰）期まで外出をさせずに入院加療を続けることになっています。しかし現在症状が重症な患者や未熟な人格傾向をもつ患者はしばしば第三期までの間に症状や不安に圧倒され入院を継続するかどうか迷う場面が多くなりました。この場合は，外泊を挟み，治療の場を一旦離れ，入院を決意したときの自分の気持ちを振り返ってもらうことにしています。森田の言葉を引用すれば，「自分自身の本性に立ち返ってみればよい」（森田，1995）ということを促すのです。外泊期間は数日間から1週間です。

⑸日記指導

　森田は日記について「これにより患者の精神的の状態を知るの便りとす」（森田，1960）と述べ，「高良は①患者の生活態度，関心事，症状の変化がだいたいわかり，②患者にとってもそれが反省の機会になる，③多人数を治療する場合いちいち面接する時間と労力を省くのに役立つとしていた」と岩井・阿部らは述べています（岩井・阿部，1975）。現在第三病院では，大学ノート1枚位に1日の中で行った行動を中心に書くよう指導し，症状やグチばかりを書かないように注意します。しかし重症の人格障害が潜んでいる場合には，患者と話し合い，感情についても記載することを容認する場合もあります（久保田・中村・北西ほか，1988）。

8. おわりに

　以上のように第三病院方式は原法の入院森田療法に比べて患者を支持・受容する側面が強化されていると言えます。定型的な森田神経質は外来治療で改善していき，より重症な患者を入院森田療法で治療していくという状況は今後も変わりないでしょう。ただ，患者の症状が重症であったり，未熟な人格傾向を合わせもっていても，「意志薄弱性素質」（森田，1960）とレッテルを張り，安易に入院森田療法に縁が無いと思わないことが大事です。これからは不安を抱

第Ⅰ部 解説編

えられない患者を治療者が支え，その上で不安の背後にある患者の自己実現欲求を徐々に引き出していくといった粘り強い姿勢が求められるでしょう。

文献

橋本和幸　1989　非定型に対する「見立て」と「介入」　森　温理・北西憲二（編）　森田療法の研究　金剛出版　pp. 282-301

橋本和幸　1995　OCDの森田療法　成田善弘（編）　精神医学レビュー no. 14 OCD　ライフ・サイエンス　pp. 57-64

岩井　寛・阿部　亨　1975　森田療法の理論と実際　金剛出版

北西憲二　1984　森田療法室12年間の治療体制の変遷　森田療法室紀要, **6**, 24-30.

北西憲二　1985　新森田療法棟竣工記念シンポジウム「私と森田療法」　森田療法室紀要, **7**, 14-15.

久保田幹子・橋本和幸　1995　森田療法　野島一彦（編）　臨床心理学への招待　ミネルヴァ書房　pp. 132-137

久保田幹子・中村　敬・北西憲二ほか　1988　身体化を伴う強迫性恐怖への森田療法──外来での日記を中心とした関わりから　日本森田療法学会雑誌, **9**, 129-136.

森田正馬　1937／1975　久亥の思い出　高良武久（編集代表）　森田正馬全集　第7巻　白揚社　pp. 723-762

森田正馬　1960　神経質の本態と療法　白揚社

森田正馬　1995　神経衰弱と強迫観念の根治法（新版）　白揚社

中村　敬　1999　森田療法　臨床医学講座, **15**, 117-134.

中村　敬　2001　うつはがんばらないで治す　マガジンハウス

中村　敬・高橋俊郎　1997　入院森田療法──特集現代の森田療法と心身医療, **9**(12), 19-23.

内村英幸　1992　家族的治療構造──治療の「場」　内村英幸（編）　森田療法を越えて　金剛出版　pp. 31-47

矢崎志保子　1998　入院森田療法の看護　日本森田療法学会雑誌, **9**(1), 57-60.

7 外来治療

立松　一徳

1. 外来森田療法の現状

　森田療法の原点は入院治療にあります。しかし，入院森田療法は特殊な設定を必要とし，また治療を受ける人も限定されがちです。このため，いくつかの限られた施設でのみ行われているのが現状です。

　現在の森田療法は，外来森田療法が主流となっています。ここでいう外来森田療法とは，一対一の面接を通して行うものが中心ですが，日記療法を併用することもあります。

　行われる場は，精神科や心療内科の外来に限りません。学校や職場でのカウンセリング場面など，さまざまな相談の場へと広がる傾向にあります。治療者は医師や臨床心理士が中心ですが，対象となる相談者は多様です。

　したがって，伝統的に外来森田療法と表現してはいますが，面接を通して行う森田療法の全体を指しています。また本章では，治療者・患者という表現を用いますが，心理相談においてのカウンセラー・クライエントなども含むものと考えてください。

　外来森田療法とは，どのように行われるのでしょうか。その記載は，案外限られています（藤田，1961，1992；近藤章，1969；北西，1991）。森田療法の治療技法には，入院治療を前提としている部分が少なくなかったためです。そのためここでは，外来治療の実際に沿って，具体的な進め方と基本的な技法を解説

したいと思います。精神科外来の場面を中心に紹介しますが、心理相談などの場においても基本的な考え方は同じです。

2. 治療の構造

　入院森田療法は、かなり特殊な設定のもとに行われます。患者のとるべき行動や、治療者患者関係のあり方も、厳格な決まりごとによって規定されます。

　これに対して外来森田療法は、日記療法を併用する場合や面接と面接の間に特定の治療課題を設定するようなやり方（藤田, 1992；北西, 2000）を除くと、一見したところでは一般的な面接や相談となんら変わりません。

　面接は、患者の訴えを十分に聴き、問題点が明確になるように話しあい、必要に応じて治療者が助言することが基本となります。入院森田療法とは対照的に、治療者の治療的な意図は、治療の外見上の形には反映されていないのです。森田療法のプロセスを推進する仕組みは、面接における治療者の視点のもち方や面接の進め方の中に存在しています。その具体的な点は後ほど説明していきます。

　面接時間は、予約制をとる場合は30〜60分程度が一般的です。一般の外来の中で行う場合は、初回は40〜60分で、その後は10〜60分とまちまちです。筆者の外来では15〜30分程度が通常ですが、患者の不安や葛藤の消長に応じて随時変わります。

　入院森田療法は、治療期間を明確に設定する短期精神療法としての性格をもっています（近藤喬, 1966）。これに比べて外来森田療法の治療期間には幅があります。急性期の不安状態に対する介入などでは、数回以内の面接で終結する場合もあります。その一方で、神経症的な生活態度が定着してしまっているような慢性例では、1年以上に及ぶ長期の治療となることも珍しくありません。このため、治療上の戦略的な観点から期限を設定する試みも行われています（北西, 2000）。

3. 面接の位置づけと治療者の役割

　森田療法では,「この症状や不安さえなければ」と, その解消に固執するような患者の姿勢を問題として, その修正を図ることが治療の主眼となります。そのために知的な理解にとどまらない行動を通じた体験的な理解が重視されます。その理由は, 主な治療対象が森田神経質と呼ばれる観念的で知的にこだわりやすい性格傾向をもつ人であったためでもあります（長山, 1992）。

　治療者はその過程を支える重要な存在です。この過程で患者が示す神経症的な態度の意味を理解し, 患者が自身の中に高まるさまざまな葛藤を抱えながら歩むことができるようにと援助します。しかし, ことばによる介入には慎重な姿勢をとります。ことばには, 患者の体験の理解を助けてより深い体験へと導く側面とともに, 患者の観念的な態度を強めて体験的な理解を阻害しかねない側面もあるからです。

　このことばのもつネガティブな側面にくさびを打つために, 入院森田療法においては治療者と患者の双方の不問的態度（症状を訴えること, それをとりあげることなどを控える）が強調されます。そのために, 治療者の役割も非言語的な要素がより重視され, 面接の役割はかなり限定されたものになっています（藍沢ほか, 1968）。

　外来森田療法の面接においても, ことばのやりとりが観念的なものに陥らずに, 患者の体験的な理解を助けるものとなるように配慮する必要があります（近藤喬, 1966）。その際に, 治療者として意識すべき点がいくつかあります。

　1）治療の目標をどこにおくのかをよく確認した上で, 治療を始める必要があります。森田療法の治療の目標は, 症状や不安の直接的な解消を目指すのではなく, それらとつきあいながら自分の人生を切り開いていくことになります。そのためには, 症状や不安の解消にこだわることの具体的な問題点を話しあうことが必要です。さらには, その解消にこだわる背後にどのような願望や葛藤があるのかを確かめる, 症例によってはどのように生きたいのかがはっきりしていないとの課題があることを確かめるなどの作業を通して, 患者が納得でき

第Ⅰ部　解説編

るような目標設定をすることが大切です。

　2）治療的な体験の場は，患者の日常生活が中心となります（橋本，1987）。面接には，そこでの体験の意味や問題点を十分に理解できるものとするための工夫が大事となります。治療者は患者の生活の具体的状況を詳しく把握して，客観的な事態と患者の主観的な受けとめ方がともに明確になるように心がける必要があります。日記療法の併用もその一助となります（久保田ほか，2000）。

　3）面接には，患者の生活との関わりが次第に深いものとなるように促す役割も期待されます。しかし，それが「不安はあるがままに受け入れて，目的本位に行動するように」などの，治療者からの一方的な指示にならないような配慮が必要です。

　4）外来森田療法における面接とは，治療が患者の実生活と面接場面との間を行ったり来たりしながら進むようにとの位置づけの中で行うことが大切になります。

　5）面接の中に強い不安や葛藤がもちこまれる場合，治療に対する抵抗が強まる場合などでは，それを受けとめたり，扱ったりするための能力や技術を一人ひとりの治療者が携えていることがとくに求められます。治療者は，そうした力を鍛える必要性をはっきりと認識して訓練をつむことが大切になります（近藤喬，1976）。

　6）治療のプロセスは，入院森田療法ほど明確には区切られていません。1回の面接の中で，幅広い水準にまたがる課題が同時に提出されることもあります。したがって治療者は，現在の面接の焦点が，治療のプロセスのどの段階にあるかを意識しながら進めることが必要です。

4．治療プロセス

　面接の進め方を理解するために，まず外来森田療法の治療プロセスの概略を示します。その上で，各段階に必要な治療技法について解説していく形をとりたいと思います。

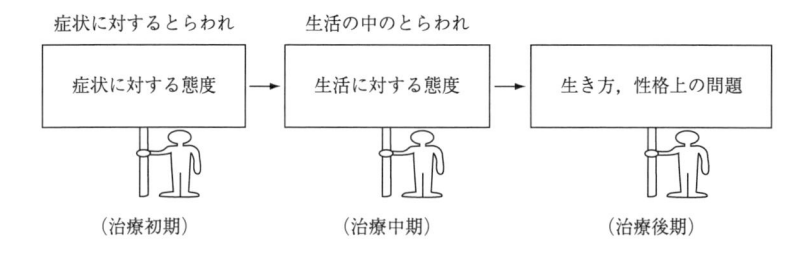

7 外来治療

症状に対するとらわれ　　生活の中のとらわれ

症状に対する態度 → 生活に対する態度 → 生き方，性格上の問題

（治療初期）　　　　　（治療中期）　　　　　（治療後期）

・往復しながら次第に右へ
・軽症例では短期間で症状に対する態度の検討を中心に
　生活に対する態度，生き方の問題は簡単に
・重症例では行きつ戻りつ時間をかけて徐々に進む

図1　外来森田療法の治療プロセス

　入院森田療法の治療プロセスは，絶対臥褥期，軽作業期，重作業期と，あらかじめ設定された時期に沿って進みます。患者は各時期の課題との関わりを通して自分自身と向きあうことになります。このプロセスが治療的に機能するためには，患者がこの設定と深く関わることが必要条件となり，これを促す仕組みが用意されます（長山，1984，1989；立松，1990）。

　これに比べて，外来森田療法の治療プロセスには，あらかじめ設定された区切りは存在しません。森田の治療にもそうした意識はなかったようです（森田，1925-1936）。しかし患者の心理的課題の処理に一定の段階があることは，外来森田療法においても同様です（立松，1999，2002）。

　外来森田療法の治療プロセスは，おおまかには3段階に分けることが可能です。症状に対する態度の吟味が中心となる治療初期，生活に対する態度の吟味が中心となる治療中期，生き方やパーソナリティの問題が中心となる治療後期の3期です（図1）。

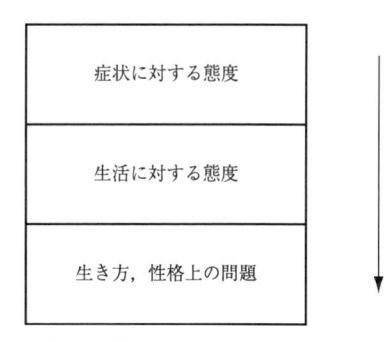

　治療上の視点として，患者の症

症状に対する態度

生活に対する態度

生き方，性格上の問題

図2　態度の形成と面接の焦点

103

状に対する態度の背景には，患者の生活上の課題に対する態度の問題があり，さらにその背後に患者の生き方やパーソナリティの問題があるとの層構造を考えます（図2）。

　これらは，患者の中で別個に存在するわけではありません。一回一回の面接の中でも，これらの全体を反映した葛藤が語られます。しかしその焦点は，治療プロセスが進むにつれて，症状に対する態度をめぐる問題から生き方やパーソナリティの問題を扱う方向へと移行していくことになります。

　たとえば，神経症性の症状の解決を求めて精神科や心療内科を受診する症例などでは，患者の当初の関心は症状の有無，強弱に集中しがちです。森田療法は，その症状に対する態度に焦点をあてることから出発します。そのために治療初期は，症状をめぐる話題が面接の中心となる場合が多いものです。実生活のさまざまな場面で生じた症状をめぐる葛藤を十分に取り上げることになります。治療対象の中核群である森田神経質タイプの神経症患者であれば，とらわれの態度とか思想の矛盾と呼ばれる態度が，繰り返し浮上してきます。その上で，このとらわれの態度をいかに修正し，症状とどうつきあいながら生活していったらよいかを相談していきます。

　森田療法の面接には，同時にもう一つの焦点があります。それは患者がどう生きようとしているのか，その人の人生に対する態度を吟味することです。図2のように，森田療法では，患者の症状に対する態度は，その人の生き方，あり方を反映したものと考えるからです。治療初期の面接では，症状といかにつきあいながら生活していくのかとの相談が前景に立つことになります。しかし，その過程で症状をめぐる葛藤の背後に，いかに生きるかとの葛藤が存在することにも徐々に気づいていくことになります。

　治療者は，当初からこの両者を視野に入れて関わります。すなわち森田療法では，症状とどうつきあうのかという課題と人生をどう生きるかという課題を別々のこととしないで，ともに抱えながら生活に取り組むことを援助していく姿勢をとります。

　治療中期になると，症状に対するとらわれの態度は軽減し，患者の生活との

関わりは次第に深いものになっていきます。この段階の治療の焦点は，患者の生活に対する態度の問題に移行していきます。面接での話題は，症状の有無そのものよりも，症状の消長にも関連する生活上の葛藤的状況といかにつきあうかとの点が中心となります。すなわち，生活の中のとらわれを扱う段階となります。

　症状へのとらわれの態度が強く，生活との深い関わりやいかに生きるかとの課題を避けていたような症例では，この段階で何度かの心理的危機に直面し，これを乗り越えることで治療が大きく前進するような山場の時期を迎える場合も多くなります。

　治療がさらに進んだ後期では，症状に対する態度，生活に対する態度の背後にあった患者の生き方やパーソナリティの問題に焦点が移ります。いかに生きるかとの葛藤を取り上げ，態度の選択が行われていきます。森田が「境遇の選択」と呼んだ課題が，患者の意識の上でも，また面接の話題としても前景に出てくる段階となります（森田，1928；藤田，1998）。

　治療プロセスの一例を簡単に紹介します。

　　Aさんは，過換気発作への予期不安を主訴として来院した32歳の主婦です。治療開始後に症状は軽減したものの，それでもその消長に一喜一憂する態度が目立ちました。これまでとは異なる身体の異常を感じると発作への予期不安が強まり，「いつまでも治らないのだったら死んで楽になりたい」などと思いつめます。面接では，このような症状に対するとらわれの態度を取り上げて，助言することを繰り返しました。こうした症状に対する態度の問題を扱うことが話題の中心であった通院2ヶ月までが，森田療法プロセスの初期に該当します。
　　症状にとらわれる態度が軽減するにつれて，日常生活との関わりが深まっていきました。その結果，さまざまな生活課題にからんだ葛藤が高まることとなりました。PTA行事の役員を引き受けたことで恐怖がつのり，「本番の日に症状が出て，皆に迷惑をかけたらどうしよう」と悩みます。またそれまではあまり意識されることのなかった夫との関係が大きな問題となり，過換気発作の再燃を含む危機的な状態も生じました。面接では，Aさんの生活課題に対する神経症的な態度を取り上げ，その修正について助言することを繰り返しました。この生活に対

する態度の問題が話題の中心となった通院8ヶ月までが、森田療法プロセスの中期に相当します。

その後は多少の症状にはこだわらなくなり、症状は話題の中心から退きます。自分自身のあり方を見直すことで、夫との関係や人づきあいをめぐる葛藤は、徐々に克服されていきました。この自分自身の生き方の問題を扱うことが中心となり、治療終結に向かう段階が、森田療法プロセスの後期といえます。

森田は1回の面接で慢性の神経症が治った症例を報告しています（森田、1925-1936…本書解説編第2章参照）。これは、軽症例に対する外来森田療法においては、必ずしも珍しくありません。そうした際の治療プロセスは、1回の面接の中で主に症状に対するとらわれの態度に焦点を当てながら、同時にその背後にある生活に対する態度の問題や生き方の問題をも一挙に扱う形になっていると考えられます。

また内科外来やプライマリーケアの場面で、神経症的な態度を示す比較的健康度の高い患者を対象として行う森田療法的なアプローチでは、その不安に対する態度に焦点を当てて扱うだけでも、かなりの改善が得られることが少なくないものです。

その一方、より重症で神経症的な生活態度が固定化しているような症例では、まず症状に対する態度を扱う段階にじっくりと時間をかけることが必要となります。その上で、治療プロセスの各段階の課題を行きつ戻りつしながら徐々に進んでいくような経過が一般的となります。

5. 初回面接

外来森田療法においては、初回の面接が治療の成否を左右する決定的な役割を果たす場合が多くなります。治療の方向を定め、以下の重要な作業を行うために、できれば40分〜60分程度の十分な時間を確保したいものです。

(1)主訴の確認，態度の吟味，神経症的性格の理解

　森田療法は，その人が不安といかにつきあいながら，どのように生きようとするのか，その態度を問い，援助しようとする心理療法です。そのためには，患者の不安に対する態度を明らかにすることが出発点となります。

　まず何が主訴であるのかを十分に確認することが必要です。精神科や心療内科を受診するような医療モデルの患者であれば，主症状に関するやりとりが中心となり，この部分に面接時間の大半を割くつもりでのぞみます。カウンセリングの場を訪れるような相談モデルの患者では，この対象が症状の形をとらない不安や葛藤であることも多くなります。

　この際に重要なのは，その主訴のどういう点がどう不安であるのか，患者の主観的な感じ方とその不安に対する患者の心理的な態度までもが浮き彫りになるように聴くことです。簡単にわかってしまわずに，納得のいくまで，こと細かに確かめながら聴くことがよいと思います。

　治療対象の中核群である森田神経質タイプの患者では，不安に対する「とらわれの態度」と呼ばれる神経症的な態度が浮かび上がってきます。すなわち，この不安を取り除いて安心を得たいのだと，こだわりすぎる態度が目につきます。その結果として，自ら不安を強めてしまう悪循環的状態に陥っていることがわかります。

　次に患者の主訴に関した治療への期待を確かめます。患者の多くは，治ることが望みだと述べます。そして，患者にとって治るとは，症状や不安がなくなることだと言います。この期待は，当然なもののようにも聞こえます。しかしよく確かめてみると，森田神経質タイプの症例では，その期待の中にもとらわれの態度が認められます。「この症状さえ治ればすべて上手くいく，しかし，この症状があっては何もできない」などの極端な姿勢です。その背景には，自己万能感と自己無力感の間の落差が人一倍大きくて，そのことが強い葛藤をもたらしていることがうかがわれます。

　このように，単に不安が強いというだけではなくて，患者の不安は神経症的な性格をもっていること，そのために不安を取り除こうと自己努力するほど解

決から遠ざかっていたことが理解されることが大切です。

(2) 生きることをめぐる危機として理解する

　森田療法において，不安とどうつきあうかを問題にするのは，患者が人生をどう生きようとするのかを問題とするためです。不安に対する態度を問うことをつみ重ねていくと，いずれは患者の人生に対する態度を問うことにつながっていくものです。

　初回面接においても，ある程度この点を押さえておくことがよいと思います。発症時や現在の生活状況を確かめ，その中で患者がどう生きようしてきたのかを聴いていきます。症例によっては，「こうしたいと思っていたが，できるかどうか自信がなかったのかもしれません」など，生きることをめぐる葛藤が確かめられます。そのことが「こんな症状があっては，望むような生活に取り組めないのではないか」と，症状にとらわれる態度の背景になっていたと気づく場合もあります。

　初回面接ではそうした気づきの困難な症例も多く，この作業に割ける時間も限られています。限られた情報の中から，患者の生き方と現在の心理的状況のおおよそを理解して，症状や不安の背景にある心理的危機を読み取ることは，治療者としての熟練が必要な部分です。この段階では，患者と治療者の間で共有可能な範囲において，不安にとらわれる態度の背後に生きることをめぐる問題があることを確認します。

　心理的危機とは，その人のあり方をめぐる迷いどころの状況です。そこには苦痛と同時に，その人の人生を前進させる心理的な力の高まりがあります。上記の作業を通して，そうした意味とエネルギーを多少とも感じることができると，症状や不安を否定的にばかりみていた患者は随分と勇気づけられるものです。

(3) 治療の方向を確認する

　ここまでのプロセスが順調ならば，不安が強いということだけが問題ではないこと，不安にとらわれる態度が悪循環の状態をまねいていること，背後に生

きることをめぐる心理的危機の状況があるらしいことなどが，患者にもある程度理解されていることになります。

　こうした理解の共有を前提として，治療の方向を確認します。治療の目標は，直接に症状や不安をなくすことにおくのではなくて，とらわれの態度による悪循環の状態を打破して，生きることへの取り組みを回復させることになります（北西，2004b）。

　患者がそうした提案を受け入れられるとしたら，すでに心の態度を大きく転換させる方向へ踏み出したとみてよいでしょう。

(4)治療適応を判断する

　上記の手順にもっとも良好な反応を示すのが森田神経質タイプの神経症と言われる人たちであり，外来森田療法の治療対象の中核群です。このタイプは，規範意識の明瞭であった森田の時代に比べると随分減少しているとも言われます。しかし現在でも，精神科や心療内科を自ら受診する患者などでは，このタイプに近い人たちがもっとも多いと言えます。

　とらわれの態度がよりあいまいな症例であっても，何とか不安を抱えながらやってみようとの意志をある程度もてる人ならば，治療適応と考えてよいと思います。

(5)薬物療法併用の有無を決定する

　精神科医療の全体が薬物依存症的な傾向を強めている最近では，神経症に対しても薬物療法が優先されがちです。その際には，症状や不安を取り除くべきものとみなしてしまい，患者のとらわれの態度を強化してしまう危険性が高くなり，いかに生きるかとの問題は忘れられてしまいがちです。

　森田療法では，薬物療法は補助的な位置づけを明確にした上で用いることが原則です（中村ほか，1998；北西，1999）。当面の症状や不安をある程度軽減して，これとつきあいながら生活を立て直すための助けとするとの意味合いを確認し，併用の要否を患者と相談して決定します。したがって，症状の消長によ

第Ⅰ部　解説編

って増減することは禁じて，少量の抗不安薬などを規則的に服用する形が一般的です。

神経症患者は，薬物に依存することや副作用などについてもとらわれる場合が多いものです。併用する場合は，この点もとらわれの態度の一つとして吟味した上で導入し，治療の過程でもおりおりに取り上げていくことが必要です。

平均的な初回面接の例を挙げます。

　　Bさんは，出産後に生じた入眠困難のために来院した30歳の主婦です。初回面接は約50分間でした。はじめの30分間をかけて，主訴の内容と，それに対する不安がどのようなものであるかを詳しく聴いていきました。夜間の授乳による断眠をきっかけに，寝たいと思うのに寝つけない状態になったとのことです。眠ることに意識過剰になっていること，眠れないことをずいぶん恐れてしまっていること，その恐怖から逃れたいと眠ることを求める気持ちが激しくなっていることなどがわかりました。Bさんは，睡眠に対してとらわれた状態に陥っていることが確かめられたのです。

　　さらに，このとらわれの態度の意味を理解できるところまで聴いていきます。そうすると，寝なければとの焦りの中には，いつまでも実母に負担をかけるのは申し訳ないとの思い，これからはじめての育児にのぞむ大切なときだからこそ万全な体調でなければいけないとの思いなどがあることに気づいていきました。すなわちBさんのとらわれの態度の背景には，出産・育児の時期における心理的危機の状態と森田神経質的な性格傾向があることがうかがわれました。

　　残りの20分では，Bさんの生き方を確かめることと，今後どのように不安とつきあいながら生活していくかとの相談をしています。Bさんは何事もきちんとこなしてきた人であること，自分の中のしっかりできない弱い面を恐れ，また嫌ってきたことなどがわかりました。今後は，自分の中の弱い部分も排除しようとしすぎないで生きること，まず睡眠は眠れた分だけで仕方ないとして，育児の不安ともつきあいながら生活していってみることとなりました。

　　このように森田療法の面接では，症状や不安に対する態度を確かめながら，その人の人生に対する態度を含めて理解しあえるような聴き方をしていくことが大切です。Bさんは，この1回の相談によって，それまで服用していた入眠剤を中止して，実家を出て自宅で育児に励む生活へと踏み出すことが可能となりました。

6. 治療面接の進め方

治療プロセスの項で述べたように、2回目以降の治療期間は症例により幅があります。その間の面接での話題の焦点には時期による移行がありますが、基本的な構造は一貫しています。ここでは、森田療法の面接の特徴と基本的な治療技法について解説します。

(1) 不安に対する態度に焦点を当てる

面接はあくまでも患者の訴えに沿って進められます。その都度に患者がもちこむ不安や葛藤をじっくり聴き、相談します。その点では、一般的な面接となんら変わりません。

しかし、その不安の内容そのものや不安の原因を探ることよりも、その不安に対する患者の態度に焦点を当てていくことが森田療法的面接の第一の特徴です（不安態度の吟味）。その不安にどうつきあっているのかを確かめ、どうつきあっていったらよいかを相談することが面接の中心となります。不安に対する態度を問題とする意図は、その中に患者のあり方が反映されており、解決の糸口も含まれていると考えるからです。

次に、その不安を薬物療法や認知行動療法のように取り除くべきものとしては扱わないことが第二の特徴です（不安の許容）。その不安には、患者の生活をおびやかして患者が生きることを難しくさせるネガティブな側面のみではなくて、その背後にいかに生きるかという点に関する大切な側面があると考えるからです。不安を取り除くことばかりに目を奪われてしまうと、どう生きるのかという問題を見据えることが困難となりがちです。また不安には、取り除こうとするほど高まりやすい性格もあります。これらは、不安を取り除くことにとらわれる傾向の強い森田神経質タイプの症例の治療においては、とくに大切なポイントとなります。

第Ⅰ部　解説編

　56歳の主婦Cさんの訴えは，多岐にわたります。
　「娘の出産を控えているのに食欲が全然なくて。こんな具合で十分な世話ができるかと心配です。無理して食べているのですが」「パート先で先輩が辞めて，自分が一番上になってしまったので不安です。やめさせてくださいと言った方がいいでしょうか」「気が重くなるのは更年期のせいでしょうか。漢方薬を勧められたのですが，飲んでみた方がいいでしょうか」
　抗不安薬や抗うつ薬を処方し，「これで不安やうつが軽くなります」とするのが薬物療法です。
　「無理に食べなくても大丈夫です」「やめることはいつでもできますよ。しばらくやってごらんなさい」「更年期とは別です。気にしなくてもよいです」などとするのが支持的または指示的な対応です。
　「十分な世話がしてあげられないのではないかと不安なのですね」「一番上になってしまったことですごく不安なのですね。どのような不安なのでしょうか」「気の重くなる原因がわからないことが不安ということですか」などと応じるのが来談者中心のカウンセリングです。
　これに対して森田療法では，まず患者の不安に対する態度に注目します。「Cさんの心配は，内容としては自然なものだと思いますよ」「不安があってはいけない，不安のない状態でやりたいとこだわりすぎているように感じますが，どうですか」「安心を求めすぎて，かえって不安に振り回されていないですか」などと，神経症的態度の明確化を図ります。
　その上で，不安の有無にこだわりすぎないで，それぞれの生活課題とつきあうすべを具体的に検討することへとつなげていきます。

(2) くらしの中の不安として具体的に扱う

　入院森田療法において患者の不安に対する態度は，作業態度上の問題として具現化され，処理されることになります（長山，1989）。治療者の患者を作業へと追い込む方法や再現された問題を処理する方法には，施設による作業環境の差によって多少の相違があります（立松ほか，1989；北西ほか，1989）。
　外来森田療法において患者の不安に対する態度を扱う際には，面接の役割が大きくなるだけに，観念的なやりとりや抽象的なやりとりにならないような工夫が必要です。それというのも，患者の神経症的態度に影響されて，治療者が過度に説得的となってしまい，その結果として治療者患者関係がことばの強迫

的な堂々巡りに陥る場合が少なくないからです（長山，1992）。とくに初心の治療者は，「あるがままに」「目的本位に」などの森田療法的な概念の観念的な理解が先行しがちであるために危険が大きくなります。

　そのためには，患者の不安をそれが生じた生活場面の文脈に即して具体的に扱うことが大切です（<u>不安の具体化</u>）。森田も，患者の不安の訴えが抽象的であると感じた場合には，その具体性を鋭く問い返すことを常套手段としていました（森田，1926）。

　治療者は，患者の訴える不安を安易に理解しない方がよいでしょう。患者はしばしば，不安を自分自身の受けとめ方や関わり方の問題と切り離して，固定されたもののように述べる場合があります。このようなときに治療者は，どんなときに，どんな部分が，どのように不安であったのかという点にこだわる必要があります。

　不安の具体性を問うためには，患者の不安が惹起される場である患者の家庭，職場，学校などの日常を理解することが必要です。そのためには，患者が不安を訴えるたびに，その背景にある生活環境とからめて聴くのがよいでしょう。治療者が患者の実生活については門外漢であることを活かして，ありありと理解できるところまで尋ねていきます（立松，1999）。不安を感じた場面を図示してもらいながら聴くことや，日記療法を併用することも有用です（<u>不安の視覚化</u>）。

　　定年後はピンポンが唯一の楽しみだという63歳のDさんは，しつこい胃の不快感に悩まされているとのことで来院しました。症状の悪化を感じるたびにDさんは思いつめます。泣き顔で，「だんだん食べられなくなってしまうのでないでしょうか。あらためて検査を受けた方がいいのではないですか」などとの訴えを繰り返します。
　　このような訴えにすぐに答えることよりも，Dさんの症状が生活場面のどこで，どの程度生じるのかを徹底して具体的に確かめることを通じてDさんの不安に対する態度を吟味していきます。
　　胃の不快感を気にしながらピンポンをしていると，15分くらいで疲れを感じ出

第Ⅰ部　解説編

すのだと言います。続けることで不快感が悪化することが怖くなって早目に切り上げてしまうこと，気を遣わしたくないとの思いから仲間たちには打ち明けずに一人で解決しようと考えること，自宅に帰ってもとくにすることがなくてもてあましがちになること，そうするとついつい考え込みやすくなること，胃がよくならないとピンポンも続けられなくなると考えてますます悲観的になること，体力が衰える不安から少しでも食べなくてはと考えて悲壮な思いで食事にのぞむことなどが語られます。

こうしたやりとりを通じて，症状にとらわれることでの悪循環的な状態に陥っていることが，Dさんにも次第に理解されていきます。

(3) 不安の背後に生への欲求を読みとる

森田療法の面接において，患者の認識と態度を劇的に転換させるきっかけとなる大きな要因が二つあります。

一つが，(1)(2)に示した操作を通して，自分では当然のことと考えてきた自身の不安に対する態度の問題点に気づくことです。不安そのものの解決を図るのではなくて，これに対するつきあい方を修正することが解決につながるのだと感じることは，患者を勇気づけます。

もう一つが，不安の背後にいかに生きるかとの問題をめぐる健康な欲求と葛藤が存在していることに気づくことです。不安に支配されている事態を否定的にばかり受けとり，自己評価も著しく低下していた患者が，不安の肯定的な意味に気づくことで得る心理的な解放と人生に対する積極性の回復は，森田療法の治療的なダイナミズムの核となるものです（北西，2004a）。

治療者は，患者の不安にとらわれる態度の中に生きることへの欲求を読みとり，患者の気づきを引き出すための感性と技術を磨くことが大切になります。

「不安を取り除いて安心を得ることにこだわるのは，安心自体が目的なのではなくて，この不安さえなければもっと自分を生かしていくことができるのにとの思いからだったのですね」「いつの間にか安心を得ることが目的のようになってしまって，本当はこう生きたいという気持ちを見失っていたのかもしれませんね」「不安を避けることを優先するうちに，すっかり重病人のようなく

らしになってしまったということですかね（笑）。どんな生き方をしたかったのですか？　それがはっきりしないということですか。そのために不安を取り除くことだけが生きがいのようになってしまったということでしょうかね（笑）」な

症状に対する態度
生活に対する態度
生き方，性格上の問題

不安の具体化
不安の視覚化
↓

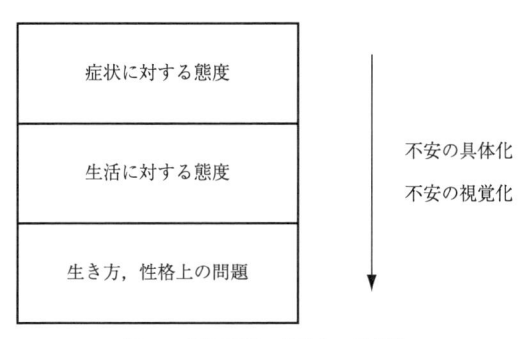

図3　背景葛藤の具体化・視覚化

どの話しあいを治療プロセスのおりおりに繰り返すことが必要です。

　不安の具体性を問う作業のつみかさねが，生きることをめぐる葛藤を取り上げる糸口となります。患者の不安の具体的内容とそれに対する態度を確かめていくと，その背後にある生活とその中での葛藤が浮かび上がってきます。その生活課題に対する態度を確かめていくと，さらにその背後にある患者の生き方と性格上の問題が浮かび上がってくることになります（不安の具体化・視覚化を通じた背景葛藤の具体化・視覚化）。

　これは治療プロセスの項で示した面接の焦点（図2参照）を一つひとつの不安の具体性を問うことで，症状に対する態度から生き方，性格上の問題の方向へとたどる作業であると言えます（図3。ここでの「症状に対する態度」とは医療モデルの症例を想定した表現ですので，カウンセリングなどの相談モデルの症例では「不安に対する態度」と置きかえて考えてください）。

　　老人保健施設の介護士である23歳のEさんは，就職後半年頃からの入眠困難を主訴として来院しました。眠らなくてはと焦ることでますます眠れなくなる悪循環の状態にあることを確かめた上で，Eさんの不眠に対する不安の具体化・視覚化の技法を用いた面接を進めていきました。
　　―寝れないことがどう心配なの？
　　「寝れてないとしっかり行動できないのではないかという気持ちがあるのかもしれませんね」

Eさんのいう"しっかり行動できない不安"の中身を職場での具体的な仕事内容，人員構成とEさんの立場をホワイトボードに図示してもらいながら詳しく聴いていきます。

「先輩たちに比べて老人への対応がうまくないという思いがあって。2年目になって後輩たちが入ってきたときに，こんなんではだめじゃないかと」

―そういうプレッシャーも眠ることにこだわる理由の一つなんだね。老人への対応というのは誰にとっても難しいものなのではないの？　自分だけがだめだと感じるの？　先輩に聞いたりはしないの？

「相談したことが他の人に伝わって，陰で何か言われたりしたら嫌だなあっていう気もあって」

他人に頼ったり，弱みを見せることが苦手で，これまでもほとんど相談をせずに生きてきたこと，その背後にEさんのプライドと劣等感をめぐる葛藤のあることが確かめられました。

―Eさんの心配は，内容としてはどれも皆が感じるものだと思いますよ。それとどうつきあっていくかの問題ではないかなと思うけれど，どう？　社会に出ると他人の助けを借りながら覚えていくしかないことが多くなるのではないかな。不安を打ち明けるんだと構えないで，働いている中でわからなかったら聞いてみるという形でいいんじゃないかと思うけれど，どう？

「（涙ぐんでうなずき，笑顔を見せて）そうですね，それならできると思います」

以上のように，不眠に対するとらわれの具体性を問うことが，職場内の課題に対する態度の問題を浮上させて，さらにはその背後にある社会参加の時期における青年の心理的危機と，生き方や性格上の問題を扱うことへとつながっていくことになります。

不安にとらわれる態度の中に生への欲求の強さを見いだしたことは，森田の卓見のひとつです（森田, 1926）。このことは，とくに森田神経質タイプの症例において目につきやすい現象です。

しかしより一般的には，心理的危機の状況において広く認められる現象でもあります。現代はいかに生きるのかとの問題が，規範の明確であった森田の時代と比べて拡散しがちです。そのような時代状況であるからこそ，治療者には，不安の背後にある患者の生への欲求を読みとり，また育てる視点が重要になり

ます（中村，2002）。

(4)患者の不安にふり回されない存在であり続ける
　入院森田療法において治療者は，治療の場の前景からは一歩退いて，作業のシステムを背後から支える存在として機能しようと心がけることになります（北西ほか，1989；立松，1992）。

　これに対して外来森田療法における治療者には，患者の訴える不安を面接の中で直接的にも受けとめながら，患者が実生活における試行錯誤へと戻っていけるようにと促すことを通じて治療プロセスを支えていく役割が求められます（北西，1991；藤田，1998）。

　患者は治療の進展にともなって，実生活との関わりを広げまた深めることで，さまざまな不安に直面することになります。そして，しばしばその不安の目先の多彩さにふり回されてはとらわれを強め，その混乱を面接の中にもちこむことを繰り返します。この際の治療者には，多彩な不安の理解者として安定した受けとめの機能を提供することが期待されます（<u>恒常性の提供</u>）。

　　　前出の過換気症候群の主婦Ａさんは，治療初期には症状の目先の変化などに一喜一憂する態度が目立ちました。過換気発作への予期不安とのつきあい方について相談してこの症状が一服した頃に，胃腸の不快感を感じます。そうすると「やはりどこか悪いのではないですか。いつまでたっても治らないのなら死んで楽になりたい気分です」と，思いつめた様子で訴えます。しばらくして，医療費のことを気にかけていた頃には，見かけた求人広告に飛びついてしまうこともありました。
　　　このように治療の進展にともなって生じる多彩な不安の訴えに対して，治療者は安定した対応を提供していきます。その都度Ａさんの不安に対する態度を具体的に取り上げながら，そこに一貫するとらわれの態度を明らかにしていくことで治療は深まっていきました。

(5)柔軟なあり方のモデルとなる
　不安に対する態度の問題を面接の中で取り扱うことに，やや難しさのある症

例も存在します。

　その代表の一つが，強迫的で観念的な態度の強い症例です。このタイプの症例との面接でのやりとりは，すぐに具体的な体験や情緒とはかけ離れた抽象的な議論のようになりがちです。森田の治療対象にはそうしたタイプの症例も少なくなかったことが，森田が外来治療の限界を感じて，入院治療に移行していった一因でもあると思われます（森田，1928；近藤喬，1976，1989）。

　今一つが，ヒステリー傾向を含み情緒的な反応が優位となりやすい症例です。このタイプの症例では，不安に対する情緒に圧倒されて体験と自分との間の心理的距離を見失いやすく，情緒的な反応をそのまま面接へともちこむことになりがちです。その際には，治療者に不安の直接的な解消を求める態度が顕著となります。

　これらの症例に対して治療者が，患者の観念的な態度や情緒的な態度に飲み込まれまいとして，かたくなにこれを取り上げないような不問技法にとらわれた態度をとる場合があります。そうした対応は，患者には治療者からの拒否として体験されやすく，患者のとらわれの態度を一層強化してしまう治療的悪循環や治療からの脱落を生む原因となります。このような症例の治療では，治療者自身の神経症的傾向や森田療法に対するとらわれの態度にも注意が必要です（新福，1980）。

　こうした症例の面接においては，治療者の側の柔軟な態度が大切になります。患者の観念的な態度や情緒的な態度を受けとめながらも，その態度と対決するのではなくて，その態度からは自由な視点を提供することによって，患者のあり方の偏りを浮かび上がらせていきます。その上で，不安に対するとらわれの態度を吟味することにつなげていきます（<u>柔軟性の提供</u>）。

　患者の観念的態度や情緒的態度と衝突しないためには，治療者のこころに遊びのあることが必要です。患者の不安の具体化・視覚化を図るとともに，以下のような遊び心を含み，かつ患者にとって意外性の強い対応を臨機応変に使い分けることを心がけます（立松，1997）。これらを通じて，笑いを含んだなごやかな面接としたいものです。この点では，森田の患者への対応にも参考になる

ことが豊富です（森田，1930-1938／1974, 1975）。
- 患者の態度にややおおげさな驚きを示す
- 考えよりも感想を述べることを多用する
- 観念的な話を日常生活上の話題におきかえる
- 観念的な話には，わかりの悪い人となって，具体的な説明や例を挙げることを求める
- 患者が当然と決め込んで，こだわっていない点にこだわる
- 治療に関したことでも，わからないことはわからないと簡単に認める
- ユーモアを含んだたとえを多用する
- 卑近なたとえを用いる
- 飛躍したたとえを用いる
- 症例によっては，性・政治・宗教などの少々のタブーを含んだたとえも多用する
- 逆説的な表現を多用する

　　前出の症例Aさんは，治療過程で日常の些細なできごとに反応しては心理的なパニック状態に陥りがちでした。治療初期のAさんは，そのようなときにあわてて面接に訪れます。症状の増悪を感じた際には，「いつまでたっても治らないのなら死んで楽になりたい気分です」と涙ながらに訴えました。
　　このようなときに治療者は，その不安がどのような状況で生じて，どのように不安であったのかと，その具体化・視覚化に努めます。その一方で，その場の即興で「もしAさんが恋愛中だとして，彼氏がはっきりしない態度をとったとするでしょう？　そのときAさんはこうする人なんじゃない？　その症状は彼氏のようなもので—」「それはいってみれば小泉総理のようなもので—」「そうしているときに北朝鮮からミサイルが飛んできたら—」などの飛躍したたとえを交えて笑わせながら，「それでは死にたくなっちゃうよね」と患者の不安に対するとらわれの態度を明らかにしていきます。
　　このようなやりとりを何度も繰り返すことで，Aさんは徐々に不安に対して距離をとることが可能となっていきました。

(6)不安とのつきあい方，生き方を話しあう

　前述の不安に対する態度の吟味，生への欲求の読みとりなどの作業を前提として，今後の実生活において不安とどのようにつきあい，どのように生きるかを検討します。ここでも，あくまでも具体的に話しあうことが森田療法の特徴です（<u>生活態度の具体化</u>）。

　治療初期においては，症状に対する態度を吟味して，これとどうつきあうかに焦点を当てることが多くなります。治療者が取り上げる部分の代表的な例を箇条書きの形で示します。

　「安心を求める気持ちがすごく強いのですね」
　「不安と安心との間でのたたかいのようになってしまってますよね」
　「不安か安心かの二者択一の態度ですよね」
　「症状を防ごうとしすぎることで逆効果になってますよね」
　「まず症状がなくなってからというのはだめですよね」
　「不安はなくなるものではないですよね。何かをやっているうちにまぎれて，気にならなくなるだけですよね」
　「不安に意識が異常に集中した状態ですよね。その集中力を仕事に使えればすごくいい仕事ができますよね」
　「気にしないということはできないから，気にしながらやっていってみるしかないでしょう」
　「やらないよりは，ちょっとだけでも，できたらよしと考えていいんじゃないですか」

　これらを具体的な生活場面に即して投げかけることを繰り返すことになります。

　治療中期においては，患者の神経症的なあり方は症状に対するものに限られず，生活上の課題全般に対する態度の問題として問われることになります。森田が思想の矛盾の打破として述べたような課題が，さまざまなエピソードを通じて表現されることになります（森田，1926）。

　治療者は面接の中で，患者の体験の具体性を問うことを通じて，そのとらわ

れの態度を明らかにしていきます。その上で，より健康な関わり方について話しあうことになります。

　この段階になると，患者の生活との関わりは次第に広くかつ深いものとなっていきます。その結果として，面接の中での治療者との関わり以上に，周囲の人たちとの関わりの中から学ぶ点も多くなっていきます。

(7)森田療法についての誤解

　外来森田療法の面接技法については，いくつかの基本的な誤解がついて回る傾向にあります。これらはしばしば，患者の治療への抵抗を強めたり，あるいは治療的な副作用の原因ともなります（近藤喬，1976；新福，1980）。ここでは，それらについての注意点を解説します。

①不問技法

　森田療法における不問技法の趣旨は，症状や不安を話題にしないことではありません。症状の有無ばかりにこだわる姿勢に対して同調も対決もせず，生きていく上でより重要なことは別にあり，症状の有無は問題ではないとする治療的な態度が不問技法です。そのような患者のとらわれの態度を打破することに治療的な狙いがあり，このとらわれの態度自体が治療の標的です。

　したがって，外来森田療法においてこの態度を取扱うためには，その態度が治療の場である面接場面に再現されることが必要です。そのため，とくに治療初期においては，患者の関心の中心でもある症状に関した話題を十分に取り上げることが大切な治療手技となります。その際の取り扱い方については，すでに述べました。

②あるがまま

　不安にとらわれない態度を指すことばとして，森田療法の代名詞のように使われます。しかし，とらわれの態度の目立つ患者に対して治療の中で使うことは禁忌です。当面の不安に対して用いる場合はそうあるべきだとの観念的な姿勢を強めてしまう可能性が高く，治療目標の意味で用いる場合は治療や治癒像を理想化することばとなりかねないからです。

すでに述べたように、森田療法においては不安に対する態度を具体的に吟味することが大切です。不安をあるがままには受けいれられない方が健全です。「これまでよりは不安にこだわりすぎないように心がけながら生活してみる」程度のことが、現実的な態度でしょう。

③目的本位

「目的本位に」「なすべきことをなせ」などと、患者に対しての行動指針として用いられることがあります。このことばも治療の中で使うことは禁忌だと思います。とらわれの態度の強い患者に対しては、こうあるべきだとの観念的な姿勢を強めかねません。

患者は、何が目的で、何をなすべきかという点での葛藤を抱えることができない結果として症状にとらわれている場合が多いのです。目的本位にと言われると、いかに生きるかとの葛藤を棚上げにして、やみくもに勉強や仕事をすればいいのだとの態度を強化してしまう場合が少なくありません。すでに述べたように、いかに生活するかを具体的に話しあうことが大切です。

④恐怖突入

このことばも、治療の中で用いることは禁忌です。恐怖を敵に回してこれとたたかい、のりこえようとするような態度を強化しかねないからです。不安場面を特別扱いしすぎない態度を育てることが治療です。

⑤森田療法は日本独特の特殊な治療法である

森田療法は、入院森田療法のもつ非日常的なイメージの影響もあって、特殊性が強調されすぎて伝えられている治療法です。実際の外来森田療法は、外見上は一般的な面接となんら変わるところがなく、心理療法としての特殊性すらも感じにくい心理療法です。

その普遍的な側面は、不安に対する態度に焦点を当てて、その神経症的態度の修正を援助する方法として、幅広い臨床や相談の場面で手軽に応用できるものなのです。

7. 治療内危機への対応

　入院森田療法では，患者が治療プロセスの各段階で少しずつ異なる治療的課題に直面するようにあらかじめ設定されており，各段階で治療的な危機を形成しやすい構造となっています（立松ほか，1988）。

　急性期の不安状態に対する危機介入として用いられる外来森田療法では，初回面接が重要となります。患者の症状に対する態度と生活に対する態度，生き方・性格上の問題を一挙に扱えてしまうような場合では，治療は短期間で終結となります。

　神経症的な生活態度が慢性化しているような症例に対する外来森田療法では，治療中期に何度かの治療的危機を形成する場合が多くなります。生活との関わりが深まることで，それまで避けていた課題に徐々に直面していくことになるからです。生活上の課題への直面，自身のあり方に対する葛藤の高まり，症状の増悪とこれへのとらわれの再燃などの形をとって面接へともちこまれてきます。治療的にも山場となり，治療者の力量がもっとも問われる局面であるとも言えます（立松，1999，2002）。

　治療者は，動じることなく患者の不安の具体化に努めて，この危機の肯定的な側面を含めて受けとめる役割を果たすことが大切になります。

　　　前出の症例Aさんは，治療中期に2度の治療的危機の状況を形成しました。その一つが，夫との関係に対する葛藤の高まりでした。
　　　Aさんには実母に心配をかけたくない，そのためにはよき妻，よき母親でなければいけないとの強いとらわれがありました。そのために意識することを避けてきた夫に対する不満が，治療プロセスの進展にともなって，はっきりと意識されるようになりました。些細なことから大喧嘩となり，過換気発作が再燃して，激しい恐怖に襲われます。
　　　治療者は，Aさんの不安を吟味することで上記の具体的な状況を確認し，この危機のもつ肯定的な側面を支持しました。その上で，症状に対する不安とのつきあい方と夫婦関係に関した葛藤とのつきあい方の両者について話しあっています。
　　　友人にも相談にのってもらいながらこの危機をのりこえたAさんは，その後

徐々に夫とのつきあい方を含めて，自分の生き方を見直していくことが可能となっていきました。

比較的重症な患者の治療では，このような危機は避けて通れないものと考えておく必要があります。そして，そうした危機を何度ものりこえることで治療は大きく前進していくと言えます。

8. 生き方の選択と治療終結

治療プロセスの後期では，症状に関した話題は後景に退いていきます。代わって患者の生き方や性格上の問題が面接の前景に出てくることになります。

森田の時代の治療においては，患者が自分自身の生への欲求に気づくとき，いかに生きるかとの問題は「境遇の選択」という二者択一の形（「不安がなくなれば，こう生きる」との姿勢と「不安をもちながら，こう生きていく」との姿勢のいずれをとるか）をとる場合が多かったようです（森田，1928）。

外来森田療法は，患者の実生活に開かれた治療法です。そのため，面接の焦点が治療プロセスの進展にともなって，症状に対する態度の問題から生き方の問題へと移行していくのと平行して患者の実生活も進展していくことになります。したがって治療の終結は，自然な形で訪れることが一般的です。

しかし，生き方の問題が拡散しがちな現代にあっては，一つの具体的な進路や生活環境を選択することでは，人生に対する態度が定まったとは言えないと考える方が自然でしょう。

文献

藍沢鎮雄ほか　1968　森田療法における諸問題――治療者の基本的態度を中心として　精神医学，**10**（10），811-815.

藤田千尋　1961　森田療法について――外来療法を中心として　神経質，**2**（1），34-38.

藤田千尋　1992　森田療法の外来治療に関する諸問題――特にその標準化の可能

性をめぐって　日本森田療法学会雑誌,**3**（1）, 17-27.
藤田千尋　1998　森田療法における治療者のあるがまま――不問と抵抗をめぐって　日本精神療法,**24**（6）, 540-547.
橋本和幸　1987　精神分析的精神療法と森田療法の治療構造及び治療過程をめぐって――強迫神経症の治療経験から　精神分析研究,**31**（3）, 137-146.
北西憲二　1991　外来患者への森田療法　精神科治療学,**6**（4）, 407-414.
北西憲二　1999　薬物療法と森田療法　臨床精神薬理,**2**（10）, 1089-1095.
北西憲二　2000　短期・戦略的森田療法――日記を用いた個人精神療法　臨床精神医学,**29**（増刊号）, 220-226.
北西憲二　2004a　知の体系としての森田療法・Ⅳ――恐怖と欲望のダイナミズムから　精神療法,**30**（2）, 188-195.
北西憲二　2004b　知の体系としての森田療法・Ⅴ――回復という視点から　精神療法,**30**（3）, 319-326.
北西憲二ほか　1989　森田療法における治療者患者関係――治療の場との関連から　森温理ほか（編）　森田療法の研究　金剛出版　pp. 243-257
近藤章久　1969　外来患者に対する森田療法の適用――外来療法試論　精神療法研究,**2**（2）, 47-61.
近藤喬一　1966　短期精神療法と森田療法　神経質,**6**（2）, 47-61.
近藤喬一　1976　治療に対する抵抗の諸相と森田療法におけるその取扱い　季刊精神療法,**2**（2）, 139-144.
近藤喬一　1989　森田療法の発見　季刊精神療法,**15**（3）, 218-226.
久保田幹子ほか　2000　森田療法における日記の意義　産業精神保健,**8**（3）, 199-205.
森田正馬　1926／1974　神経衰弱及強迫観念の根治法　高良武久（編集代表）　森田正馬全集　第2巻　白揚社　pp. 71-282
森田正馬　1928／1974　神経質ノ本態及療法　高良武久（編集代表）　森田正馬全集　第2巻　白揚社　pp. 283-393
森田正馬　1925-1936／1974　外来指導　高良武久（編集代表）　森田正馬全集　第4巻　白揚社　pp. 17-80
森田正馬　1930-1938／1974　通信療法　高良武久（編集代表）　森田正馬全集　第4巻　白揚社　pp. 381-617
森田正馬　1930-1938／1975　集団指導　高良武久（編集代表）　森田正馬全集　第5巻　白揚社　pp. 25-768
長山恵一　1984　森田療法の治療理論に関する考察　東京慈恵会医科大学雑誌,**99**（6）, 979-995.

第Ⅰ部　解説編

長山恵一　1989　森田療法における防衛処理の仕組みと治療構造の特徴について――箱庭療法との比較を通して　精神医学, **31**（5），467-475.

長山恵一　1992　森田療法の不問技法の普遍性と特異性　精神医学, **34**（4），383-390.

中村　敬　2002　ひきこもりの精神病理と生の欲望　日本森田療法学会雑誌, **13**（1），69-73.

中村　敬ほか　1998　神経症に対する薬物療法の実際　精神科治療学, **13**（6），709-714.

新福尚武　1980　森田療法で起こりがちな"精神療法的副作用"　季刊精神療法, **6**（1），16-22.

立松一徳　1990　森田療法における作業の体系と構造　精神科治療学, **5**（1），67-76.

立松一徳　1992　森田療法施行中の治療者イメージ　精神医学, **34**（1），23-29.

立松一徳　1997　森田療法　牛島定信（編）　強迫の精神病理と治療　金剛出版　pp. 251-266

立松一徳　1999　乗物恐怖を主訴とするパニックディスオーダー　黒澤尚ほか（編）　精神科プラクティス　第3巻　神経症とその周辺　星和書店　pp. 93-102

立松一徳　2002　パニック障害の森田療法　日本森田療法学会雑誌, **13**（1），17-21.

立松一徳ほか　1988　入院森田療法における脱落例　季刊精神療法, **14**（3），253-261.

立松一徳ほか　1989　入院森田療法中の危機と克服――2専門施設の比較　精神医学, **31**（5），459-465.

8 自助グループ

横山　博

1. 生活の発見会の概要とその活動

　生活の発見会（以下発見会と略称）の活動は，35年の歴史をもつ。日本で生まれた傑出した精神療法である，「森田療法」の理論学習を基礎としたこの自助活動は，1970年に始められた。森田正馬博士に親しく指導を受けた共同通信の記者であった水谷啓二が，自宅施設で医師とともに神経症に悩む人々のために家庭療法を行っていた「啓心寮」の活動と，その機関誌『生活の発見』が現在の発見会の母体である。水谷の没後，わが国では自助活動があまり知られていなかった1974年，企業人であった長谷川洋三，斉藤光人らが中心となって集団運営する相互学習団体という形で新たなスタートを切り，今日まで続いている。森田療法を，医療の場から学習の場へと導いたこの新たな展開について長谷川は，1974年，自らの著書の中で次のように述べている。「発見会の活動を，森田療法の新しい道として特徴づけるものは何か。その第一は，森田療法を医師対患者の医療の場から神経症同志の学習の場にひろげ，余暇活動による自己再教育の道を拓いたことにある。この学習の場は，医療の場と相互に補完しあう関係で展開していること，これが第二の特徴である。この学習運動は，過去15年の実績によって，神経症に悩んでいても，日常生活を維持できる神経質者ならば，症状から解放されるばかりでなく，人間的にも大きく成長するのを助けるということを実証した。さらにこの運動は，森田理論に対する一般の関心

を高め，これを普遍的な人間学として，人間らしい生き方を導く指針となるものであることを明らかにした。」

　発見会の活動の大きな柱の一つは，機関誌『生活の発見』の発行である。会員のみに配布されるこの月刊誌は，神経症の苦しみを乗り越えた体験談，森田療法の理論的な解説，会員からの実生活からの生の声や，インフォメーションが掲載され，会員の心と心をつなぐ大切なものとなっている。この機関誌とともに，発見会のもう一つの柱が「集談会」活動である。これは，毎月一回，発見会施設や公共施設を利用し各地で開催されているもので，会員の自主的な努力と責任によって運営されている。ここには最寄りの会員に加え，神経症に悩む一般市民やその家族も加わり，日常生活の中で森田療法をどのように学び，どのように活かしているか，あるいはどんな悩みを抱え，どう対処したらいいか，といったことを話しあい，互いの経験を伝えあっている。現在，集談会は沖縄から北海道まで，全国120ヶ所で開催され，会員のニーズにそった集いである各種の懇談会を含めると延べの参加者は，年間12,000人近くになる。また，集中的に森田理論を学ぶ，各種学習会やゼミナールも重要な活動で，これらも全国各地で随時開催されている。

2. 悩みを抱え発見会活動に参加する人々

　発見会活動には，さまざまな悩みを抱える人が参加している。ある青年は，ある時，たまたま人前で顔が赤くなったことを意識し，その顔が赤くなったことがまるで自分の気の小ささの証明のように感じ，「他の人はこんなふうにならないのになぜ自分だけが」と悩みはじめた。顔が赤くならないために自分の性格を鍛え直そうと自己鍛練に走り，結果はますます赤面を意識し，症状の泥沼に入り込むことになった。

　ある人は，司法試験をめざし連夜の夜ふかしが続いていたある日，自分の動悸が気になりだした。「このまま死ぬのではないか」という不安が頭をもたげ，激しい動悸と，しびれ感にパニック状態になり，救急車を呼ぶさわぎとなった。

精密検査の結果，内科的には何も異常はなかったが，それ以来得体の知れない不安で外出もままならなくなった。

　また，ある人は，幼い頃から，「これをしてはダメ」「こういうあなたはダメ」と何かと否定されて育った。そのために，外の世界で否定されたら自分の居場所がなくなってしまうと思い，人前でいつも自分を押し殺し，自己表現することが苦手になった。成人し，社会人になったが，自分のことを自分自身で認めることができず，他人に認められなければ自分の存在価値はないと考え，そのために人の顔をうかがう毎日が続き，次第に人に対して強い緊張感と恐れを抱くようになり発見会を訪れた。

3. 森田理論学習と気づきの過程

　森田療法は，青年期の社会適応不安，中高年の生き方の問題などや，生きることに必然的にともなう人生上の危機や，いきづまりなどによる心の悪循環により，強く意識される不安，緊張，抑うつ，身体症状などに対し，症状を治すことを棚あげにして，理想の自分ではなく現実の自分を肯定的に生きることを援助する療法であり，その理論は，人間の本来的な自己実現していこうとする力や，自分らしい生き方を引き出す考え方である。発見会では，ありのままの自分を受け入れ，自分らしい生き方を実現するために，神経症の症状を固着させる「とらわれ」についてや，神経質の性格傾向，感情というものの法則性，かくあるべしや自分を完全たらしめようとする姿勢につながる考え方や周囲をどう見るかという認知的な問題，不安の裏にある欲求，行動の意味，あるがままと純な心についてなど系統的に学び，理解するだけでなく実生活の中での経験的な会得を目指している。3ヶ月間の「基準型学習会」で森田理論を学んだMさん（32歳）は，会員の自主的な集いである集談会での体験発表の中で自分の経験を次のように振り返っている。彼女がそもそも発見会に入会した動機は，子供を殺めるのではないかという一種の罪悪恐怖のような強迫観念をなんとかしたいというのが理由だった。「思い返せば，子供の頃から神経質でしたが，

第Ⅰ部 解説編

社会人になるまでは順調でした。入社半年位たったある日，ホームで電車を待っている時，飛び込んで自殺してしまうんではないかという不安におそわれた瞬間から，得体の知れない不安感が固着しました。予期不安のために，夜は眠れず，いつも自殺とか殺人とか，心中とかに恐怖し，電車に乗れば人の首をしめたらどうしよう，頭がおかしくなり大声を出したらどうしようか，包丁を使えば，自分を刺し，他人をも刺してしまうのではないか等，いつも死を意識し恐怖していました」。3年後，苦しい最中ではあったが，彼女の心の悩みにも理解のある夫と結婚し新しい生活を始めた。愛する人との生活の中で，不安もなくなるだろうという期待もあったが，意に反して楽しいはずの新婚生活も，この症状さえなければと一人で悩む毎日であったという。しかし，その頃受診したクリニックのカウンセラーから，森田療法をすすめられ発見会にも入会することになる。大きな転機となったのは，妊娠，出産を経て母親になったことだった。「待ち構えていたかのように，我が子を抱きかかえていて，落としてしまうのではないか，寝ている時に首をしめてしまったらどうしようという不安が頭をもたげ，ある時，子供をお風呂に入れている時，首に手をやってみようと思ったのです。自分に殺す気があるのか試してみようとしたのですが無論手に力が入っているわけではありません。しかし，やろうと思えばできると思い，反省と同時に大変なショックを受け，心の葛藤の泥沼に入り込んだのです」。そんなとき，彼女は3ヶ月の連続学習会があるのを知り，それに参加し，集中的に森田理論を学ぶ機会を得る。「最初は誰かが治してくれるものだと依存的でしたが，学習が進むにつれ，いろいろなことが明確になってきました。まず第一に，自分の神経症は病気ではなく，自分自身の考え方や認知的な問題があるということでした」「第二に，自分の養育環境の影響もあって，ささいなことをくよくよ悩むクセがあり，観念的な理想を求める傾向が強いということです。どんな母親も子育てでは不安で，時にはこの子さえいなかったら，とか，この子をどうにかしやしないかという気持になるという事実を認められず，こんなことを考えてしまうこと自体が異常と思い，そんな考えを打ち消そうと必死になりどんどん悪循環に入りこんでしまう森田がいう防衛単純化のからくり

や，部分的弱点を絶対視する精神的なからくりが理解できたことです」「第三に，不安は欲望の反面であり，欲求が強ければ不安も強いということを知ったことです。社会人として半人前の自分が，人並み以上に有能な社員として認められたいとあせりすぎたことや子供を殺めるのではないかという不安も，裏をかえせば強い愛情の表われであったということです」「第四に，自然現象である感情を自分の意のままにコントロールしようとしていたことでした。浮かんでくる感情は，自分の意志ではどうすることもできないし，それどころか，集中すればする程強くなることに気がつきました。今，自分がしなければならないことを，不安なら不安なままやっていく，それしかない。包丁を使うのは相変らず怖い。もし刺してしまったらどうしようと思うからです。物事本位，物事本位と何度もつぶやきながら生活している。もう少し楽になりたいと願いつつも，不安ながら包丁を持ち，食事の支度をすると，おのずと今していることに注意を向けざるを得なくなる自分があります。恐らくこれが感情が流れていくということでしょう」「最近，自分が一番変わったところは，症状をもちながらも，生活をしていけるという自信と自覚が少しずつ，できたことでしょう。あるがままとは，起ってくる不安や症状を起きたまま，浮かんだまま，日常の必要なことをあたりまえにこなしていくこと。そして行動に移せたことは，その事実だけを評価していくことの大切さもわかりました。これまでの私は，できたけれど不安があった，症状があったと嘆き，生活できている事実よりも，その症状に対する評価ばかりしていたように思います」。この体験発表から，森田理論の学習過程での気づきと，認知の変化を伺い知ることができよう。

4. 自助グループとしての生活の発見会

　今日，さまざまな自助グループが社会に欠かせないものとして活動を続けているが，それは人間らしく生きることの危機に直面した人たちへのサポートシステム，補完的なコミュニティとして重要な役割を担っている。つまり自助活動には，とりまく物理的，社会的環境の影響の中を無防備に生きざるを得な

い現代人が喪失した人間らしさを回復し，誰にも恥じることなく自らの人生の主人公を生きるための人間性を育てるたしかな機能が存在するからであろう。さきに紹介したように発見会には，対人恐怖，パニック障害，抑うつ，強迫行為など，さまざまな悩みを抱える人たちが参加し，活動を続けている。神経症的な悩みを抱える人にとって，時として医療の専門家の援助は欠かせないものだが，それにもまして大切なことは，本人や家族がそのことを自分の問題として向きあい，理解し，自分自身の力で解決していこうとする姿勢であり，そしてそのための仲間の存在ではないだろうか。悩みの最中に，家族や他人の理解，心理的な支えを得られないことはとても心細く，孤独や孤立感は悩みを一層深くする。集談会での仲間との出会いによって，苦しんでいるのは自分だけではないという安心感を得，明日からへの希望が生まれる。また，互いに共感的に理解しあうことによって，悩みを抱える自分と肯定的に向きあえるようになり，仲間の姿を通じて神経症のもとになった心のしくみに対する誤った理解や考え方の矛盾が鏡のように見えてくる。このような仲間との集いは，自分一人では，どうしようもなかった感情を受け入れ，症状に対する構えや適応的に生きるための自己のあり方の変革を促す場であり，根本的な人との関わりを育てる貴重な場にも，なりうるものだと考えている。

　セルフヘルプグループ（自助グループ）の研究者である岡知史（1991）は，発見会について，こう言及している。「神経症者のセルフヘルプグループとしては，日本には生活の発見会がある。生活の発見会は，不安，とらわれなど神経症の悩みに苦しむ人たちがお互いに助け合いながら森田精神療法理論の学習によって自力更生をはかる集団である。しかし，一方では森田理論の集談学習運動であると自己規定しており，森田理論を学びたい人には誰にでも開いた形になっている。日本のセルフヘルプグループの運動，とくに精神保健に関する運動においては，欧米の理論や概念的枠組が参照されていることが多い事実を考えてみると，日本の内発的理論である森田理論をもとにつくられたこのグループは，今後の日本のセルフヘルプグループのあり方を考えるうえで重要である。しかも，このグループは日本のメンタルヘルス活動やセルフヘルプグルー

プの先駆的役割を担い，かつ現在においてもっとも成功し，組織化されたセルフヘルプグループの一つであるといわれている。」

5. 森田療法と発見会活動のむすびつき

　森田理論が発見会という自助活動の基盤となる理論になり得た理由にはいくつかのことが考えられるが，そもそも森田療法には自助活動につながる要素があった。森田療法は，森田正馬自身が神経症に苦しみ，その体験をもとに確立された療法であり，個々の患者の体験と気づきをとくに重視していた。森田が患者を集めて開いていた「形外会」の集いがそれを物語っている。「およそ同病相憐むといって，自分で治った人は，他の同病者をも，治してやりたいと思うのが，人情でなくてはならない。そのために，ここに関係した人は，この会を盛んにするために，義理にも出席し，また雑誌の宣伝もしなければならない。それで，ここの出席が，治すとか，面白いためとか，単に目先の利己主義でなく，会のために努めて出席するようになれば，会は盛んになり，自分などの小我の知識と想像とでは，気のつかないような，大きな修養の話が自然にきかれるようになり，単に目先ではなく，本当の利己主義になるのである」（森田，1933）。このような記録が残っているように，そこでの神経症の悩みの当事者同志の体験的な交流が，気づきをうながし，互いの回復や人間的成長を助ける貴重な機会になっていた。「形外会」の集いは，集団療法として位置づけられるものかも知れないが，患者の体験とその自発的な運営に負うところが大きかったことからすると，自助活動により近いものであったようにも思える。また，森田療法では，適応不安，精神交互作用，自己暗示というような意識的なからくりをみていくことが重要とされている。つまり意識的な心のからくりによってとらわれ，さらに意識的な葛藤で症状を強めていくものだが，その逆に悩みの当事者の意識的な生活姿勢の改善，生活体験の中での気づきを通じて，認識を変化させ，自力で立ち直っていくことも可能な点である。そしてまた，神経症の悩みは症状の苦しみであると同時に，まさに生き方の問題に他ならない。森田

第Ⅰ部　解説編

療法が治療としての技法というより，一人の個性として，自分らしく生きるための生活信条となりうるものであり，その考えは人間らしく自然に生きるための，日々と暮らしに根ざした具体的な生き方の指針を提示する。これらのことが発見会の森田理論学習を基盤とした自助活動を可能にしているものと考えている。

6. 仲間と共に集い学ぶことで見いだす新たな生き方

　それでは，発見会に参加する人たちが心の拠り所としている集談会がどんな場で，どのようにお互いの気づきを深めているか，その実例を紹介してみたい。
　Yさん（50代）は小さい頃から自己防衛が強く，思ったことや，自分を主張することのできない，どちらかといえば控えめな人だった。
　結婚した夫は，自分の思うことは何でも通るという子ども時代を過してきたため，大人になった現在でも，その考え方は少しも変らず，困ったことや，自分の思いが通らないことがあると，まわりが悪いと他人を責める傾向が強く，そのために，ときには暴力をふるうこともあった。
　そんな夫婦生活の中で，彼女はますます自己防衛を強め，ご主人に対して次第にビクビクし，恐怖心さえもつようになる。そして，自分の気持ちをおさえすぎることから，いつしか抑うつ的になり，自分が何を言いたいのか，何をしたいのかさえ，ハッキリしなくなっていく。
　そんなとき，発見会の存在を知り，入会するが，想像していたように，夫に集談会への参加を反対される。彼女が発見会に出かけようとすると，夫はそのときの気分でとても不機嫌になり，イライラを爆発させ，彼女のものの考え方や日常生活のこまごましたことの不備を指摘し，口汚く非難した。
　彼女にとって夫の非難は，恐怖そのものであり，そのために自分の行きたいという思いを抑え，行けない理由を自分なりに正当化し，自分のわがままなのだという結論を引き出し，集談会には夫に隠れるようにしてたまにしか出席しないようにした。自分の主張や，言い分を引っこめることで，批判や非難を受けずにいられる。それが彼女にとって生きていくうえでの一番安全な方法だと

考えたからだ。

　そんな状況での集談会への出席だったが，そうしているうちに，どうもこれは出られないと決め込んでいる，自分自身に問題があるのではと思うようになり，この頃から夫と自分との関係をなんとかしたいと考えるようになっていく。

　あるとき，集談会の世話をしてくれている先輩が「主人が5時に帰ってきますので幹事会や本部の研修会には出られないのですけれど」と言って帰ったのを見て，その時「今日は幹事会があるので少し遅くなります」と彼女は夫になぜ言えないのだろうと考える。

　そう言えないことは，Yさん自身が「集談会に出たい」と言えないのと同じではないか。実は相手の気持を思いやり，従っているようでいて，本当は自分自身が困りたくないあまり，相手に迷惑をかけるから，反対するからと，出られない理由を相手のせいにしていたことに，その先輩のことを通じ，つまり自分を客観視することで，はじめて気がついていく。

　そのことを機に，Yさんは自分が集談会に本当に出たいのなら，夫が何を言おうが，どんな態度に出ようが，言ったことや，やったことの結果はそれを背負い，我慢もし，その感情に従って生きることを身をもって経験していく。そしてそのことで夫に対する恐怖心が次第に薄らいでいくことを実感する。そんなYさんが，あるとき30代のSさんという主婦と出会う。

　Sさんは，対人恐怖とくに人の思惑が気になることと，乗り物恐怖に長い間苦しみ，同時に娘の不登校という問題も抱えていた。夫は長期の単身赴任で，中3の娘は小学校3年の頃から学校へ行くことが難しくなった。子どもの問題行動の本から知識を得，「学校へ行けなかったら，行かなくてもいいよ」と言ってあげはしたが，内心は違っていて，その頃からいつ終わるともしれないSさんの葛藤が始まった。はじめは，行かなくてもよいという学校からの解放感から，娘も幾分穏やかになったように見えたが，次第に「皆と同じようにどうして学校に行けないのだろう，そんな自分はダメ人間なのだ」と，自分を責めるようになり，その場のやり場のない気持ちを，かんしゃくという形で表し，母親に対する暴力やものを壊す，自分をぶったりするというような行動をとるようになる。

第Ⅰ部 解説編

　Sさんは，自分の育て方が誤っていたのだと，自分を責め，ときにはこういう状態の娘を憎くさえも思え，騒いで暴れるときには，Sさんの方がかえって理性を失い，娘を激しく叩いたり，娘の大切にしていた本を破いたりもした。頭では娘のことを「理解しよう，理解しているはず」と自分に言い聞かせても，心の底では学校へ行けない我が子を受け入れないでいたわけである。娘の気持ちをわかってやれないどころか，暴力をふるってしまう自分を結果的にかえって責めることになり，母子ともにどん底の状態が続いていく。

　Sさんは，専門医や不登校の子どもをもつ他のお母さんたちに相談し，「子どもが自然に動き出すのを待ちなさい」と何度もアドバイスされるが，この子に限っては，そんなふうにうまくいかないのではと，不安と絶望感でいっぱいだった。子どもを受け入れてあげたい，受け入れなければこの子は救われないという思いが強すぎるあまり，腫れ物に触れるように接し，学校へ行ってほしいという願いと，それができない失望の入り混じった気持ちを抱え，そしてそれを悟られないようにビクビクしたつらい緊張の毎日が続く。そして娘がイライラしてくるにつれ，Sさんもあせりや失望感を強め，娘の不機嫌は彼女にとって恐怖そのもので，その恐怖から逃れたいために，あれこれ神経症的なやりくりを繰り返していた。

　しかし，そんなSさんも，さきのYさんとの出会いや，集談会の仲間との交流の中で子どもの言ったことをオーム返しに答えることで，自分の意志や思いを押しつけることなく，子どもの素直な気持に耳を傾けることや尊重することの大切さを知る。そしてその頃から子どもと自分との距離がようやく保てるようになっていく。その頃始めたSさんとYさんの日記による助言の中で，Yさんは，「お子さんのイライラや不機嫌がなぜ恐怖になってしまうかおわかりですか？　自分の用事や楽しみを後まわしにして子どもの気分に合わせたり，希望をかなえてあげたいというのは何なのでしよう？　思いやり？　それとも優しさとでもいうのでしょうか？」と問いかけている。そしてSさんはそんな問いかけから考えてみた。そして，それは相手に対する迎合そのもので，それは自分の言ったことや，態度に対しての相手の反応が怖く，それを受け止めたくな

い自分がそこにはいる。人に合わせてばかりいては，いきいき生きる実感がもてないことや，子育てにおいても，人間関係においても，互いに自分を表現していくこと，自分を主張していくことが大切なことであるということに気がつき始める。そして，その後のさまざまな葛藤，試行錯誤ののち，ようやくSさんは自分自身の問題と子ども自身の問題を，別のものとしてとらえ，向きあっていくことができるようになり，それにつれ徐々に子ども自身がすすんで学校へも行くようになっていく。Sさんは森田を学びながら，子どもと正面から向き合うことで自分自身の幼弱性，依存心や思い込みの強さ，そして一面的なものの見方，感情（の心地良さ）が全てと思っていたことなど，まるで子どもが鏡になって自分の姿を映し出して，気づかせてくれたことを実感するのである。

　Yさんにとっても，Sさんの問題は自分の問題そのものだった。そもそも恐怖心を感じてしまう夫に，愛情を感じるわけがないのだ。夫が何と言おうが，どんな態度に出ようが，言ったことや，やったことの後の結果は，その感情を抱え，従っていくほかないこと，そのことで夫への恐怖心が薄れ，そして新しい関係が築かれるものだということをハッキリ再確認する。Yさんは，日記の中にこう書いている。「私はこれまで，自分のいだく感じは他人と違うものではないかと思って生きてきました。だから自分の気づきや感じを信じられず，いつも漠然とした不安をもち，他人の自分に対する態度や批判にとても敏感で，人の前では自分を出さずにいました。でも，発見会で自分を見直すうちに，自然に湧き出る感情を押え込んでやりくりしている自分に気づき，その感情を素直に表現していくことを日々の課題にしました。そして，そのことを続けていくうちに，私はちっともおかしくないし，まわりの人と同じなのだという確信のようなものが生まれてきました。」「まわりを見てみると，人は皆，自分の気づきや感じをもとにして生きているんですね。自分の感じたことが，いいとか悪いとか，正しいとか正しくないとか考えずに，その感じそのもので生きているのですね。」「だから自分の感じ方がおかしいのではと思う私たちのほうが問題なのであって，人は自分の感じで生きていくより，しかたないのです。自分の感じや気づきを信じて，素直に自分の気持を表現していってほしいと思いま

す。この感じはおかしいと考え，やりくりし続けてしまったら，自分が何を感じ，何を求めているのかすら，わからなくなってしまいます。お子さんにも，まわりの人たちにも，この感じをはっきり伝えていくことです。私はこう思う，私はこうしたいとはっきり表現していくことです。そして自分の言ったことばや行為の結果としての，相手のもろもろの感じや思い，批判，あるいは自分に対する攻撃は自分で受けていき，背負っていくしかありません。」「今，私は私自身の生に由来するすべてのものを，あるがままに受け入れ，悲しいことは悲しみ，嬉しいときには心から喜び，生きていく以外ないと思っています。」

　くりかえしになるが，このように発見会を訪れる人は，どうすることもできない感情面での傷を抱えている。そんな彼らも，同様の悩みや苦しみを抱えた仲間との出会いに安堵し，互いへの共感を通じ，明日からへのかすかな希望と本当の自分と向き合う勇気を得る。また活動の先輩でもある人たちは，苦しみのさなかの人たちの葛藤や気づきの過程に立ち会うことで，ささやかなりとも人を支えることの喜びを知ると同時に，自分の人間的な成長をより確かなものにしていく。

　例にあげさせてもらったYさんやSさんの苦しみや葛藤，そして不登校という形での子どもの叫びも，その性格や心のからくり，心の悪循環に由来するものであると同時に，その訴えや叫び，症状自体がきわめて人間的なある種の救済や援助を求めるコミュニケーションそのものとも受けとれる気がしている。また，同様の苦しみを経験する，抱える仲間の存在や集いは，自分を映し出す鏡そのものともいえなくない。悩みを抱える人の今までの人生が，たとえどのようなものであれ，人間として十分な敬意をはらい尊重すること，そしてその一人ひとりの成長を心から信ずること。そこに自助活動の原点があると思っている。

文献

長谷川洋三　1974　森田式精神健康法　三笠書房

森田正馬　1933／1975　高良武久（編集代表）森田正馬全集　第5巻　第36回形外会　白揚社　p. 391

岡　知史　1991　セルフヘルプグループ（本人の会）の研究　六甲出版

⑨ 森田療法を学ぶ人のために（研修システム）

北西　憲二

1. はじめに

　精神療法の研修が昨今，精神療法家（心理療法家）の資格と関連して話題となっています。しかし森田学派では，学会レベルの森田療法家育成プログラムは始まったばかりです。精神療法家の育成に関して今までの森田療法家はけっして熱心であったとはいえません。それは森田療法の成り立ちとこの治療法のもつ特徴，その後の発展とも関係しますので，森田療法のトレーニングの問題点を整理して述べ，ついで私たちが行っている研修システムについて紹介します。ついで森田療法家として何を学ぶべきか，について述べます。森田療法を学ぼうという方の参考になると思います。

2. 森田療法の治療システムと研修の問題

(1)森田療法の入院システム

　森田正馬が森田療法を創始したのは，1919（大正8）年であります。それから80年が経ちました。そして現在まで私たちが森田療法と呼ぶときには，とくに注釈をつけない限り，伝統的な入院による治療のシステムを指すようです。森田が創始した伝統的治療システムは以下の特徴をもちます。
　1）入院治療であること。森田の時代と次世代の森田療法家の多くは，自宅を

治療の場に設定して治療を行いました。いわゆる家庭的な治療環境で行われる一種の環境療法であります。

2）その入院システムには森田を情緒的な核とした家族的な治療集団が形成されました。そして，森田の人となりと彼への求心的な凝集性が治療的に大きな役割を果たしたことは間違いありません。当時の森田の治療を受けたクライエントたちの日記を読むと，森田に対する思慕がいかに強いものであったかが理解できます。

このような治療状況下で，治療者の不問的態度が可能でありました。クライエントの症状の訴え（それに伴う感情など）を治療者が取り上げないことを不問と呼びます。そして森田療法家は症状があっても日常の作業に踏み込むように指示をします。それは症状をもちながら生活をすることができること，行動に踏み込んでいくうちに症状そのものがその人の意識の背景に退いていくことを体験的に理解させるためであります。この治療の枠組みは確固たる治療的権威性を必要とします。そこでの治療者―クライエント関係やこのような治療の枠組みが，明治大正の社会や家族状況の反映であることは疑いのないことであります（北西，1999a）。

さてこのような治療システムで，森田療法を学ぶことは実践に携わることであります。いわば師匠の見よう見まねで学んでいくわけです。そのためには入院治療をいわば被治療者（クライエント）として経験するか，あるいは実際の入院治療で先生につきながら学ぶかであります。森田の時代から森田療法を学んだものは，森田から治療を受けた人たちか森田とともに治療に携わっていた人たちが中心でした。その人たちが森田学派の中心をなしていました。

しかし次第にそれ以外の森田療法の研修が行われるようになりました。たとえば私自身は複数の森田療法家の折に触れての指導を受けるとともに，慈恵医大第三病院でスタッフに対してグループ・スーパービジョン（事例検討）を行ってきました。また卒後教育の一環として，あるいは森田療法のトレーニングを希望する若手医師のために森田療法の研修プログラムを作りました。森田療法では教育のためのモデルがなかったため，試行錯誤しながら作っていったの

です（北西，1989）。

(2) ギルドとしての森田療法グループ

そのような研修の取り組みに際して，乗り越えなければならない壁がありました。それは密かに，ときには公然と述べられていた森田療法と森田療法家に関しての神話であります。その一つが森田療法家は森田神経質（神経症）でなければならない，あるいはそうあることが望ましいということでした。森田が自ら神経症に悩み，それを克服した体験が森田療法の創始に大きな役割を果たしたことは間違いありません。また，森田の時代にクライエントとして治療を受けた人たち（つまり Ex-Patient Therapist：かってクライエントであった人が治療者になること）の一部が，森田療法の後継者として，森田療法を支えたことも事実であります。たとえば自ら述べているように，森田療法の原法に近い治療法を現在でも行い，多くのクライエントを救っている鈴木知準先生や，医師ではないが，生活の発見会の創始者である故水谷啓二氏がその代表でありましょう。

しかし神経症を克服した人たちが治療者になりえるかといえば，私はそうでないと考えます。Ex-Patient Therapist はもともと治療者としての素養があり，かつ自己の体験を絶対化することなく，相対化，客観化する優れた能力をもっていた人たちと考えられます。逆に神経症でない人が治療者としてふさわしいかといえば，同様の理由からそうともいえないわけです。

しかしこのような風説が出てくること自体，森田療法のサークルにある種の入りにくさ，またはギルド的雰囲気をもたらしていたことも確かであります。そのことが，森田療法の研修システムについて真剣に討議されなかった大きな理由の一つであると私は考えています。顕在化した神経症者として森田療法を受けることが精神分析の教育分析にあたるというやや極端な説もありました（北西，1989）。

私は森田療法家の資格とは，通常の共感能力をもち，森田療法に魅力を感じていればそれで十分だと思います。むしろ若い人たちに森田療法が十分に魅力

第Ⅰ部　解説編

的であるかどうかは，今後この療法が時代に対応できる新たな発展を遂げられるのか，にかかっています。いずれにせよ森田療法の研修を希望する人たちに門戸を広げて，十分な研修を受けられるシステムを作るべきであるという考えが森田療法セミナーという森田療法の研修システムの開発と実施に結びつきました。

(3)森田療法において知ること——森田療法の技法との関係から

　森田療法の技法とはなんでしょうか。今までの一般の教科書的な答えは不問技法，あるいは治療者の不問的態度であります。つまり問わないことが技法となると，その精神療法のトレーニングはどのようなことになるのでしょうか。この不問の根底には，非言語的な体験の重視，具体的には，精神の変化をもたらすには，身体的な行為の関与が重要となるという認識があります。では治療者はどのような不問を可能とする治療構造を作り，そこで何を問うことで逆に問わないことを可能にしたのかが，それこそ問われなくてはならないでしょう（北西，1999b，2001）。

　また森田療法家は森田療法の治療システムや治療技法について，十分に言語化してきませんでした。むしろ森田療法はすでに完成した治療システムでこれ以上検討する余地がないと考えられてきました。そのために森田療法家がともすれば自らの枠組みに固執し，自由な発想を妨げていたと私は考えています。しかし現代の森田療法はすでに入院治療のみでなく，外来での精神療法，森田療法に基づく家族療法，夫婦療法，集団精神療法，メンタルヘルス領域でのカウンセリング，教育領域，さらには癌などの慢性疾患に対する精神療法，つまり死の心理学としての森田療法，自助グループなどとさまざまな領域への応用がなされています（北西，1999a）。

　このような外来での精神療法を中心とした治療の枠組みでは，問わないことでなく，問うことの重要性が再認識されるのです。つまり何を問うのか，そしてその結果として何を問わなくすることができるのか，という今までの森田療法からはコペルニクス的発想の転換が必要となるのです。このような転換を促

進したのは，いうまでもなく現代的な神経症，気分障害，人格障害への治療を通してであります。現代社会では，森田の時代のような訴えの焦点がはっきりした古典的な表現形をもつ神経症が減少し，境界のはっきりしない不安，抑うつを訴える神経症あるいは人格障害が増えてきました。このような現代の神経症や人格障害には，しばしば伝統的な森田療法では対応が困難となります。あるクライエントは，「不安はそのままにまず日常の生活に取り組んでご覧なさい」と治療者にいわれ，「それができないから治療に来たのだ」と怒りを露にしました。あるクライエントは，治療者に自分の問題を理解されていない，拒絶されたように感じました。いずれのクライエントも森田療法に自己の問題の解決を求めてきたのです。このような治療の経験は，入院，外来森田療法を問わず今日的な問題で，それをどのように対応するかは，21世紀の森田療法の存亡に関わってくると私は考えています。

このような経験を通して，森田療法の問うことや伝えること，その精神病理理解の明確化，面接技法，日記療法（コメントの仕方やその治療的意味），治療的関係などが重視されるようになってきました。また森田療法の骨格となる人間理解の明確化の試みもなされるようになってきました（北西，2001）。このような現代的な病態への対応への工夫や森田療法の理論や実践の概念化の努力が入院での体験を中心とする森田療法のトレーニングから，森田療法のセミナー，外来ケース・スーパービジョンを中心とする森田療法の研修を可能としたのです。また本書のような教科書を書くことを可能としたのです。

3. 資格と関連して

森田療法学会では，1996（平成8）年10月から森田療法学会認定医・認定指導員制度を取り入れました。認定医は学会所属5年以上で，学会での発表3回以上，論文2編以上，研修会に3回以上の参加をしたものが認定されます。指導員とはおそらく森田療法独自の資格です。学会認定指導員は，看護師，保健師，養護教員，森田療法に関心をもつ一般成人であるとともに，「生活の発見

会」，「建設的な生き方」，「生きがい療法」などの自助グループ組織・団体で3年以上の指導的活動経験のあるものが認定されます。

　さらに1999（平成11）年10月の森田療法学会総会で，学会認定医と認定指導員以外にも，学会認定の心理療法家を作ることが提案され，了承されました。それとともに森田療法研修システムがより広範囲に行えるように規則が作り替えられました。その一部をかいつまんで紹介します。学会認定医と指導員だけではなく，心理およびその関連領域の人たちを積極的に森田療法家（治療者）として育成していこうという意図のもとにこの認定制度は作られたのです。学会認定心理療法士とは，臨床心理士の資格保持者あるいはそれに準じた経験を有するもので，3年以上学会会員であること，森田療法学会での発表2回以上，森田療法に関する学術論文1編以上，森田療法学会が認定する研修会，セミナー，ワークショップあるいは事例検討会に3回以上参加し，修了証書を授与されたものがその申請資格をもちます。

　そして学会レベルでも，森田療法の研修について積極的な取り組みを始めました。学会が主催する研修会のみならず，学会認定医（認定心理療法士）が主催する研修会，セミナー，ワークショップ，事例検討会を学会認定研修会と認め，広く森田療法に興味をもつメンタルヘルスの専門家にその門戸を開けるようにしたのです。

　では私たちが行っている実際の森田療法の研修会とはどのようなものなのか。それについて紹介します。

4. 森田療法の研修の実際

　私たちは森田療法研究会（東京）を母体として，学会公認の森田療法家育成の研修プログラムを開発し，1998年からそのプログラムにそって研修を行っています。4年間で森田療法家を育成しようという試みで，今までの森田療法家の育成に対する批判と反省をこめて，言語的な交流を中心とした外来森田療法を中心に研修プログラムを組んであります。そして4年間の研修プログラムの

終了時には，森田療法学会認定の心理療法家あるいは認定医資格の獲得を目指しています（北西，2000）。

　研修1年目は講義方式の森田療法セミナーで，研修2年目からアドバンスコース（初心者のための事例検討，ケース・スーパービジョン），研修3年目からスーパーアドバンスコース（ある程度森田療法が行えるものに対してケース・スーパービジョンを中心とした研修で，学会発表や論文についての指導も行います）であります。現時点でのもっとも組織化された森田療法家の育成プログラムであると思います。

　その内容を簡単に紹介いたします。

(1)森田療法セミナー講義内容（研修1年目）

1．森田療法家のすべきこと（作業仮説と治療）：森田療法のおよそのガイダンス
2．診断と面接の進め方：対象の選択，診断手順，治療の選択，治療導入
3．日記と面接：日記および面接の具体的コメントの仕方
4．治療技法論　外来での治療（1）：定型的な例について，森田療法の標準的技法とクライエントの変化を示します。
5．治療技法論　入院森田療法（1）：入院森田療法の治療構造の作り方，不問などの主たる治療技法について述べます。父性的，母性的側面について症例を提示しながら説明します。
6．森田療法の技法論　カウンセリングと森田療法：不安の受容モデル（森田療法）とコントロールモデルの比較，学生など健康度の高い人たちに対する森田療法的アプローチとカウンセリングとの比較を行います。
7．治療技法論　外来での治療（2）：比較的治療が長期にわたる例についての森田療法の説明をします。
8．治療技法論　外来での治療（3）：非定型例の森田療法，精神分析との比較を行います。
9．治療技法論　外来での治療（4）：比較的簡単に軽快する症例に対して述

第Ⅰ部　解説編

べます。心療内科における森田療法の役割，他の技法との併用などについても触れます。
10．森田を読む：森田正馬の原著から森田の基本的考え方，治療の実際，日記指導の仕方など読んでいきます。
11．森田療法の治療論：森田療法の治療論を自然論，無我論など哲学的，文化的背景から説明します。
12．森田療法の鍵概念についてのまとめ：あるがまま，生の欲望，とらわれ，思想の矛盾などの鍵概念の説明と今までの振り返りを行います。

このセミナーの内容をみていただければわかるように，森田療法の理論と実践を幅広く学べるようになっています。

(2) 森田療法セミナー・アドバンスコース（研修2年目）

　アドバンスコースは，森田療法セミナーに引き続いて行われるもので，少人数によるケース・スーパービジョンを行います。森田療法の立場からの症例の理解と治療的介入についての研修を目的とします。コースの内容では，前半主としてスーパーバイザーの講義，症例提示を通して次のようなことを研修します。森田療法家の仕事とは，初回面接で明らかにすべきもの，治療面接の進め方，定型的な治療経過，日記のコメント，治療的関係の結び方，治療抵抗（治療がうまく行かなかったときの処理）などで，後半は参加者（スーパーバイジー）への症例提示とスーパービジョンを行います。受講資格者は，森田療法セミナー受講者に限ります。

(3) スーパーアドバンスコース（学会認定取得コース，研修3～4年目）

　スーパーアドバンスコース（学会認定取得コース）は，森田療法セミナー・アドバンスコースに引き続き行われるもので，森田療法を実際の臨床で行うことができる精神療法家（医師），心理療法家（臨床心理士，ソーシャルワーカーなど）の育成を目指します。そして森田療法学会認定医，学会認定心理療法家の資格を得るためのサポートをします。

内容として，グループ・スーパービジョンと平行して，森田療法学会の発表，論文発表をサポートします。このコースは2年間で，おおよそ次のようなことをテーマにしながらスーパービジョンを行います。また必要に応じて森田の重要文献の輪読を行います。

具体的内容として，初回面接，精神病理の抽出と治療導入，日記のコメント，治療経過の理解とその展開の予想，治療的介入の技法，不安をどのように扱うのか，森田療法における性格病理の理解とその扱い，治療の行き詰まりとその展開・治療抵抗，治療的関係とは（森田自身の関係の結び方，治療者の機能），治療の終結などを取り扱います。

5. 森田療法家として習得すべき minimum requirement

ここまで述べてきたことを読んでも，なかなか森田療法家として何を学ぶべきか，わかりにくいでしょう。そこで最後に森田療法家として私たちは何を習得しなくてはならないのか，私の考えを述べたいと思います。それは森田療法家のいわば minimum requirement とお考えください。森田療法を学ぶ上で参照して頂きたいと思います。

私は森田療法家の見解の最大公約数として次の三点が挙げられると考えています。①精神病理的問題を悪循環（とらわれ）から理解すること，②その悪循環への治療的介入をもっとも重要な治療技法と考えること，③治療目標として自己の不安の受容と欲望の現実への発揮（あるがままの境地），です。つまり森田療法家とは悪循環を抽出し，適切な介入によりその打破をはかる専門家であると定義できるでしょう。

そして森田療法家を志すものの研修の到達目標として，以下の7項目程度の修得が望ましいと考えます。これができれば一応森田療法家としての基礎作りはできたものと考えられます。

1．人間理解の基本的観点を身につけること

以下の三つの観点をまず，身につけ，そこから人間理解をしていくことが森田療法家としての出発点です。
　　a）すべての精神病理的問題は関係の中から生じてくる
　森田療法ではすべての精神病理的問題が感情反応，認知，行動，注意の関係の連鎖から生じてくると理解します。それは自然科学的因果論でなく，円環論（相互の関連を追求する認識方法）に基づいています。精神病理的問題に対して，それに対応した原因を追求するのではなく，お互いの関係のあり方が問題であるとするのです。そして精神病理的問題をさまざまなレベルの悪循環過程から理解し，その治療的介入を考えます。森田療法家の仕事とは，この悪循環過程の抽出とその打破であるといえます。
　　b）人間の存在を恐怖と欲望から理解する
　森田療法は欲望と恐怖の関係から人間の存在と精神病理的問題を考える精神療法でもあります。森田は最晩年に二つの人生の事実を知ることの重要性を指摘しました。それは「死は恐れざるを得ない」（われわれは生きることに伴う不安，恐怖，さらにはわれわれの限界を受け入れざるを得ない），「欲望はあきらめることができない」（われわれは自己実現をあくまで追求する存在である，固有の生き方を求めていく存在である）です。生きることは欲望（森田療法では生の欲望と呼びます）とそれに伴う恐怖の体験の総和です。この恐怖と欲望は不可分な関係にあり，片方だけでは成り立ち得ないのです。それゆえ，恐怖を取り除こうとすること自体が恐怖へのとらわれとなり，また自らの欲望の否定ともなるのです。
　　c）人間理解の基礎に自然論をおく
　森田療法では不快な身体反応や感情反応，つまり恐怖，不安，抑うつなどの反応は，自然なものでそれ自体精神病理的ではないと考えます。そのような自然な反応に対する認知，行動，注意のあり方が問題で，それらが悪循環を形成したときに精神病理的問題が出現すると考えます。このような人間理解を基に精神病理仮説と治療論，そして治療目標が作られています。
２．精神病理的問題を悪循環から理解する

悪循環（とらわれ）と思想の矛盾から精神病理的問題を理解します。解説編第2章を参照してください。
3．クライエントの精神病理的問題に見合った適切な治療方法を提案できる
　具体的には入院，外来，自助グループなどの組み合わせの選択肢を示すことができるということです。
4．適切な介入方法を使って悪循環を打破することができる
　介入方法には，(1)クライエントの問題を悪循環から読み替え，それをクライエントと共有できる，(2)その打破の提案，(3)行動療法的介入，(4)認知療法的介入，(5)恐怖を欲望から読み替える，などが含まれます。このような観点から解説編と事例編をお読みください。
5．適切な日記のコメントができる
6．森田療法の治療プロセスを理解し，そこでのクライエントの体験を明確化することができる
7．治療を適切に終わりにすることができる（治療目標とは，どのようなものかを理解できる）

　さらに入院森田療法では，それらの7項目に加え，
1．適切な入院該当者を選択できる
2．適切な入院への導入ができる
3．臥褥期の適切な指示ができる
4．集団の力動が理解でき，そこへのある程度の適切な介入ができる
5．治療構造と治療者の役割を理解できる。とくに入院における不問療法の意味とその戦略的使用ができる
6．退院時の改善段階を評価できる
などが挙げられます。

第Ⅰ部　解説編

6. おわりに

　ここに挙げられたような視点で，本書の事例編を読んでもらうと，さらに読者の理解が深まると思います。この研修システム以外でも，もちろん入院森田療法施設での見学や生活の発見会（日本全国にある森田療法の集団学習に基づく自助グループ，解説編第8章参照）に参加するような形でも森田療法を学ぶことができます。

　この精神療法の特徴は，(1)クライエントにも治療者にも学びやすいこと（つまり理論も治療技法もわかりやすいこと），(2)実際的な効果があること，(3)治療は比較的短期に終わること，(4)森田療法のトレーニングもここで挙げたように比較的短期で習得が可能なこと，などが挙げられます。

文献

北西憲二　1989　森田療法の継承と発展——慈恵医大第3病院の研修に関連して　森田療法室紀要, **11**, 2-7.

北西憲二　1999　神経症に対する基本的戦略（1）森田療法——感情と欲望の理解とその扱い　黒澤　尚・北西憲二・大野　裕（編）精神科プラクティス　第3巻　神経症とその周辺　星和書店　pp. 23-39

北西憲二　1999b　森田療法の技法論　日本森田療法学会雑誌, **10**, 37-41.

北西憲二　2000　各学派における若手訓練の実情と問題点——森田療法　精神療法, **26**（2）, 145-149.

北西憲二　2001　我執の病理——森田療法による「生きること」の探求　白揚社

第Ⅱ部

事 例 編

1 入院治療Ⅰ（定型例）

塩路　理恵子

　今回筆者に与えられた課題は定型的な経過をたどった入院症例を提示することです。そこで神経質性格を基盤にもち，精神交互作用や思想の矛盾といった「とらわれ」の機制で説明可能な経過をもつ，Ａさんの入院治療経過を報告します。

1. 症例の概要

　Ａさんは，初診時19歳の男性で，当時大学生でした。視野の中に入った人が気になる，その人が足を動かすと自分の視線が不快感を与えたのではないかと気になる，他者の視線が気になるということを訴えて来院しました。
　生活歴および現病歴をまとめると以下のようになります。Ａさんは中部地方のＨ市で生育しました。7歳年長の兄がおり，兄は活発でむしろ強気。Ａさんが小学6年のとき受験のために1ヶ月間学校を休ませるというエピソードがあるように，両親は教育熱心でした。私立の進学高校に進学しましたが，高校2年ごろから「自分を出せなくなった」と感じるようになりました。受験勉強に反発を感じたことをきっかけに不登校に陥ったのですが，たまに登校したときに同級生の視線が自分に集まったのを強く感じ，それ以来他者の視線を意識するようになりました。その後高校3年の頃に主訴のような自己視線恐怖症状に悩むようになりました。専門学校に入学して単身生活を始めましたが，やはり

通学はつらく，ひきこもりがちの生活になりました。森田療法の本を勧められて読んだ後，入院治療を希望して受診しました。数回の外来導入で症状の裏に人と接したい，認められたいという欲求があること，これまで症状を取り除こうとしたり，外出を避けたりすることで逆に症状が気になっていたという悪循環に陥っていたことが治療者患者間で共有されました。Aさん自身も「人の目を避けて家の中に籠っていたい気持ちと，学校で勉強して友達と騒ぎたい欲求があって，どちらを選びたいのかもわかっているのです」と語っていました。そこで入院森田療法を行っていくことを決めました。外来導入の時点から日記の記載を始めており，活動的な生活を心がけるよう伝えていましたが，アルバイト以外は自宅にこもる生活から抜け出すことはなかなかできませんでした。

入院導入時点での診立て

本症例は，自己視線恐怖を主訴としており，加害的な不安をもち重症対人恐怖の構造をもっています。しかし，妄想的な確信にはいたっておらず，視線を意識するまいと思えば思うほど気になってしまうという悪循環は意識されており，「とらわれの機制」で理解することの可能な症例と考えられました。さらに性格傾向も，過敏さや不安をもちやすい弱力性と同時に，プライドが高く人に認められたいという強力性を併せもつという比較的典型的な神経質性格でした。また，対人不安を強くもつ一方で「自分はひとに認められたい気持ちが強い」と生の欲望の強さも自覚されています（森田，1926，1928；岩井・阿部，1975；中村，1999）。さらに受診する前から森田療法関係の本を読んでおり，Aさん自身も森田療法の考え方に共感を寄せていました。

森田療法の入院治療では体験重視の治療を行っていくために，外来の時点で治療についての知的な理解を治療者患者間で共有しておくようにします。そのために森田療法関係の一般書を利用することも多く行っています。なお，Aさんのケースでは，経過を通して薬物治療は行いませんでした。

2. 入院後の経過

(1)絶対臥褥期

　入院当日から7日間の絶対臥褥を行いました。臥褥に入る際には治療者から洗面，トイレ以外は自室で過ごすことを説明し，一日一回5分程度の主治医の回診があること，「症状のこと，過去のこと，今後のことなどさまざまな考えが浮かんだり不安になることもあるだろうが，むしろ考えつくすくらいのつもりで臨むこと。気にしないようにとはからうことはせずそのままに受け止めること」という指示を伝えました。臥褥2日目までは日中も寝ていることが多かったものの，3日目からの中盤は悶々と考え事をして過ごすことが多く「本もテレビもなく，いろいろなことを考えることしかなかった。ときどき気が変になりそうになった」「外出したくてたまらなくなり，トイレに何回も行ったりしていた。人とも話したくなった」と起床後に振り返っています。そして起床前日は「とうとうお風呂に入れるということでとても待ち遠しかった。明日のことで不安と期待が入り混じった一日であった」そうです。

　　検討：上記のような経過は臥褥期のほぼ定型的な経過と言えます。不安や
　　苦痛とそのまま向き合うことを経て，対人希求性を実感する体験となりま
　　した。

(2)軽作業期

　臥褥から起床すると軽作業期に入り，やはり動きには多少の制限を加えた状況に置きます（森田，1928；岩井・阿部，1975；中村，1999）。Aさんも通例どおり他の患者の作業の様子を見学したり，木彫り，タタラ（手びねりの陶芸）などの単独で行う作業を行いました。起床した日から日記を記載し，主治医からコメントを記入します。起床2，3日目には「人の輪に入っていけないのではないか」と感じて退院を考えることまであったそうですが，「ここが最後の砦と考えて踏みとどまった」とのちに振り返っています。それに続く時期にはやや高ぶっており，話が止まらないような様子でした。他の患者に話しかけるこ

とも多く見られました。本人から面接を希望して「よくなっている気がする」ということもありました。これに対して治療者からは症状にはよいときも悪いときもある，まず地道に病棟の生活に取り組んでいくようにと伝えました。

　　検討：起床まもない時期は，周囲の患者たちともまだなじんでおらず，決められた役割もない状況の中で戸惑うケースが多く，とくに対人恐怖症のケースではそれが顕著です。「なじめない」と焦り性急に他の患者との距離を縮めようとしたり，他の患者が立ち働く中で自分だけが作業を見学するという状況に「いたたまれなさ」を訴えることもしばしば見られます。こうしたとき，治療者からは対人関係の構築を急ぐのではなく，周囲，とくに動物・植物の様子や土の様子などをよく観察することを促していきます。そしてその場に踏みとどまることを支持していくのです。このとき，看護者の存在の支持的な側面が重要な役割を果たします。一方でそれに引き続いて，Ａさんがそうであったように「舞い上がったように」軽快感をもち，他者と一気に活発な関係をもとうとすることもときおり見られることです。

(3) 重作業期

① 重作業期前期

［不安のまま作業に踏み込む］

　重作業期には動植物の世話や生活に必要な掃除などを中心とした作業に取り組むことになります。当初は先輩患者の指導を受けながらではありますが，Ａさんは作業には生真面目に取り組みました。一方で対人場面での緊張は強く，面接や日記を通して不安を抱えたまま必要な行動に踏み込むことを支え，促していきました。

　　起床14日目の日記：「7時からミーティングの司会の当番でミーティングが始まる前から心臓がバクバクしていた。司会を始めると緊張は多少取れたが，顔はとても硬直していた。でもやるべきことはきっちりとやれた。自分をもっとそのような場におくようにしたい」（コメント：よく踏み込ん

だ。緊張しながらその場にとどまれたこと，役割を果たせたことは貴重な体験。そのような事実の中から自信も生まれてきます。）

起床19日目の日記：「卓球の時間。まわりが騒いでいる輪に入っていないように思えて，風呂の当番を理由に途中抜け出したが，またみんなと混じって卓球をした。」（コメント：この粘りが大切。）

起床24日目の日記：「今日は市街に出たが，周りの目はほとんど気にならなくて，自分が見たいものに集中できた。」（コメント：今後も気になるときも気にならないときもあるでしょう。その日の行動で一日を考えましょう。）

起床25日目の日記：「合同ミーティングでは緊張してしまった。」

起床32日目の日記：「午前の作業は動物で，ウサギへの投薬，犬のシャンプー，えさの買出しを行った。時間が余ったので，植物の方にまわり，雑草抜きをした。」（コメント：この時間の使い方はよい。）

起床33日目の日記：「卓球の時間。やり始めた頃はリラックスしていたが，終わり頃になると緊張してしまって，とくに今日の卓球で退院する人がいたので異常に盛り上がっていて，自分もその場にいたい気持ちが強かったが，抜け出してしまい，後片付けだけをした。」（コメント：もうちょっと粘ってみよう。）

この頃は上記のように日記でも症状が気になったか否か，その程度によって一日を評価するような記載が見られました。そこでは主治医からは，その日の行動を振り返るよう，日記のコメントや面接を通して伝えていきました。とくに対人緊張の症状ゆえの回避については，その場に踏みとどまり，役割を果たしていくように促しました。そしてAさんが踏み込んでいる場面では「よくやった」とねぎらいました。また，卓球の時間には人と向かい合う位置にいなければならず，「自分の視線が不快な感じを与えて，相手が足を動かしたのではないか，席を立ったのではないか」というように自己視線恐怖症状が強く現れました。そうした場面を避けようとする一方で「練習のためにわざと人がたくさんいる向かいに座った」り，「看護師さんに練習させてもらおうと思う」と話すこともありました。それらに対しては「症状の練習は無用，必要な行動を

とっていくように」と伝えました。その上で作業の取り組み方に自発性，工夫が見られるときは積極的にそれを取り上げ，支持していきました（起床32日目の日記など）。この時期の面接では，対人緊張や視線が気になることを訴える一方で「自分には人によく思われたい，目立ちたいという気持ちが強いみたいだ」と話していました。

　症状を気にしながらも作業に取り組むうちに，次第に症状は一定に持続するものではなく，場面によって変化があることに気づいたと言います。それについて主治医が問いかけていくと，気にならないようにと場面を避けたり，「あえて見るようにする」などのやり方ではからうほど，より強くとらわれることを実感していきました。

　検討：Aさんのケースでは比較的早い時期から積極的に作業に取り組んでいましたが，それでも，とくに重作業期の前半では症状の軽快・増悪に目が向き，その程度によって一日の良し悪しを測る傾向にありました。そこで治療者からは症状や気分の良し悪しで一日を測るのではなく（「気分本位」ではなく），その日に行った行動で評価するよう促したわけです（「事実本位」）（森田，1928；岩井・安部，1975）。

　重作業期の前半は，患者の自発的な活動を支え，不安のままに作業に取り組むよう促していきます。このとき，症状ゆえの回避をとどめるのとともに，症状と関係のある作業ばかりに偏らないよう留意します。Aさんの場合も「症状の練習」をしないよう伝えています。森田は赤面恐怖の治療に当たり「赤面に勝とうとしてことさらに交際の稽古をするのは無用です。かといって，自己の境遇，職業のためになすべきことは，いかなる苦痛，困難もやむを得ないことです」と述べています（森田，1998）。つまり，必要であれば恐怖突入を行うよう促すと同時に，特定の症状に関係したことのみに取り組むではなく，生活全体を具体的に広げていくことを目指すのです。それを通して不安そのものに恐怖突入し不安が変化することを体得していくことと，とらわれから脱して本来もつ生の欲望を発揮させていくことの両者が同時一体的に進められていくわけです。

Aさんは持ち前の活発さを次第に発揮するようになっていきました。

起床41日目の日記：「ソフトボール大会。ひと足先に多摩川のグラウンドに行き，荷物を運んだり，ライン引きをしていました。自分がMVPに選ばれて表彰されたときはとても緊張したが，とても楽しかった。」（コメント：大活躍でしたね。満塁ホームラン，見事でした。このうれしさを大切に。）

起床42日目の日記：「看護学生とのレクリエーション。始まる30分前，とても緊張して逃げ出したくなったが，はじめから終わりまで，その場にとどまり，我慢した。すごく緊張したが，とても楽しかった。」（コメント：よくがんばってとどまりましたね。粘って踏み込んだからこそ得られた楽しい体験。緊張するのはごく当たり前の感情です。）

②重作業期後期〜社会復帰期

[リーダー的役割—対人関係そのものに悩む・作業での力の発揮]

起床45日目ごろから動物委員会のリーダーになりました。前任者（Bさん。Aさんより年長の男性）からの引継ぎにあたって前任者との関係が難しいと悩み，自分が言うことで相手を傷つけるのではないかと気にしていました。面接でも「どこまで言っていいのかわからない」と訴えていました。主治医からは相手への配慮はそれとして生かしつつ，必要なことを伝えていくようにとアドバイスしました。あるとき委員会の話し合いの場でBさんが強い口調で話して，Aさんは「自分は下を向いてしまっていた」と情けなさを訴えました。しかしその場にいたほかのメンバーやスタッフから「別に不自然には感じられなかった」と言われ，「そんな場面では緊張するのが当たり前かもしれない」と振り返りました。そして「どんな場面でも堂々と委員長として意見をいうべき」というあるべき姿を設定してしまっていることを治療者患者間で共有しました。また，面接でAさんは「自分の兄は何でもできる人。兄のようにならなければいけないと思ってきた」と語りました。

自分より年長の患者が多い状況の中でよくリーダーの役割をこなしました。この時期には，「発表や作業の指示が周囲にうまく伝わるかを考えることでいっぱいで症状どころではない」「ミーティングの発表では提案がちゃんと伝わ

るか考えていて，誰が隣に座っているのかさえわからなかった」という発言も聞かれるようになっていました。

　起床49日目の日記：「放鳩訓練でT駅まで行った。電車に乗っているとき向かいの人はまったく気にならなかった。しかし女の人，とくに若い人だと目を背けてしまう。」
（コメント：放鳩そのものの成果はどうでしたか？）
　起床50日目の日記：「ただひたすら雑草を抜く作業ではあるけれど，自分なりに考えて，余分な枝があれば枝きりバサミで剪定したり，どの辺を集中的にやらなければならないか，考えながら作業していました。」（コメント：とてもよい作業の態度。どんな作業にも工夫の余地はあるものですね。）
　起床70日目の日記：「レクリエーションのあとの感想で学生の一人が『緊張したけど楽しかった』と言うのを聞いて，緊張することは人に話せないほど恥ずかしいことでもないし，誰でも緊張するものだとわかった。」
　起床75日目の日記：「大委員会（スタッフも交えての委員会の全体的な話し合い）があった。不安であったが，今までのミーティング，大委員会でなんとかなっていたので，不安は不安でもやっていけると思った。実際にふたを開けてみれば，言いたいことは言えたし，相手にも伝わったので，よかった。」（コメント：予期不安と事実の違い。今までやってきたという事実の積み重ねが自信につながっているのでしょうね。相手に伝える目的を果たせたのがなによりよかった。）
　検討：作業期も後半を迎えると，集団の中でのリーダー的役割を発揮するようになります。その中で視線の症状に限らない，他者との関係の中での自己のあり方に悩みを訴えるようになりました。面接でも「必要なことを相手にどのように伝えたらよいか」「相手を傷つけないか」「言うことで自分はつらい思いをしないか」と悩み，他者を傷つけたり自分が傷つくことへの敏感さを窺わせました。このように，自己の身体的特徴の一部に固執する心性から，本来の悩みとも言える対人関係のあり方に悩むようになる経過は，入院治療でしばしば見られます。

Aさんは悩みながらも，動物の作業や行事の準備などで持ち前の活動欲を発揮させていきました。作業への関わりが深まるとともにやるべきこと，やりたいことが次々と見つかるようになります。そのような「多忙」は回復の一つの目安と言われています（森田，1928；岩井・阿部，1975）。Aさんが語った「症状どころではなくて」という発言は，行動が広がった時点で多くの患者が口にする言葉です。そしてそれと同時にほかの人の発言からも平等感を得て，「緊張は誰にでもあることかもしれない」と症状を受容する態度が自然に身に付けられていきました。

［症状の「揺れ」〜症状の受容］
　起床81日目の日記：「卓球をやっている最中にソファーに座っている看護婦さんたちの足が気になって，動揺して，ショックを受けた。ほかの患者さんに「どうしたのか」と聞かれるほど顔に表れていた。」
　その後もときに症状が強く出現し，上記の日記のように「まだ治っていないと感じてショックをうけた」と落胆することもありました。そこで，治療者からは今後も症状には波があるだろうこと，しかしこれまで症状をもちながらも多くのことを成し遂げてきたことは事実であると伝え，支持しました。その後体勢を立て直してからは，「症状はこれからもなくならないと思うが，考え方が変わった」と話しています。起床90日目の面接では，「症状はなくならないが，『病気ではない』と思うようになった。昔もあったものなんだろうと思う。これ以上悪くはならないと思えるし，これからもなくなりはしないだろうと思う」と話しています。また，「『症状だけが重大事』になってしまっていたんだと思う」と振り返りました。

(4) 実生活（社会復帰）期
　動物委員長の役割を無事に終え，起床95日目から社会復帰期に入りました。この時期は，入院治療での経験を振り返り，今後の社会生活との橋渡しをしていきます。Aさんは学校を休学していたので，退院後の生活を検討することを

始めました。

　　起床105日目の日記：「思い返すと入院間もないころは，司会の当番でとても緊張していた。今は少しは緊張するというか，人前に出ると誰もが緊張するのが当たり前なのだから，とわかった。自分はカッコつけなのか，人前に出ても自分が動揺する姿を見せないようにしている。それも誰もが考えていることだとわかった。」（コメント：とても大切な気づき。これからはこの「人によく思われたい」という「生の欲望」をどのように生かしていくか，探りましょう。）

　　起床109日目の日記「アルバイト先に面接に行った。とても緊張した。採用するかどうかは向こうから電話するということだった。今，とても不安である。」（コメント：まったく自然の感情。それはそれとして，1回で決まらなければ繰り返しいろいろ当たってみましょう。）

　この期間に数回外泊を行い，家族や学校の先生とも相談し進路を検討しました。結局学校への復学は次年度から行うこととし，それまでの間アルバイトをすることを決め，起床110日で退院となりました。

　Aさんは退院後，数年たって病棟に顔を出してくれました。そして地元に戻って就職したこと，接客を含めた仕事をしているがもう視線のことにとらわれることはないと語っていました。

3. おわりに

　入院森田療法は森田療法の伝統的な治療形態であり，体験を重視した治療法であることは，周知のことです。Aさんもまず臥褥で退屈感や対人希求という形で自らの「生の欲望」に直接触れる体験をしました。対人緊張のために身動きの取れなくなっていた患者が作業を通して自分の活動できる力に触れ，症状のとらわれから離れていくことは，入院で典型的に見られる展開です。Aさんも入院前は，自己視線恐怖の症状のために対人関係からひきこもっていました。その状態から，入院生活を通して本来もつ対人希求性，さらにそれにとどまら

ない活動欲すなわち「生の欲望」を発揮していきました。

　最後に定型例における治療者患者関係について触れておきたいと思います。Ａさんのケースは筆者が森田療法棟に勤務するようになって比較的日が浅い時期に受けもったのですが，治療者患者関係が直接的に作用したというより，Ａさんが治療の場の支えの中で「自ずから気づき，もてる健康な力を発揮していく」プロセスをともに体験させてもらったという印象が鮮やかに残っています。Ａさん自身「先生にはあまり依存しないようにしていた。自分で治していくものだと思っていたから」と語っています。近年治療者患者関係の中での支えがより必要なケースが多く見られることも事実です。しかしＡさんのような定型例では治療者の役割は，患者が不安をもちつつ行動するプロセスを支え，その場に応じた森田療法の考えに則ったアドバイスを伝え，さらに患者の体験を「跡付け」し伝えていくことと思われます（中村，2002）。

文献

岩井　寛・阿部　亨　1975　森田療法の理論と実際　金剛出版

森田正馬　1926／1974　神経衰弱及強迫観念の根治法　高良武久（編集代表）森田正馬全集　第2巻　白揚社　pp. 71-282

森田正馬　1928／1974　神経質ノ本態及療法　高良武久（編集代表）森田正馬全集　第2巻　白揚社　pp. 283-442

森田正馬（高良武久編）　1998　対人恐怖の治し方　白揚社

中村　敬　1999　森田療法　岩崎徹也・小出浩之（編）臨床精神医学講座　15　精神療法　中山書店　pp. 117-134

中村　敬　2002　森田療法における「あるがまま」と「知ること」　精神療法　**28**（1），10-16．

第II部 事例編

入院治療 I （定型例）
に対するコメント

北西　憲二

　入院森田療法の定型的経過をたどった19歳の対人恐怖患者について塩路が紹介しています。この症例では悪循環（とらわれ）の機制で症状固着のメカニズムが理解でき，対人過敏性とともに高いプライドという相矛盾した神経質性格をもっています。そして治療に対して高い意欲をもっているようです。定型例とは森田療法独自の用語で，このような心理的・性格的特徴をもち，森田療法のよき適応群を一般には指します。しかしこれらの群が簡単に治りやすい軽症例か，というとそうとばかりはいえません。強迫性を帯びた頑固な恐怖症は，なかなか言葉のやり取りだけでは治癒には導けないからです。そこで入院森田療法での体験が重要な意味をもつのです。とくにこの症例のように，治りたいという気持ちはあるのですが，一方で社会的機能が失われている青年期の症例は入院森田療法のよき適応です。
　入院森田療法は絶対臥褥期，軽作業期，重作業期，実生活（社会復帰）期と4期に分かれます。臥褥期では，実生活での対人関係の悩み，社会的な活動の要請から離れ，内省を可能にする時期です。ここで塩路が述べているように，不安・苦悩をそのまま向き合い，自己の活動の欲求（生の欲望）に気づく時期です。つまり苦悩は苦悩として，欲望は欲望としてそれを直接感じることができたのです。実はこれが入院森田療法，さらには森田療法の重要な治療のテーマなのです。次の軽作業期，重作業期，実生活（社会復帰）期を通して，この経験をクライエントに内在化するよう援助することが治療なのです。
　そのために，軽作業期，重作業期ではまず「不安のままに作業に踏み込む」

ことが助言されます。不安，苦悩はそのまま感じながら，目の前のことに取り組むことが要請されるのです。それが自らの生きる欲望（生の欲望）の発揮につながっていくのです。しかしそうはいっても，塩路のいうように，悩む人は気分本位の人でもあります。症状の軽快・増悪に一喜一憂してしまうのです。

そして現実の作業に取り組んでいくうちに，このような神経症的とらわれから自分の症状が誰にでもあるものではないか，という認識が芽生えてきます。これは自分の症状の特別視から誰にでもあり得る悩みである，という認識の転換です。そしてそれを取り除くことから受け入れることへの態度の転換です。

そして治療は次第に現実の人間関係，作業の仕方，などをめぐって進んでいきます。治療のテーマが「とらわれ」から「生きること」をめぐって変遷していったのです。

この症例は治療の場で支えられ，「自ら気づき，もてる健康な力を発揮していく」プロセスが印象的だったと塩路は述べています。つまり定型例では治療の場が共感的で現実原則—ここでは不安をもちながら，作業に取り組むこと—がしっかりと維持されていれば，クライエントは勝手に治っていくのです。それがまた一番よい治り方なのでしょう。そのプロセスにさらに関与するものとして，グループ体験（とくに自分だけが悩んでいるのではない）が挙げられるでしょう。

2 入院治療II（非定型例）

久保田　幹子

1. はじめに

　森田療法は，元来森田神経質を治療対象としていますが，近年では定型的な森田神経質のみならず，その悩みのあり方に"とらわれ"の病理が見られれば幅広く適用可能と考えられています。実際，入院森田療法を希望する患者をみてみると，定型的な森田神経質は減少の傾向にあり，人格障害の病理を背後に抱える非定型例や重症例が増加しています。昨今ひきこもりや自己愛的な病理を抱える症例の増加が指摘されていますが，こうした症例に対して森田療法が貢献するためには，非定型例に対する見極め（適応の判断）や森田療法的な介入を明らかにすることが必要でしょう。そこで本稿では，非定型例の中でも治療が困難とされる自己愛的な症例と強迫行為の著しい強迫性障害重症例を呈示しながら，その病理と入院森田療法における治療的工夫について述べてみたいと思います。

2. 自己愛的な症例

　対人恐怖症は，かねてより「自惚れていながら完全に自惚れ切れていない」（三好，1970）「中和化されていない幼児的自己愛」（西園，1970）など，自己愛の病理との関連で論じられることが多かったものの，それを治療過程の中で直

接取り上げる必要はありませんでした。しかしここ最近は，自己愛の病理が患者―患者関係，もしくは治療者―患者関係に露骨な形で現れ，治療過程の中でこれを取り上げずにおくことが困難な症例が増えています。彼らは特定の精神療法，もしくは治療者に身をゆだねられず，建設的な助言を心ない批判と受けとめたり，唐突に怒りの反応を示すため，治療者は共感的な姿勢を維持することが困難となります。そこでこうした症例を扱う際の自己愛的な病理の理解と治療戦略について，症例を呈示しながら考えてみることにします。

(1)症例呈示

〈症例1〉 26歳，男性

①主訴

　対人緊張，他者視線恐怖，人にどう思われているか気になる。失敗することが不安で，物事になかなか手が付かない。抑うつ気分。

②起始・経過

　高校入学頃より，周囲への馴染めなさ，違和感を感じるようになった。さらに人が自分をどう思っているかが気になり，他人と一緒にいることへの嫌悪感，他者への不信感も抱くようになったという。高校卒業後大学受験を試みたが失敗，浪人後コンピューター関係の専門学校に進学。卒後コンピューター関係の会社に就職するが，上司との折り合いが悪く，のびのびと仕事ができなかった。入社半年頃，手の震えから字が書けなくなり，人と会うとひどく不安になり冷や汗がでるようになった。その後意欲低下，外出困難となり仕事も休みがちとなる。一時希死念慮も出現したため，A病院精神科を受診したが，薬物療法中心であったため中断した。25歳時，治療に専念しようと退職，幾つかの民間療法を受け，その中の認知行動療法によって抑うつ感はかなり改善，外出なども可能になった。しかしこのまま仕事を始めることに不安を感じ，治療の仕上げに森田療法を受けようと当院受診，入院となる。

③家族歴

　三人同胞の末子。Aの誕生時，母親は女の子を望んでいたためにひどく落胆

し,「顔も見たくない」といったという。その後は,末っ子ということでかなり溺愛されたが,まるでぬいぐるみを可愛がるかのように扱われ,幼稚園に入るまで女の子の洋服を着せられていた。そのため母親に対しては甘えと同時に「自分をこんな風にした」という憎しみがあるという。両親は常にAに対し口うるさく関わったが,Aが中学生の頃,次兄が非行に走ったため,その時点から両親の注意はもっぱら次兄に注がれるようになった。

④生活歴

幼少期はとても内向的で,一人で遊んでいるのが好きな子どもであった。中学1年のときいじめを受け,同じ小学校から進学した3人以外は全て敵と考えていた。しかし中学2,3年の頃は,担任の先生にも恵まれとても楽しかった。高校卒業後,専門学校に進学。卒後コンピューター関係の会社に就職するが,抑うつ感が強まり3年後に退職。その後約半年間は,近所の買い物以外は家にひきこもる生活となる。

(2)入院治療経過

次に入院治療経過を示します。

①絶対臥褥期

臥褥の経過は定型的でしたが,治療者が面接に訪れると「まあどうぞ」と座布団を勧めるような過剰なサービスや,妙にはしゃぐ態度が特徴的でした。

②軽作業期

初日から他の患者とも自然に交流している姿が見受けられました。面接での語り口は非常に淡々としており,哲学や禅の概念をもちだし,自らを客観視するような言い回しが目立ちました。しかしその一方で,治療者に対して「先生の前ではもう赤ん坊ですから,育ててください」などとおちゃらけてみたり,サービスをしようとする姿勢が見られました。

③作業期

作業にはかなり積極的に取り組みますが,「狂ったようにやった」と日記に記載しているように,やや頑張りすぎの傾向が認められました。こうした作業

態度について取り上げると,「人のことが気になる。がむしゃらにやるのも他の人から認めてもらいたいという気持ちがあるのかもしれない」と比較的素直に振り返りました。とはいえ,面接の話の中心は常に観念的な内容であり,自らを客観化することで治療者の介入を拒むような姿勢が目立ちました。また,他の患者に対する傲慢な姿勢も見られ「社会経験のある自分には簡単なことだが,彼にとってはあれが精一杯なのでしょうね」と,相手を価値下げすることで優越感をもとうとしているようでした。

そんな折りの起床44日目,症状のことに触れると突然態度が硬化し,「症状は認知行動療法で治っていた」と言い切り,治療者の言葉に対しても「それは先生がそう受け取っているだけ」「こういう自分だから仕方がない」と,他罰的,もしくは開き直りの態度を示しました。治療システムに対する不満も語られ,「自分は他の患者とは違う,何か問題があると思われるのは心外」「僕にちゃんと症状があれば先生たちもわかりやすいのでしょうけどね」などと,特別意識や優位な立場の物言い,強気な態度が見られました。

その一方で,「やりたいこと,やるべきことをやろうと心がけているが,そうすると『本当にそうしたいのか』と考えてしまう」(起床61日目)と述べ,何とかありのまま受けとめようとしながらも観念的になってしまう自分に葛藤する様が見受けられました。

また起床68日目には,看護師についての話題から突然攻撃的になり,神経症になった者でなければ絶対神経症者の気持ちはわからないと看護師への批判をまくしたてました。そこで治療者が「わかって貰えるはずがないという思い」や「傷つき易さ」を共感的に伝えると多少態度は軟化し,「がっかりしてきたことは何百回となくある,それで辛い思いもした」と吐露する一方で,「人を信用できないのは神経症に関することだけであり,他の面では別にこだわりはない」と言い切りました。

起床79日目,行事の進め方について話し合っていたところ,また突然に攻撃的となり,「神経症者を神経症者扱いしすぎる,細かいところまで立ち入って欲しくない,はっきり言って余計なお世話」などとまくしたて,話し合いにな

らない状態となりました。治療者が「そんなことはわかっている」と思うことに触れられると頭にくるようだと伝え，一呼吸置くと，「大人げないと自分でも思うが性格だから仕方がない，そういうところもわかってほしい」と語りました。

これまでの治療者に対する感情反応の背後には「わかってもらいたいが，わかってもらいたくない」といった両価的な気持ちがあり，それが治療に専念することへの抵抗に繋がっていると感じた治療者は，それを打破するために治療の振り返りと治療戦略の変更を行いました。具体的には，Aの「失敗が怖い，承認してもらいたい」といった言葉を引用しつつ，完全欲が強すぎるために失敗を過度に恐れて苦しくなっているのではないかと問いかけ，それは失敗したときの辛さ，幻滅，怒りの感情の受けとめられなさによること，そうした感情をどう受けとめ，自分にどう付き合っていくかが治療の目標であると再定義したのです。そしてまずはAのやり方をそのまま認めるよう心がけました。

こうした治療者の介入後は，これまで繰り返されていた突然の怒りの反応もほぼ消失しました。起床95日目に，女性患者と時間外に外出していたことを当直医に注意された際には，反抗的な態度をとりながらも一呼吸おいて冷静に説明を求めるというように，これまでと違った対応を見せるようになりました。治療者は，叱られてカッとなる気持ち自体は自然な感情と認めながら，その感情にどのように付き合いどう振る舞うかが肝心であると伝え，以前のように怒りの感情に振り回されることなく対処したことを積極的に評価しました。

さらに作業への取り組み方が，全部一人で引き受けてしまうか，全部相手任せにしてしまうかの極端な形になりがちであることを指摘し，思い通りにならないジレンマやじれったさに付き合いながら関わっていくよう促しました。この頃のAは「自分のパターンですね，背負い込むのは結局その方が自分が楽だからなのでしょうね」と素直に自分を振り返り，「それなりに行動はできているので，大分改善したと思う」と自分の変化を肯定的にとらえるようになっていきました。

そしてリーダとしての役割を終えたときには，達成感とともに，「気分はどうにもならないもの，それを放っておいてやるべきことをやればいいのだとわ

かった。気分をいじろうとするのが神経症，しかしそれはいじってもどうにもならないもの，付き合っていけばいいのだとこの頃わかった」と実感を込めて語りました。

④社会復帰期

「考えてしまうタイプなので，考えるのみの仕事は向かないと思う」と述べ，一つのステップとして運送関係のアルバイトの面接に出かけていきました。丁度その頃，勝手にナースステーションに入り咎められたエピソードを語り，「叱られたときにどうしても怒ってしまう。相手はほんの一部のことを言っているにもかかわらず，全部を否定されたようにとってしまう」と自らを振り返りました。アルバイトの採用も決まり，「すぐに働きたい」と前向きな姿勢が見られたため，起床約4ヶ月で退院となりました。

(3)症例Aの病理について

症例Aの主な訴えは対人緊張，および他者視線恐怖であり，症状レベルでは対人恐怖症の範疇と見なせます。しかしその症状の焦点は曖昧であり，漠とした不安感や抑うつを伴っていることから定型的な対人恐怖症とは言いがたいと思われます。彼の病理の本質は，入院導入時や入院初期には見えにくく，むしろ作業期以降に明確になったと言えるでしょう。すなわち，「かくあるべし」の堅い価値規範，観念的傾向に加え，対人的安全感の乏しさや劣等感とそれを代償しようとする優越の志向，対人的傷つきやすさと傲慢さなどの相反する性格傾向は，対人恐怖特有の自己矛盾的二極構造（近藤，1970；内沼，1977），もしくは「うぬぼれ」（三好，1970）の病理とも理解できます。しかし，他者の注目や賞賛を求め，見捨てられることを恐れて過剰にサービスをしようとする傾向や，他者の評価や批判に対して怒り，屈辱感をもって反応すること，自己の重要性への誇大感などからより自己愛的傾向の強いことが見てとれます。

かねてより，対人恐怖症と自己愛の病理との関連性は指摘されていますが（鍋田，1995；西園，1970），治療過程で明らかになった彼の病理は，まさに自己愛型人格障害に近似の病態と言えるでしょう。ところで，自己愛型人格障害

と言ってもその在り方は一様ではありません。バーステン（Bursten, 1973）は自己愛型人格の中に4段階の人格病理のスペクトラムを想定し，渇望型，パラノイド型，操作型，男根的自己愛型の4群に分類しました。またギャバード（Gabbard, 1989）は周囲を気にかけない（oblivious）タイプと過剰に気にする（hypervigilant）タイプの二つのサブタイプに分類しており，同様にローゼンフェルド（Rosenfeld, 1987）も厚皮（thick-skinned）なタイプと薄皮（thin-skinned）なタイプとに分けています。こうした観点から見てみると，本症例の病理は，どちらかと言えばギャバードの周囲を気にするタイプ，ローゼンフェルドの薄皮なタイプに近いとも理解されますが，同時に傲慢で尊大な面も合わせもっており，そのどちらの面が優位かは場面によって容易に変わりうるものでした。Aは非常に過敏で傷つきやすい一方で，その過大な自己理想ゆえに自分自身の不甲斐なさや恥の感情を受け入れられず，結果として，誇大的スタイルによって傷つきやすい自己価値を代償しようとしていたと理解されます。

　このように自己愛型人格障害もさまざまであり，傷つきに対する反応も一様ではありませんが，今のままの自分ではやっていかれないという行き詰まり感や治療へのモチベーションが認められたならば，入院治療に導入する価値はあるでしょう。

　では彼がこれほどまでに覆い隠そうとする自己愛の傷つきとはどのように形作られたものでしょうか。Aは三人兄弟の三男として生まれましたが，彼の誕生は，女の子を望んでいた母親にとって落胆をもたらすものだったようです。彼は自分が男として生まれたことで，存在そのものを拒絶されたと体験していました。いみじくも彼自身がSCT（文章完成法）に「（もし私の母が）私を心の底から励ましてくれたら私はどんなに楽だろう」「（私が忘れられないのは）子供の頃女の子に育てられたこと，中学の頃いじめられたこと」と記載しているように，母親が愛情を注いだのは女の子の服をまとった自分であり，ありのままの自分ではないという思いは彼の自尊心を傷つけるに十分であったのでしょう。そして何よりも「親に望まれなかった自分」という自己否定的な思い込みこそが，彼の阻害された自己愛の発達を物語っています。Aはありのままの自

己を否認し，低い自己評価の埋め合わせとして万能的な自己を思い描くことによって，かろうじて自己を保ってきたとも言えるでしょう。

(4)治療経過について──主に治療者患者関係をめぐって

一般に自己愛的な症例の治療は困難と言われています。それは治療者との関係を維持することが難しいことに由来します。症例Aが治療を求めてきた最大の要因は，その漠然とした自己不全感にあります。この自己不全感を埋めるために，また自己価値を傷つけることのない依存対象を求めて，Aはこれまでにいくつもの民間療法を試し，そして哲学や宗教を学んできました。しかし依存対象を求めつつも依存することへの不安が強いAは，結局どれにも身を任せることができなかったと言えます。こうした彼の対象との関わり方は，治療および治療者との関係にも繰り返し現れました。そこで，ここでは主に治療者患者関係に焦点を当てて治療の経過を振り返ってみましょう。

治療初期の段階でまず目に付いたのが，治療者に対する過剰なサービスと妙に場をなごませようとするおちゃらけた態度でした。臥褥中に訪れた治療者に座布団を勧める彼の気遣いは，明らかに場にそぐわないものであり，こうした振る舞いからも彼の関心が臥褥そのものよりも治療者の反応に向いていたことが窺われます。起床後もこうした過剰なサービスは続きましたが，その一方で非常に観念的な傾向も顕著に認められました。哲学や宗教の用語をもちだして自己分析をするかと思えば，「育て直してください」と一見従順な素振りを見せ，その態度は矛盾するようにも思えましたが，彼の悩みや辛さが実感を伴って治療者に伝わってこないという点では共通していました。これは相手と「まともに関わることを避ける」彼の構えとも理解できるでしょう。

作業期になると，彼なりに作業に積極的に踏み込む姿勢は見られたものの，他者に対する優越感と価値下げ，「自分は何でもわかっている」的な傲慢な姿勢が次第に明らかになっていきました。看護師に対しても，あくまでも専門職としてではなく，若い女性として扱おうとする価値下げが認められましたが，こうした彼の強気な態度の背後には，評価されることへの不安，弱味の見せら

れなさが見てとれます。さらに，治療を受けにきているにもかかわらず，患者扱いされることに対して非常に攻撃的に反応する一方で，「神経症者の気持ちは神経症になった者でなければわからない」と看護師を激しく批判しました。これは「わかってもらいたいが，そう簡単にわかってもらっては困る」という依存をめぐる葛藤が露になったものと考えられます。

　こうした対人関係パターンは治療者との関わりでも同様に生じ，その対人的傷つきやすさゆえに，ちょっとした注意や介入にも過剰に反応し，唐突に攻撃的になることが繰り返されました。しかし怒りの反応が長時間持続することはなく，面接の時間内，もしくは次の面接時には自分の怒りの反応を振り返ろうとする姿勢も見られました。とはいえ，彼の攻撃は非常に辛辣であり，ことごとく治療者を価値下げするために，治療者側の怒りの感情も刺激されると同時に，些細な共感の失敗も許されないという思いから，面接場面は緊張感の伴うものになりがちでした。

　治療の行き詰まりを感じた治療者は，これを打破するために，治療の振り返りと治療戦略の若干の変更を試みました。まず治療目標を明確にするために，彼の病理の森田的理解を再確認しました。すなわち彼の問題は「完全な自分でありたい」という「過剰な欲求」のためにおきているという理解を強調し，彼の肯定的な側面に焦点づけをしました。そして怒りの反応を取り上げ，激しい感情があることを明確にした上で，問題は感情そのものにあるのではなく，その感情の受けとめ方にあるとしました。

　変更した点は，第一に，彼なりのやり方をそのまま認めること，第二に，感情の内容ではなく感情への彼自身の態度のみに治療の焦点を絞ったことです。これは北西（1995）の言う感情重視のモデルとも関連します。まず第一点についてですが，先に述べたように入院当初から，Aは「観念的な自己分析」を振りかざし，「自分は何でもわかっている」的な態度を示していました。そのため，どうしても治療者は彼の問題を先に指摘したい欲求にかられがちでした。これは彼の傲慢さや挑戦的な姿勢によるものと理解できますが，こうした彼の挑発に乗せられると，手痛い攻撃が待っていることに気づいた治療者は，まず

は彼のやり方をそのまま認め，先に指摘をしないよう心がけました。そして彼をあくまでも大人として扱い，彼の判断や考えを尊重するようにしました。彼の内省や自己受容を促す上でも，まずその自己愛を傷つけないことは必須でしょう。第二点は森田療法の基本姿勢と重なるものですが，感情に触れられることがもっとも彼の自尊心の傷つきを刺激すると理解したため，どんな感情であっても治療者はそれをそのまま受けとめ，彼自身が自らの感情とどう付き合い，自分自身とどう折り合いをつけていくのかを問い返していきました。こうした治療戦略の変更を図ることによって，治療に対する頑なな構え，および面接時の攻撃的な反応は消失し，感情に対する付き合い方，また物事への関わり方や対人関係について，話し合えるようになったのです。ここに至って，ようやく彼は，治療者の反応ではなく自分自身と向き合うことが可能になったと言えるでしょう。

　自己愛的な症例を扱う場合，まず治療者は彼の自己愛的な態度に過度に反応することなく，彼の肯定的な側面を支持しながら，彼が自らの感情や自分自身とどう付き合うのかに注目し，援助していくこと，すなわち感情そのものでなく感情に対する態度に焦点を据えることがポイントと言えるでしょう。

　では次に，強迫性障害の非定型例を呈示し，入院治療のポイントを振り返ることにします。

3．強迫行為が著しい症例

　森田（1928）は強迫行為を意志薄弱と分類し，森田療法の適応は不可能と考えました。実際，強迫行為の激しさゆえに治療にのせることが困難な症例は少なくありません。そこで強迫行為が著しい症例を簡単に紹介し，その治療的工夫について述べてみたいと思います。

(1)症例呈示
〈症例2〉　48歳，男性，強迫性障害

第Ⅱ部　事例編

①主訴
不完全恐怖，確認強迫行為

②生活歴および経過
仕事で思うような評価を得られなかったことを契機に，忘れ物をしたのではないかと不安でその場を立ち去れず，周囲に自分の行動が正しいか否か確認を求めるようになりました。休職後は不確実感が生活全般および，妻への巻き込みも顕著になったため，入院を希望し当科受診となりました。

③入院治療経過
臥褥中も確認による部屋の出入りが頻回で，ときに他の患者を呼び止めては確認を求めるため，他の患者への確認を禁止し，治療者および看護師への確認のみ容認しました。

起床後の検査では，症状が出ることを恐れて不安を訴えましたが，治療者の励ましによって何とか踏み込み，「1回の確認で帰ることができた」と大喜びで報告しました。

しかし，作業期に入りやるべきことが増えてくるに従い，症状は増悪し，皿洗いや歯磨き，手洗いなどに長時間要するようになりました。そのため，Bは病棟での生活そのものが苦痛となり，頻繁に治療者のところに来ては確認を求め，泣いて不安を訴えたりしがみつくようになりました。

そこで治療者は，Bの依存をまずは受けとめ，頻回な不安の訴えにも耳を傾け，辛さに共感するよう心がけました。そして治療者に対する確認はある程度容認しつつ，他の患者への巻き込みは禁じ，今の辛さは何とかしたいからこそ感じるものと，健康な欲求に働きかけていきました。また行動面では，作業の一部を免除して負担の軽減を図り，確認しながらでも少しずつ行動に向かうよう励まし，できたことは積極的に評価しました。

しかし，「作業ができないのならここにいる意味はない」という他の患者の批判に傷ついたBは，泣きながら退院を希望したため，治療者は今後の治療についてよく考えてくるよう外泊を指示しました。外泊中，自宅ではとても生活ができないと実感したBは，自らの意思で治療の継続を決断しました。

その後は，時折治療者にしがみつくことはあっても，以前ほど不安に圧倒されることは少なくなりましたが，苦手な作業は巧みに，ときに強引に避けようとするため，次第に他の患者からあからさまに陰口を言われるようになりました。そうした批判に対し，Bは「悔しい」とこれまでにない怒りや悔しさを表現しました。そこで治療者は，Bの怒りを自然な感情として受容するとともに，自らの態度の振り返りを促し，その悔しさを行動に生かすよう励ましていきました。その後Bは，「歯磨きをしていて，ふと馬鹿らしいと思った。何となく正気に戻った感じがした」と実感を込めて語り，徐々にこれまで避けてきた作業にも関わるようになっていったのです。

退院後は入院以前に比べ症状は軽減したものの，不安回避的な傾向や頑なに自分の生活スタイルを守ろうとする姿勢は残っていました。そこで治療者は，そうしたBのスタイルを指摘するとともに，本当に今の生活に困っており，それを変えたいと思っているのかを繰り返し問いかけていきました。Bは徐々に自らを振り返り，「妻にも自己中心的と言われる」「この禁断症状（確認）を頑張らないといけないんですよね」と，より主体的に不安と付き合おうとする姿勢を見せるようになりました。退院1年後には，「確認したいと思わなくなった」「コップの水が，一杯になってあふれるように，日々の積み重ねからそう思った」とほとんどの確認を自らやめ，「確認をしなくなった分時間が余って仕方がない」と生き生きと語り，職場復帰を経て治療終結となりました。

(2)症例Bの病理について

本症例の症状の発展機制を見ると，完全を過剰に求めるあまり不完全にとらわれるといった，とらわれとはからいの悪循環過程が認められます。しかし，その症状は自我親和的で，患者は症状の辛さは執拗に訴えながらも，それに対する馬鹿馬鹿しさ，不合理感はさほど実感しておらず，不安を排除するために衝動的に確認行為を繰り返していました。ことに入院前の患者は，不安に圧倒されて身動きのとれない状態に陥っており，苦手なことは妻に任せ，自ら関わることを回避するなど他者を巻き込んでいたことから森田神経質非定型例と考

えられます。これは成田ほか（1974）のいう「他者巻き込み型」に相当すると言えるでしょう。

　患者は元来完全欲が強く几帳面，頑固といった強迫的な性格傾向を有しており，退院後の外来面接でも明らかになったように，生活スタイルも極めて強迫的でパターン化したものでした。このようにかなり自己完結的で頑なではあったものの，青年期においてはその強迫性もそれなりに発揮されており，仕事面にそれが生かされていたと理解できます。しかしながら転職の多さなども考えあわせると，社会適応がその経歴や本人の自覚ほどに良好であったかは疑問であり，他者との関わりは極めて浅薄で，情緒交流に乏しいシゾイド的な傾向が強かったものと想像できます。Bの発症は中年期と通常よりやや遅いものの，その背後には達成への欲求とその挫折が認められます。知性化の方向に強迫性を発揮し，自己愛的ながらも何とか自己を確立してきた患者が，中年期に至って思うように他者からの評価が得られなかったとき，自己不全感が強まり，破綻をきたしたとも理解できるでしょう。

　先にも述べたように，本症例の特徴はその葛藤の乏しさと衝動的に強迫行為を繰り返す不安耐性の低さでした。患者は不安を回避するために他者（主に妻）を巻き込んでいましたが，そのあり方は不安を回避するために他者をコントロールしようとする支配性の現れと考えられます。彼の中の万能感が損なわれたとき，その未熟なパーソナリティも相俟って，支配的傾向が非常に退行した他者へのしがみつきとして示されたと理解できるでしょう。次に，こうした治療困難例を扱う上での治療的工夫について検討したいと思います。

(3)治療者の関わりとその意義

　冒頭でも述べたように，本症例のように症状が自我親和的で，衝動的に強迫行為を繰り返すタイプを，通常の森田的関わりのみで治療に乗せることは容易ではありません。こうした症例に対し，まず治療者は，一貫して次のような姿勢をとることが必要と思われます。第一に，患者のそのときどきの感情体験に注目し，患者が体験している不安や苛立ち，情けなさなどに共感し，それを日

記のコメントや面接を通して明確化していくこと。第二に，患者の不安の背後にある健康な欲求に働きかけ，その発揮への援助を行うことです。北西(1990)は，強迫者の治療における治療者の役割の一つとして，共感性や保証といった側面を挙げていますが，先に述べた治療者の姿勢は，患者の不安を受容し，治療への動機づけを高める上で，必要不可欠と考えます（表1）。

　表1は，治療の時期に応じた治療者の関わりをまとめたものです。ここに示したように，治療のポイントは大きく分けて二つの段階に分けられます。まず治療初期で問題となるのが，患者の不安の強さと治療者へのしがみつきです。入院生活に対する不安から，この時期に症状が増悪することは稀ではありませんが，症例Bも不全感へのとらわれから病棟での生活そのものに行き詰まり，身動きがとれない状態となりました。このとき治療者は，ともすると強迫行為を制限し行動を促したくなりますが，そうせざるを得ない患者の不安を棚上げにした関わりは，患者との「行動する，しない」の綱引きを引き起こしかねません。さらには，患者の不安に伴い，ますますしがみつきが強まるといった悪循環に陥ります。

　こうした事態を避けるためには，まず患者の安全感が高まるような環境設定が必要となります。第一に，とりあえず行動は棚上げし，ある程度の確認は容認しつつ，何を許容し，何を制限するのかを明確にしていくこと。そして第二に，確認しながらでも少しづつ生活に関わるよう励まし，そこでできたことを

表1　治療の場における患者の反応と治療者の関わり

	患者の反応	治療者の関わり
第1段階 （治療初期）	・不安の高まり ・他者へのしがみつき ・強迫行為の増悪	〈安全感を提供する環境設定〉 1）行動の棚上げ 　　許容するところと制限するところの明確化 2）できたことの評価 ＊一貫した治療スタッフの対応
第2段階 （治療中期～ 　治療後期）	・自己中心的なパターン ・周囲との軋轢 ・集団や作業を通した様々な感情体験	〈行動を通した感情体験への注目〉 1）治療の場における感情体験 2）自己の態度への振り返り 3）適応的な行動への修正

積極的に評価していくことです。これは患者の不安を受容する支持的機能を強めると同時に，段階的に依存を制限し，現実検討を迫るための枠組み設定とも言えるでしょう。こうした関わりを看護を含めた治療スタッフ間で統一し，患者の不安を受けとめていくことが治療初期のもっとも重要なポイントと言えます。症例Bも，その不安の強さから回避傾向が強まり，なかなか治療に腰が据わりませんでしたが，外泊を用いた治療の動機づけの確認や，先に述べたような生活の枠組みを設定することにより，治療の場にとどまることが可能になりました。

　こうした段階を経て，ある程度の安全感を得ると，患者はおずおずと行動に向かうようになりますが，それとともに，彼らの回避的もしくは自己中心的な行動パターンが明らかになってきます。これこそが，彼らのとらわれを生んでいる不適応的な態度と理解できますが，Bの場合も，不安を賦活させるような場面や対象をことごとく回避し，しかもそれを当然のように押し通す自己中心的な関わり方が露になっていきました。こうした行動の結果，周囲との軋轢が生じ，患者は集団や作業との関わりを通して，はじめて怒り，悔しさ，情けなさなどの感情を表出します。これは感情を含め曖昧なものは全てコントロールしようとしていた患者にとって，新しい感情体験と言えるでしょう。このとき治療者は，「今」，まさに治療の場の関わりにおいて実感している患者の感情体験に注目し，それを自然な感情と受容し，自己の態度への振り返りを促していくことが重要です。こうしたプロセスを経てはじめて，患者は自らの自己中心的な行動パターンに気づき，適応的な行動への修正が可能になると思われます。これは自我親和的な症状が，多少なりとも自我違和化されていく過程と言い換えることもできるでしょう。

　退院後も，患者の自己，および他者，そして現実生活への関わり方に焦点を当てていくことは言うまでもありません。患者はその不毛さに漠然と気づきながらも，不全感や不確実感を回避しようとして再び行き詰まります。こうした経験の積み重ねから，ようやく患者はその不全感を自分のものとして受けとめていくことが可能になるのでしょう。

4. おわりに

　自己愛的な症例および衝動的に強迫行為を繰り返す症例に対する治療的工夫について述べてきました。これらはいずれも治療にのせるまでが難しく，治療的工夫を要します。治療の初期段階では患者に安全感を提供する関わりが必要であり，治療の中期以降では彼らの感情体験に注目し，そこでどのように振る舞うのかに焦点づけていくことが重要なポイントと言えるでしょう。

文献

Bursten, B. 1973 Some narcissistic personality types. *International Journal of Psycho-Analysis,* **54,** 287-300.

Gabbard, G.O. 1989 Two subtypes of narcissistic personality disorder. *Bulletin of the Menninger Clinic,* **53,** pp. 527-532.

北西憲二　1990　森田療法の立場から　作田　勉（編）　強迫神経症の治療　金剛出版　pp. 125-146

北西憲二　1995　自己愛的傾向の強い対人恐怖の治療──森田療法における感情の扱いをめぐって　精神科治療学，**10**（12），1319—1327.

近藤章久　1970　対人恐怖について──森田を起点として　精神医学，**12,** 382-388.

三好郁男　1970　対人恐怖について──「うぬぼれ」の精神病理　精神医学，**12,** 389-394.

森田正馬　1928／1974　神経質ノ本態及療法　高良武久（編集代表）森田正馬全集　第2巻　白揚社　pp. 279-442

鍋田恭孝　1995　病的自己愛から見た役割的自己　精神科治療学，**10**(11)，1239-1246.

成田善弘・中村勇二郎・水野信義ほか　1974　強迫神経症についての一考察──「自己完結型」と「巻き込み型」について　精神医学，**16,** 957-964.

西園昌久　1970　対人恐怖の精神分析　精神医学，**12,** 375-381.

Rosenferd, H. 1987 *Impasse and interpretation.* Tavistock.

内沼幸雄　1977　対人恐怖の人間学　弘文堂

第Ⅱ部　事例編

入院治療Ⅱ（非定型例）に対するコメント

北西　憲二

　森田療法の治療プロセスになかなか乗らない治療困難例が増えています。それは森田療法に限ったことではなく，精神療法一般にいえることだと思います。しかもこのような非定型的な治療困難例こそ，私たちの治療経験を豊かにし，そして第1章で塩路が紹介した定型例の治療プロセスもその意味が見えてくるのです。またこの経験が入院治療のみならず，外来森田療法の開発や新しい森田療法の理論的展開にもつながるのです。では久保田の紹介する症例をみていきましょう。ここでは2症例が挙げられていますが，塩路の症例と対比する意味でも，26歳男性，自己愛的な傾向の強い対人恐怖の症例に絞って話を進めます。

　この症例ではいわゆる悪循環（とらわれ）の機制ははっきりしません。それとともに自己形成不全ともいうべき未熟さを感じさせる症例です。それゆえ人生の危機に当たって抑うつ状態に陥り，希死念慮をもつに至ったのだろうと推測されます。この自己形成不全はまたその生育歴，とくに母親との関係からも推察されます。

　このような症例が入院治療ではどのようなプロセスを示すのかを久保田は示しています。他者の評価に左右され，しばしばそれによってうつ状態ともなりうること，つまり無力感に陥り，人に依存する傾向が認められるのです。その反面それを埋め合わせるかのような傲慢で，要求がましい万能的，観念的な態度を示します。それらは容易に攻撃的な態度と変化します。このことを私たちは治療を行う上で知っておく必要があると久保田の報告から読み取れます。

そしてこのような症例では，定型的な症例では意味をもった助言「不安のままに作業に踏み込む」がしばしば反発の材料となるのです。そんなことはできない，それができないから治療に来たのだ，と攻撃的になる自己愛的なクライエントも少なくないのです。ここで踏み込む，踏み込めない，という行動をめぐる綱引きが始まります。今まではそこで治療が終わってしまい，そのようなクライエントは「縁なき衆生」と切り捨てられたのです。ここで治療者のパラダイム転換が必要なのです。行動モデルから感情モデルへの転換です。解説編第2章「森田療法の基本的理論」で述べられている行動的介入から認知的介入へのモデル転換です。つまり行動モデルをとりあえず棚上げし，クライエントの感情に焦点を当て，その不自然な生き方を問題とする介入方法です。
　そこで久保田はクライエントの問題を「生の欲望の過剰さ」ととらえ直しました。悩む人には，何かが欠けていると考えるより，「かくあるべし」と自分を過剰に縛っており，その過剰さを削ればよいのだ，と問題を設定した方が受け入れやすいのです。久保田はクライエントの「すべてが自分の思い通りにしたい」観念的，万能的なあり方を問い，そうせざるを得ないクライエントの苦悩を共感するとともにそれを明らかにしていったのです。そしてこのような過大な欲望のあり方を問題にしながら，そこでの自らの感情を受け止めていくことを促進していったのです。それが実はこのクライエントの問題の核心でもあったのです。彼の幼児的な万能感ゆえに失望を受け入れられずに，自分や周囲を振り回していたのです。ここに気づいていければ，世界は思い通りにならない，という自覚とともに，人との交流が可能となり，人の痛み，つらさも次第にわかってくるのです。ここから次第に現実の行動へと踏み込むことが可能となります。
　そして「たかが自分，されど自分」という事実を知ることが森田療法ではきわめて重要なことなのです。そしてこのような局面では治療者の経験と腕が問われるのです。またこのような症例ではいずれ症例の行き詰まりが生じるのだ，そのときこそ治療の勝負の時だ，と予想しておくことが必要でしょう。それとともにチーム医療のスタッフとこのような問題を共有する重要性はとくに強調されるべきです。治療スタッフの対応の齟齬が事態を悪化させるからです。

3　外来森田療法I（うつ病）

橋本　和幸

1. はじめに

　外来森田療法による治療の成否は，そのケースの生活場面における，生活スタイル（仕事の仕方や対人関係の取り方）を，どこまで把握できるかにかかっています。本人は良かれと思ってやっていることが裏目に出ていたり，本人はちっともストレスに感じていないことがストレス要因だったり，症状出現の本来の原因は，ケースの生活場面の中にあると考えるのが，森田療法の基本的なスタンスだからです。

　筆者は，東京郊外の駅前で，精神科クリニックを開設している開業医です。このフィールド故の特徴かもしれませんが，元来適応の良好な会社員の，うつ病圏のケースが一番のお得意様です。そしてここ数年，早出，残業，休日出勤など，状況的なストレス要因が大きく，個人の生活スタイルのあり方は，主な発症要因となっていないようにみえるケースが，増加してきていると感じています。これは主に，リストラされずに残った30代の男性例で，少ない人員で，より多くの役割を背負わされている人たちです。彼らに対して，漫然と薬物療法を続けることは，治療しているというより，過度なストレス状況下で無理を続けるための，片棒を担ぐことになりかねません。

　彼らの話をただ聞いていると，会社を辞めない限り，今の仕事の仕方を修正することは，不可能であるかのようにみえます。しかし，彼らの部署の同僚，

上司，部下たちが，全員うつ病になっているわけではありません。彼らのようなケースこそ，職場での仕事の仕方や，対人関係の取り方だけでなく，プライベートな生活場面でのエピソードについても，詳細な情報を収集する必要があります。その上で，修正すべき生活のスタイルは何か，本来向き合うべき遂行課題がどこにあるのかを問い続ける，外来森田療法の技法が重要な意味をもってくるのです。

2．症例呈示

症例I氏は初診時36歳の男性。主訴は不眠，寝汗，手掌・足底の発汗，抑うつ気分です。二人兄弟の第一子。東北出身で，両親，妹一家ともに地元におり，本人のみが東京在住です。両親は家電の小売店を自営。特記すべき既往歴はありません。

幼少児期は病院通いが多かったものの，小学生時代は元気。中学生時代は運動部に入り，成績も良くなり，友人関係も増えたと言います。大学では電気工学専攻，大学院修士課程を修了し，24歳で大手電気設備会社に研究職として入社。3年前に異動してからは，コンピュータのソフトウエア開発の仕事に携わっています。29歳時に，1歳年少の妻と結婚。3年前に第一子が誕生しており，異動の時期と重なっています。

3年前に異動した頃から，徐々に主訴が出現。1年程前からは，大きなプロジェクトのチームリーダーとなり，さらに多忙な日々を送りました。そのソフトウエアを，クライアント先に納入した直後から，主訴に加えて，食欲低下，易疲労感が強まり，仕事にも支障をきたすようになり，同僚の勧めもあって，当科初診となりました。

3．治療経過

初診は1回45分，再診は当初5回が週1回15〜20分程度，その後は2週に1

回10分程度の面接で，全治療期間は約半年となりました。

(1)初回面接

　基本的にこの手の人たちは，自分が無理をしているという自覚に，極めて乏しいものです。したがって，発症のきっかけや，症状悪化の要因については，治療者がかなり突っ込んで問う必要があります。

　一通りの病歴，既往歴，家族歴，生活歴を聞いたあと，まずは3年前の異動の詳細について尋ねました。すると，彼は入社以来9年間，会社の研究部門に在籍していましたが，この時業績不振を理由に，会社全体の組織改変が行われ，実質的に研究部門が廃止されたという事実が語られたのです。すなわち，基礎的な研究とクライアント相手の仕事という，仕事内容の質的な変化を伴なう異動というだけでなく（それだけでも大変なストレス要因ですが），大きな喪失体験だった訳です。

　次に，1年前の大きなプロジェクト開始当初の状況について，尋ねていきました。すると，このプロジェクトのチームリーダーになってからは，残業，休日出勤が増え，月の残業時間は200時間を超え，平均睡眠時間は5時間を切っていたのです。さすがにこの時は，彼自身が先に，「具合が悪くなって当たり前ですね」と自ら語ったのが印象的でした。

　ここまで話が進めば，これまでの研究者としての実績を，ある意味否定されたこと，これまでとは180度違った交渉ごと，折衝ごとを主とする仕事に従事することになり，時間的にも過酷な労働条件下にあったこと，その一方で第一子が誕生し，家族にも弱音の吐けない状況であったことなどが，I氏自身にも見当がついてくる訳です。

　この時点で大切なのは，このような状況下にもかかわらず，立派に仕事をこなしてきた事実を充分に評価し，むしろ頑張りすぎであったことを強調することです。何かが「不足」していたのではなく，むしろ「過剰」であったのだという文脈にのせること，それが外来森田療法導入時の「つかみ」の技法として重要なのです。元来うつ病になりやすい人とは，「かくあるべし」が強く，病

気の原因を自分の能力不足や，精神力の弱さとして受け取りやすいので，この点は特に重要となります。

　次に，このような無理を月単位で続ければ，生体時計のリズムが乱れ，さまざまな自律神経失調症状が出現するのは，むしろ当然の帰結であることを強調し，うつ病の説明に入っていきます。うつ病とは，夜になれば眠くなり，朝になれば目覚め，決まった時間になればお腹が空くという，基本的な「食べる，眠る」のリズムが乱れる，体の病気であることを明言します。したがって，薬物療法が効果をもち，睡眠は比較的速やかに取れるようになること，食欲や自律神経失調症状の回復には１週間程度かかること，意欲や集中力の改善までには２～３週間かかることを伝えます。

　この段階で筆者が強調するのは，「うつ病は治りやすいけれど，再発しやすい病気である」という点です。体の病気には薬が効くという安心感を与えるのと同じくらい，同じ無理を繰り返せば，再発する危険性が高いことを指摘することも重要なのです。つまり，薬物治療と休息によって体調が回復したからといって，すぐに薬をやめてよい訳ではなく，薬だけ飲んでいればよい訳でもなく，自分の生活のスタイルを見直さないと，また苦しむことになるという点に釘を刺しておく必要があるのです。これを筆者は，うつ病に対する外来森田療法における「杭打ち」の技法と呼び，先ほどの「つかみ」の技法とセットで重視しています。

　そして，初回面接のもう一つのポイントは，初期治療にかかる，２～３週間の過ごし方についての検討です。Ｉ氏の場合，大きなプロジェクトが一段落して，いわば「荷降ろし状況」にあったので，上司に相談して，３週間くらいの休みを取るように勧めました。そして，それまでの期間も，けっして時間外勤務や休日出勤をしないよう指示したのです。

　最後に，薬の副作用についての説明と，その説明にない症状が出た場合は，すぐに電話するように告げて，初回面接を終えました。

(2)治療前期（第2回～第6回）

　1週間後Ｉ氏は，先週よりは大分落ち着いた表情で来院しました。睡眠は充分取れるようになり，食欲もここ数日戻ってきていると言います。さらに1週間の申し送り期間の後，3週間の休みを取ることになったと報告してくれました。とりあえずは一安心です。

　第2回の面接で筆者は，現在Ｉ氏が従事している仕事内容の詳細について，「素人にも判るように」説明してくれるようにお願いしました（立松，1999）。

　彼が1年前からチームリーダーとして関わったプロジェクトとは，都心のオフィスビルに入居することになった，中堅商事会社のネットワークシステムの構築作業でした。歴史のある名門の会社ですが，その分オンライン化は遅れていたそうです。

　商事会社ですから，扱う品目だけでも，衣料品，食品，家具といった生活用品から，自動車，ヨット，建築用の資材といった工業製品まで，実に多岐に渡ります。部署も営業，経理，総務，企画，宣伝といった一般的なものだけでなく，海外製品の添付文書の翻訳や，貿易関係の法制管理といった，商事会社ならではのものがいろいろとあるのです。

　多くの品目を扱うということは，量的に多くの情報を管理する必要があることを意味し，多くの部署があるということは，それぞれの部署からの要求事項が交錯し，質的に高度なソフトウエアの開発を要するということを意味するのだそうです。特に後者については，それぞれの立場からの希望を聞いて，その調整を図り，具体的なシステムを構築する訳で，まさに交渉，折衝，根回し，クレーム対応といった，対人関係をめぐる気遣いを主たる業務とする仕事であることが判ってきました。

　さらに，Ｉ氏の仕事のストレス要因が大きかった理由は，今回の会社全体の移転が，大規模なリストラと結びついていたことです。いくつかの取り扱い品目からの撤退や，いくつかの部署を解散して，外注委託するという問題の紆余曲折が，そのままシステム開発に対するリクエストの変遷につながったのです。

　Ｉ氏自身も，同じような体験をしており，クライアントの辛さも判る分，無

理な注文に答えようとしすぎたようです。まさにここにＩ氏の行動パターンの特徴が表れていました。人の痛みを即座に理解し，頼まれると無下に断れず，逆に仕事を頼むのが苦手で，結果的に仕事を背負い込んでしまうのです。しかも手抜きはできないので，勢い残業時間が多くなり，睡眠時間を削る羽目になります。

　筆者はその状態が半年以上続けば，うつになるのも仕方のないことであり，今後はこのパターンを繰り返さないことが課題であることを，Ｉ氏に伝えました。ただしこの時，Ｉ氏の気持ちがよく判ること，その性格ゆえに人の信頼を得てきたであろうことを併せて強調しています。そして行動パターンの修正とは，180度の変身を目指すことではなく，ほんの少しの行動上の軌道修正でよいことも，重ねて強調しています。「10頼まれて10引き受けていた人が，10の内の1断れるようになれば，まったく違ってくるものなのです。」という言い回しを，筆者はよく使います。

　さらに，これからの1週間の仕事は，定時の時間内で，必要最低限の申し送り作業のみにすること，その後の3週間の病休期間中は仕事がらみの連絡は取らないように，部下に言明してくるように指示しました（これはＩ氏にとって無理な注文であることは承知の上での，いわば「伏線」ですが，その点については後述します）。

　第3回目の面接で筆者は，この1週間Ｉ氏がどのような仕事振りだったのかについて，具体的に聴いていきました。

　とりあえずシステムはクライアント先に納入されているので，チームのメンバーの仕事は，クライアント先の社員がシステムを使うための教育が主となります。また，実際にシステムを動かしてみると，さまざまな不具合が出てくるもので，その修復作業もその都度対応しなくてはなりません。さらに，運用開始後に各部署から出てくるリクエストに応じて，システムの改変作業もあります。これは，基本的に「あちらを立てれば，こちらが立たず」的なもので，ある部分の要求をのむ代わりに，別の部分は我慢して頂くといった，折衝ごとが必要になってくる訳です。

第II部　事例編

　したがってこの1週間，I氏の仕事は，誰にどの仕事を振るのかについての判断が，主な業務だった筈です。しかし聞いてみると，I氏はそれぞれの業務内容については，何もそこまでと言いたくなるくらいの申し送り書類を用意しているにもかかわらず，その業務を誰に振るのかについては，ほとんど考えていなかったのです。
　こうしたエネルギーの注ぎどころのズレこそが，空回りの原因であり，うつに至る悪循環の入り口なのですが，そのままストレートに伝える訳にもいきません。そこで筆者は，次のようにI氏に問いかけました。
　「あなたの用意した申し送りの書類は，たぶん誰が見てもわかるようにできているでしょう。ただし，この1週間，私が言ったように，残業や自宅への仕事の持ちかえりはしないですみましたか？」
　答えはもちろんノーでした。さらに，筆者はこう尋ねました。
　「これから3週間，あなたのチームメンバーは，あなたに連絡なしに仕事ができるでしょうか？」
　第2回の面接の最後で，定時の勤務時間内で最低限の申し送りだけをすることと，その後の3週間は仕事がらみの連絡をしないように，メンバーに言明するように言った伏線が，ここに活きてくる訳です。
　I氏はしばらく黙って考えていましたが，次のように語りました。
　「なるほど。先生が最低限の仕事と言われた時に，私はとにかく申し送りの書類を用意することだけを考えました。でも実は，誰にどの仕事を割り振るかを考えてから，その人に必要な申し送り事項だけを用意すれば，それほど時間はかからなかったし，この先3週間仕事がらみの連絡を取る必要性もなくなったということですね。」
　黙って肯いてから筆者は，彼のチームのメンバーの年恰好と，おおまかな性格を尋ねました。
　36歳のI氏がチームリーダーですが，No.2の立場にいるのは33歳の独身男性S氏で，SEとしてのキャリアはI氏よりも長く，仕事も出来る人ですが，マイペースで指示されたこと以上の仕事はしないと言います。次が30歳の既婚

男性D氏で，営業畑から異動してきた体育会系で，協調性が高く体力もある人ですが，いかんせんSEとしてのキャリアが短く，できる仕事が限られているのが難点です。その次が27歳の独身女性Y嬢で，女子大の数学科卒の理数系才女で，とにかく仕事はできる人ですが，気分の波が激しく，周期的に欠勤遅刻が増える時期があるのが問題とのことです。もう一人が23歳独身男性新入社員のN君で，情報工学科卒のSE志望の若者ですが，入社早々自然気胸で1ヶ月病休したエピソードを持ち，体力的に脆いところがあると言います。

ここまで問うだけで，結論はI氏が速やかに出してくれました。社員教育と不具合の修復作業は，Y嬢とN君が担当し，各部署からの新たなリクエストがシステムに乗せられるかどうかの技術的な判断はS氏が行い，各部署への回答，説得，根回し，謝罪などはD氏が担当するというものです。後はそれをメールで伝えれば，I氏は無事病気休暇に入る準備が整ったことになります。

病気休暇第1週目は，自宅で入院しているつもりで，とにかく体を休めるように指示しました。しかし，彼らは休むこと＝逃避，脱落とイメージしやすい人々です。この時期筆者は，よくダムの話をします。貯水池の水がなくなったのがうつ状態だとすると，薬は決壊したダムを修理してくれますが，水が溜まるのは雨が降るのを待つしかありません。ここで，動いてしまえば，溜まった水をすぐに放水することになり，いつまでたっても安定水域に達することができません。とにかく1週間は安静第一にするように念を押して，この回の面接を終えました。

第4回目の面接でI氏は，この1週間自宅で休んではいたものの，実は昨日D氏からのメールが入り，クライアントからの頻繁なリクエストの変更に，S氏がへそを曲げており，その対応に苦慮していることを報告してくれました。そこで筆者は，クライアントの担当者のプロフィルについて，I氏に説明を頼みました。

先方の直接の担当者は，システム開発部部長のK氏57歳で，これまでのシステム運用の責任者だった人です。彼は元来営業畑の人で，コンピュータについては詳しくないのですが，余計な口出しが多いそうです。

しかし，今回のシステム開発の実質的な責任者は，人事部長の41歳R氏だそうです。彼は今回の本社移転，リストラ敢行の旗手として，メインバンクから出向してきた人で，とても優秀な人です。使えないと判断すると，実に辛辣な態度を取ると言います。

どうやら，各部署からのリクエストを，そのままK氏が投げてきて，それに対応していると，後からR氏の指示が，まったく異なる形で降ってくるという事態が生じているようでした。

「定年間際のKさんとR氏の関係は，良くはなさそうですね。」と筆者がつぶやくと，「Kさんの指示は聞き流して，R氏からの指示を待てと，Sに言えば良い訳ですね。」と，I氏は即座に反応したのです。

ここまでで，職場の問題に関する初期介入は一段落したと判断して，この日はじめて，筆者は家庭内の状況について尋ねてみました。すると，びっくりするようなエピソードが語られたのです。

実はI氏は自分がうつ病と診断され，自宅療養をすることになったことを，奥さんに言い出すタイミングを失い，先週の面接の後帰宅してから，「明日から会社を休む」と，唐突に告げたというのです。それを聞いた奥さんは泣いてしまい，説明して落ち着かせるのに，かなり時間がかかったと，照れくさそうにI氏は語りました。

仕事に支障をきたすほど辛くなっていても，自宅に帰るといつものように笑顔で家族に接していたのでしょう。身内にも弱みを見せられないのは，この手のケースの特徴であると言えます。

心配をかけまいとする気持ちが，かえって自らの無理を重ねる結果となり，家族もとても辛い気持ちになることを，この時点でI氏も充分理解できたようです。筆者は，せめて奥さんの前では，平気の平左を装うのはやめることを，今後の課題とするように勧めました。

ここで筆者は，奥様のプロフィルについて，I氏に尋ねてみました。北関東の出身で，父親は58歳の地方公務員，母親は59歳専業主婦。三人兄弟の第一子長女で，3歳年少既婚の妹と8歳年少未婚で大学院生の弟がいます。実家まで

は電車で1時間弱の距離であるにもかかわらず，母親が子育てを手伝いに来たことは一度もないそうです。どうやら奥様も，I氏に負けず劣らず，人に心配をかけまいとする性質のようです。

「夫は仕事に，妻は子育てに専念し，お互いに心配をかけまいと孤軍奮闘しているようです。」と筆者が言うと，「義父もまもなく定年だし，娘も3歳になったし，実家の両親に少しは孫の世話を頼んだ方が良いかもしれないと，家内と話し合ったのです。こんなことをじっくり話したのは，結婚してはじめてかも知れません。」と，I氏はしみじみ語りました。

このように，うつ病のエピソードをきっかけに，夫婦の会話が増えることは少なくありません。夫婦関係，親子関係をめぐる問題が取り組むべき課題として，I氏夫妻に意識されたことは，その分ストレス要因を棚上げする可能性が減るので，再発のリスクも減少したことになります。

病気休暇2週目の過ごし方として，散歩など体を少しづつ動かすことはよいが，活字を長く読んだり，パソコン仕事など，知的に根を詰めることはしないように釘を刺して，この回の面接を終えました。

第5回の面接は，I氏はスーツ姿で現れました。「もう1週間で復帰ですから」というI氏の表情に，筆者は焦りの色を感じざるを得ませんでした。そこで，今の自分の体調をどう捉えているのかを尋ねてみました。

この1週間，睡眠は充分取れており，寝起きもよくなったこと，食欲も出たがやや便秘がちであること，天気の良い日に散歩をしてみる気持ちになるが，30分歩いただけで疲れてしまうことなどが報告されました。

筆者はまず，それが現時点の治り方としては，とても良好な経過であることを明言しました。そして，薬と安静によって8割方回復しているが，当面の仕事は6〜7割に抑えて取り組まないと，エネルギーは蓄積されないことを伝えました。まだ余力がないので，1日の無理はできても，2日続けて無理をすると，てきめんに疲労することも強調しました。

何よりも体調というものは，毎日同じということはなく，特にうつ病の回復期には，調子の良い日と，悪い日との違い（「日差変動」）と，一日の中でも午

前中は能率が上がらず，午後になると調子が上がってくるといった違い（「日内変動」）が大きいものであることを伝えました。

　ここで大切なのは，その日その時の体調に応じて，仕事の仕方を微調整することなのです。しかし，彼らは基本的に自らの疲れを，疲れとして意識するのが苦手な人たちです。そこで，筆者は「うつ病になる人は『うつ』になるのが苦手な人である」という言い回しをよく使います。「健康な人はいつもは10の仕事をしていても，体調が悪かったり，嫌なことがあったりすると，7～8に仕事をセーブしますが，うつ病になる人は，いつもどおりに10の仕事をしてしまうのです。けっして12や15の仕事をする訳ではないので，本人は無理している自覚がないのですが，周りから見ていると，何もそんなに頑張らなくてもよいのにと見えることが多いものです。」という説明に，うつ病者は，「私にも思い当たります。」という反応を示すものです。

　次に，ちょっとした体調の変化，たとえばだるさや，胃のもたれ感，肩こりなどを体調の変化のサインとして，重視するように指示します。その上で，「『いけそうだ』と思えばやってみればよいし，そんなサインが出たら，深追いせずにさっさと止めればよいのです。そう言っても，『判っちゃいるけどやめられない』のが人間ですから，少しずつ，諦めずにそんなやり方を身に付けていきましょう。」といった言い方をします。

　この段階はこのくらい時間と手間をかける価値があるものです。そうしないと，8割戻ったと感じると，8割の仕事をしてしまうのが，うつ病者の行動パターンだからです。案の定，Ｉ氏は明日からいつも通りの時間に，会社に行く練習をしようとしていた旨を告白し，それがまさに空回りの入り口であると気づいたことを，自ら語ってくれたのです。

　そこで筆者は，この1週間を，寝る時間，起きる時間，食事の時間などは規則正しく過ごすことと，適度な運動を指示し，若干のパソコン操作を許可しました。

　第6回の面接は，3週間の病気休暇の最終日，いよいよ明日から復職という日に行われました。先週に比べて，だいぶ落ち着いた様子でしたが，「明日か

らいつも通りにやれるかどうかが心配です。」とⅠ氏は語りました。筆者が黙っていると，「いつも通りではだめなんですね。」とⅠ氏。「その通りです。いつも通りをやらずに，あくまで必要最小限を目指して下さい。メンバーの報告を聞いて，助言することに徹すること。『口は出しても，手は出さない』をモットーにして下さい。」と筆者は明言し，「職場復帰は可能だが，復帰後1ヶ月程度は，早出，残業，休日出勤などの超過勤務をしないことが望ましい。」との診断書を書きました。

(3) 治療後期（第7回～第15回）

第7回の面接は，筆者の都合で2週間後になりました。復帰直後の無理を心配していましたが，それは杞憂に終りました。

3週間ぶりに復帰してみると，N君が元気になったのと交代に，Y嬢が休暇を取っていましたが，社員教育とバグの修復作業は順調に進んでいました。各部署からのリクエストも，R氏からの指示にほぼ統一され，S氏も落ち着いて仕事に専念できる環境になっていたそうです。

ただ，各部署の調整役をうまく果たしていた分，D氏は各部署から直接リクエストが入るようになり，その対応について相談されたとのことでした。聞いてみるとⅠ氏は，R氏の指示と現場からの要求とが，次第に乖離しつつある印象を受けたそうです。そこで，復帰の挨拶ついでに，R氏に自分とD氏の3人での打ち合わせを提案しました。その結果，D氏が現場の要求とR氏の思惑の仲立ちをする形となり，具体的なシステムの改変のしどころが明確になったことを，Ⅰ氏は報告してくれました。

このように，Ⅰ氏は自分で背負うのではなく，それぞれのメンバー間の情報伝達を図ることで仕事を遂行しており，定時の勤務時間内で，この2週間を過ごしたことを，ちょっと自慢げに話してくれたのです。

第8回以降の面接では，仕事の進め方や，対人関係の調整についての話題が，その行き詰まりと解決策のセットで報告されることが多く，1回10分程度の面接で，筆者が助言する必要はほとんどありませんでした。

第10回（14週）の面接で，睡眠導入剤を飲み忘れることが多くなったことが報告され，抗うつ剤の用量を減らしてゆくことにしました。

第12回（18週）の面接がキャンセルとなり，第13回（20週）の面接で，I氏の62歳になる父親が脳梗塞で倒れたのが，その理由だったことが判りました。幸い一命は取りとめ，リハビリに入っているとのことですが，自営の電気店は休業状態だったそうです。この時点で，実家の電気店を継ぐのかどうかという問題が浮上しましたが，父親はけっしてそれを望んではいないことを，母親から聞いたと言います。奥様ともその件について，ゆっくり話すことができたそうです。

このように，治療の後半に人生の「境遇の選択」（森田，1931）をめぐる問題に直面し，それについてきちんと向き合うことができると，治療が終結に向かうことが多いものです。

第14回（22週）には，システム導入後始めての半期決算を迎えたことが報告されました。この段階では，クライアント先の商事会社の経理担当者とのやり取りが増えていました。しかし，それもあらかたは若いN君とY嬢に任せ，I氏は経理ソフトが他のシステムとうまく連動して運用されているかどうかを監視し，相談されたときだけ助言をするスタイルを取れるようになっていました。

「病気になる前とは，仕事の仕方がずいぶん変わりました。これが本来の管理的な仕事の仕方で，以前の私はまるで監督兼先発投手のようなやり方だったと思います。これは，うつ病になったお陰かもしれません。」と語るI氏の言葉が印象的でした。

第15回（24週）の面接で，I氏は無事に決算を終了したこと，忙しかったせいか，薬の飲み忘れが増え，ここ1週間は一切薬を服用していなかったことを報告しました。そこで，一旦治療を終結することを提案したところ，I氏も即座に同意しました。「ただし，眠る・食べるが怪しくなったら，ストックの薬を服用し，すぐに再診の予約を取って下さい。」と筆者が伝えたところ，「もちろん，そうします。」と笑顔で返事をしたI氏の表情に，気負いはありませんでした。

4. おわりに

　本稿で筆者は，うつ病者に対する外来森田療法の治療経過を呈示し，具体的な治療技法の実際について報告しました。そこでは初回面接が何よりも大切であり，症状発現，症状悪化に至るのがむしろ当然と感じられるような，仕事の仕方や，対人関係の取り方をめぐる具体的なエピソードを聞き出すことの重要性を強調しました。さらに，何かが「不足」していたのではなく，むしろ「過剰」であったという文脈にのせる「つかみ」の技法と，抑うつ症状軽快後に仕事の仕方や，対人関係上のパターンを修正する作業なしには，容易に再発を繰り返す事実を突きつける「杭打ち」の技法について述べました。

　治療前期には，具体的な仕事内容とケースの仕事への取り組み方の特徴を把握し，その中から修正すべき課題を抽出し，課題遂行のための具体的な方法を検討しました。その際，元来適応の良いケースの場合，心配のしどころを明らかにするように問うだけで，課題遂行のための具体的な方法は，自ら発見してゆくものであることを述べました。治療後期には，仕事の仕方や対人関係の取り方の修正が徐々に行われ，ケース自身もその変化に気付くようになること，人生上の「境遇の選択」をめぐる課題が浮上し，それにきちんと向き合うことが，治療終結への転機となることを述べました。

　特に具体的な聞き出し方，伝え方，気付かせ方について，できるだけ実際の面接場面が目に浮かぶように記載することを，心がけたつもりです。読者諸氏の日々の生活，相談，臨床に役立つことができれば，望外の喜びです。

文献

森田正馬　1931／1975　第14回形外会　高良武久（編集代表）森田正馬全集　第5巻　白揚社　pp. 123-133

立松一徳　1999　乗物恐怖を主訴とするパニックディスオーダー　黒澤　尚・北西憲二・大野　裕（編）精神科プラクティス　第3巻　神経症とその周辺　星和書店　pp. 93-102

外来森田療法Ⅰ（うつ病）
に対するコメント

北西　憲二

　現代は「うつ」の時代とも呼ばれています。うつ病の薬物療法の役割を決して過小評価するものではありませんが，それだけでは現代のうつ病治療には不十分であると評者は考えています。そのことは慢性化，神経症化するうつ病者の増加が物語っています。評者は以前から軽症だがしばしば慢性化しやすいうつ病の精神療法として森田療法が有効であると考えていました。橋本も指摘するように，現代の働き盛りのサラリーマンがしばしばその過重な職場状況によりうつ病に陥ってしまう事例も決して少なくありません。しかし問題はその過度なストレス状況のみにあるのではないのです。彼らの生き方の行き詰まりとしてのうつ病があるのです。橋本もいうように，このようなうつ病理解がその回復を援助し，再発を防止するために必須でありましょう。ここでは森田療法を基盤としたうつ病に対する見立てと介入が述べられており，森田療法が現代のうつ病に有効であることが示されています。

　さて橋本は症例Ⅰ氏の初期面接で，この行き詰まり状況を評者の言葉でいえば「強迫スタイルあるいは完全主義者の行き詰まり」として捉えなおします。その上でⅠ氏の「過剰な生き方」を問題とし，休息とともに，この生き方の不自然さを指摘します。それが再発を引き起こすと指摘し，生活スタイルの見直しが重要と伝えたのです。橋本はそれをうつ病に対する外来森田療法の「杭打ち」技法と呼んでいます。つまりここで従来のうつ病治療である，薬物療法，休息だけでない，生き方そのものをすでに問題としているのです。うつ病の回復と再発防止に向かって精神療法がすでに始まっているのです。

そして森田療法のうつ病治療が，その人の内的世界をそのまま扱うのではなく，彼の世界への関わりあい，現実の対人関係のもち方をめぐって進むことが示されます。「引き受ける」「断れない」「弱さを見せられない」病理がその面接から浮かび上がり，Ⅰ氏とそのことが共有されます。それが職場での人間関係，夫婦関係に影を落とし，うつ病発症に大きな役割を果たしたであろうことは想像に難くありません。

　そして職場復帰後，その修正が徐々に行われるとともに，Ⅰ氏の生きるスタイルが変わってきました。どうやら慢性化もせず，うつ病というつらい経験を自分の生きることの修正として生かすことができたようです。外来森田療法の定型的接近方法を橋本は示してくれました。

4 外来森田療法II
（パニック障害・心療内科における森田療法）

伊藤　克人

1. はじめに

　心療内科という診療科は，1996（平成8）年に当時の厚生省によって標榜科として認められました。心療内科は，もともと心身症の診断と治療を専門的に行う診療科です。心身症というのは，病気の性質を表すことばであって，病名ではありません。心身症とは，その発症や経過に心理社会的要因が強く関わっている，という病態を呈する「身体疾患」を指します。たとえば，高血圧症の多くは加齢性の変化による本態性高血圧症ですが，中には腎臓疾患によるもの，ホルモン異常によるものなども見られます。また，それらとは別に心身症という病態を呈する高血圧症が存在します。これは心理的ストレスによって血圧が高くなり，いくら血圧を下げる薬を飲んでも下がらない，というような性質がみられる高血圧症です。

　さて，パニック障害は「精神疾患」ですが，動悸や息苦しさ，めまいや吐き気といった身体症状がみられます。そのために，患者さんが「身体疾患」と誤解して心療内科を訪れることも多く見られます。

　近年，うつ病の増加がいわれていますが，うつ病でもさまざまな身体症状がみられ，やはり心療内科で受診することも多くなっています。

　このように，現代の心療内科は本来の設置目的とは異なる診療をしているという状況です。しかし，それぞれの医師の資質の違いにより診療の守備範囲が

異なるということはありますが，もっぱら社会的な要請により，「身体疾患」だけではなく「精神疾患」の診療も合わせて行う診療科になっている，というのが現状です。

2. パニック障害とは

パニック障害とはどんな病気であるか，それを説明するために，まず，次のような症例を提示します。

症例　28歳の男性，会社員

朝，出勤途中の電車の中で，満員で人いきれが嫌だな，と感じたとたん，息苦しくなり動悸がしました。その時は何とか我慢して会社へ着きました。しかし1週間後，また同じような症状に襲われ，それ以来，また発作が起きたらどうしよう，という不安をもつようになり，電車に乗れなくなりました。そして，このような身体の不調を病院で診てもらいましたが，血圧は正常，心電図も異常なし，その他の検査にも異常はみられませんでした。

これは，典型的なパニック障害の患者さんです。パニック障害とはアメリカ精神医学会が1980年に発表したDSM-Ⅲにおいて，疾病の分類項目としてはじめて取り上げられた概念です。そして，このような病気の特徴をまとめますと次のようになります。

1) ある日，突然，動悸や息苦しさ，めまいや吐き気などの症状が発作的に起こり，これをパニック発作というが，このような発作が短期間のうちに繰り返される。

2) 症状が起こったときには，自分ではコントロールができないのではないかという強い不安が生じる。

3) 多くは，症状が起こった状況，たとえば電車や飛行機，エレベーターなどに乗るという状況に直面すると，また起こったらどうしようという不安（予

期不安）が生じる。また，その状況を回避するために，普段の生活に支障をきたすようになることがある。

　4）普段の生活が思うようにいかない，という気持ちが強くなり，憂うつになったり，自信をなくしたりする。

　このように，パニック障害は症状自体はいわゆる自律神経失調症に似ていますが，それに伴う不安のために，学校や会社へ行けない，会議に出られない，というように，患者さん自身は相当悩んでいるのです。

　ところで，先ほどの患者さんの場合，パニック発作が起こる背景に注目してみましょう。

　この患者さんは，3ヶ月前に職場が異動し，営業から内勤の仕事に替わりました。新しい職場は会議が多く，そのために資料作りなどで忙しい毎日を送っていました。また残業も多く，さらに休日も仕事のことが頭から離れないような生活でした。そして，パニック発作がはじめて起こった日も，前日，夜遅くまでパソコンに向かって仕事をしていたのです。

　パニック障害の患者さんの話をよく聞いてみますと，やはり，その症状が起こるということには，要因がみられることが多いようです。つまり，それをひと言で言えば，何らかの心理的ストレスが強い状態が続いていた，ということになります。

　さて，人間の心というものを一本の糸にたとえてみましょう。糸がピンと張り詰めているときには，ちょっとした刺激を与えてもビンビンと反応します。しかし，糸が緩やかに張られているときには，外からの刺激に対しては，ゆらりゆらりと揺らぐだけで，いつのまにか落ち着いてしまいます。人間の心がストレスを受けているときは，ちょうど糸がピンと張り詰めた状態です。そのような時は，普段なら受け流せるような刺激に対しても，敏感に反応してしまうのです。この患者さんの場合には，仕事のことで頭の中がいっぱいになっているという状況が背景にあり，そのために，日頃から何度も体験している満員電車の中での人いきれに対しても，普段と違って敏感に反応してしまい，嫌だなと思った瞬間に息苦しさや動悸，不安という発作が起こってしまったのです。

3. パニック障害の外来森田療法

ここでは，具体的な症例と治療の流れを説明しながらパニック障害に対する外来森田療法について説明をしていきます。

(1)症例　30歳の男性，会社員

20××年5月，電車内で動悸を感じ，家庭医で診てもらいました。そして，血圧や心電図は正常で「心配ない，気にしないように」と言われました。しかし，動悸の発作が1, 2週間の間に何度も起こり，電車に乗ることも不安になったため，大学病院内科で受診しました。しかし身体的には問題は無く，そのために精神科を紹介されました。そして精神科の医師からパニック障害と診断され，抗不安薬を出されました。この薬を定期的に服用しているうちにパニック発作が少なくなりましたが，昼間の眠気が気になり，主治医に相談をしました。そして，発作の時だけ飲むようにと言われて，そのようにしていましたが，発作がまた多くなり，薬をまた定期的に服用するようになりました。しかし，一生，薬を飲まないといられなくなるのではないか，と心配して，同年8月に森田療法を希望して心療内科で受診しました。

この患者さんのプロフィールです。

私立大学を卒業後，総合商社に就職，化学製品の輸出業務につきました。そして4年後に同期の仲間のトップを切って米国へ赴任，このとき，自分も一人前の商社マンになれた，と思いました。しかし，力をつけてきた後進国が増えた影響で，米国での実績が思うように上がらず，会社も時勢を見越してその事業を縮小する方向へ進むことになりました。そのために，赴任して3年目に帰国，今度は管理部門である人事労務関係の仕事につきました。しかし，このとき，何かリストラされたような複雑な心境になりました。

家族は，妻，3歳になる息子，そして実の父親の4人暮らしで，母親は5年前に心筋梗塞で死亡しています。

その父親は，以前同じ商社に勤めていましたが，今は関連会社に出向してい

ます。しかし，本人に対する期待が大きかったために，管理部門への異動をがっかりした気持ちで受け止めていました。

本人の性格には心配性で完全欲が強い神経質素質の面がみられ，それが仕事面での活躍に結びついていました。

発症前のライフスタイルですが，今回の異動にはいろいろな思いがありましたが，とりあえず目の前の仕事を早く覚えようと努力をし，また，同じ職場のゴルフ大会にも積極的に参加して，職場に早く馴染もうと思っていました。しかし，仕事自体は今までやったことのない内容で，また周囲からは，彼は仕事ができる人間，として見られていたため，わからないことがあっても聞きづらい雰囲気の中での毎日でした。

(2)症例の理解

この症例では職場を異動した後の心理的ストレスの存在が見られます。仕事に馴染めない状態が続き，この間の心のあり方としては心の糸をピンと張り詰めたような毎日でした。パニック発作が起こったのも，まさにそのようなときで，いってみれば「不安発作準備状態」に本人は陥っていたと考えることができます。

また，本人には強い「生の欲望」がみられます。それは，商社マンとして米国に赴任するまでの仕事ぶりでも明らかで，向上心や仕事に対する熱意は相当なものでした。だからこそ，パニック障害の症状を何とかしたい，という気持ちも強いわけです。

さて，病院を受診した本人の「生の欲望」は，症状を治したい，症状から解放されたい，という方向に向いています。しかし，本人の生き方を考えると，症状がなくなればそれでよい，というものではないようです。むしろ，また商社で働く自分の本分を取り戻して，今の職場でも一生懸命働いて成果を上げていこう，今の境遇の中で自分を精一杯生かすようにしよう，という気持ちが根底にあるようです。

森田療法では「境遇に従順」という標語を使いますが，これは，与えられた

境遇であれ，自分から望んだ境遇であれ，現在の境遇を精一杯生かして自分らしさを発揮した生活をしよう，という意味です。この本人の心の中には，まさにこのような「今の自分」から出発しようという気持ちがみられます。

とすると，症状を治したいというのは「見かけの欲望」であって，「本来の欲望」は，会社で十分に自分らしさを発揮していきたい，というところにあり，森田療法での治療も，そのような「本来の欲望」を満たすことを目指して行うことになります。

森田療法では「症状不問」という言葉を使います。これは，患者さんの訴えに耳を貸さない，というのではなく，症状を治す対象としては扱わないということです。患者さんにとって，症状を治したいという気持ちは「見かけの欲望」から起こったものです。患者さんが「見かけの欲望」を満たすことをあきらめ，「本来の欲望」を自覚して，その欲望に基づいて行動を起こすようにしていく，これが森田療法での治療ということになります。

(3) 外来森田療法への導入

初診の時には，患者さんの話に十分に耳を傾け，患者さんの心情を理解するようにします。そして，森田療法の導入に当たっては，症状の仕組みについて説明し，森田療法での治療の目的について話していきます。

つまり，具体的には

① 今，患者自身は，症状を治すこと，つまり「見かけの欲望」を満たそうとしていることを指摘する。

② 「不安発作準備状態」が続いているのは，「本来の欲望」が自覚されず，また，それが満たされないためであることを伝える。

③ 今後は，「見かけの欲望」よりも，「本来の欲望」を満たすために必要な努力を続けるようにする。それにより，「不安発作準備状態」から解放され，その結果，症状への注意が減少する。そしてそのような方向で治療を進めていくのが森田療法である，と説明をする。

ということになります。

また,「読書療法」として,森田療法の一般向け啓蒙書を紹介して読んでもらい,森田療法の治療の仕組みを理解してもらいます。

さらに「日記指導」を行い,生活の場を治療の場として,さまざまな点から森田療法的な考え方を伝えていきます。

「日記指導」は,本書の他の章でも触れていますが,患者さんには,

①今日,一日に体験した事実を日記に書く。過去のことを振り返ったり,自分が悩む原因を探るような日記ではない。あくまで,今日一日に患者自身が見たり,聞いたり,行動したり,という事実に基づいた内容にする。

②そして,そのような事実に対して,どんなことを考えたか,感じたか,いわば論評を加えるような気持ちで,事実に対する感想を書く。

③患者の日記の内容に対して,森田療法の立場での「添え書き」を治療者が書き入れるので,返された日記は,そのような添え書きの意味をよく考えながら読み返してみる。

と伝えて,日記用紙を渡します。

さて,現代の森田療法では薬物療法を併用することも多く見られます。しかし,薬物中心の治療とは薬物の使用に対する考え方の点で違いが見られます。それは,次のようなことです。

①実際に使う薬は,抗不安薬,抗うつ薬,睡眠導入薬など。

②症状の改善という本来の効果を知っていても,あくまで補助として使用し,「これを飲むことによって症状をもったままの生活でも幾分やりやすくなる,ということが薬を飲む目的です」と伝えて処方する。

③定期的に服用する。

さて,この①に関しては,薬物中心の治療で使う薬とは,種類の点では違いがありません。②については,薬は症状を治すために使う,ということにすると,診療のたびに,薬の効果の良し悪しや,それに対しての分量の増減,種類の再選択など,が当然話題になります。そして,そうすることにより,症状をいかにして取るか,「見かけの欲望」をどのようにして満たすか,ということが治療の目標になり,「本来の欲望」に気づいて,それを満たす方向へと治療

が進む，という森田療法の目標から次第に離れていってしまいます。③については，治療の早い段階で「症状のある時だけ頓用で服用する」ということにすると，やはり，②に関連して薬で症状を抑えることが目的，ということになります。薬自体の効果はもちろんありますが，飲めば100％効くというわけではないので，飲んでいる薬の効果がどうであれ定期的に服用するようにします。

(4) 治療の経過

　この症例の治療経過を「日記指導」の内容で説明します。"……"以後の文章が，治療者による日記の添え書きになります。

8月30日
　会社へ出かける時に動悸がした。そのために家へ引き返して休んだ。
……外出のときの不安があるので動悸がするのは当然のことである。しかし，仕事があれば動悸のあるなしに関わらず，我慢してでも出かける方が後で悔やむことが少ない。普段の自分らしさを思い出して生活するように。

9月14日
　会議に出席するときに念のために薬を持っていった。しかし，動悸が少ししても飲むのを我慢した。家族とデパートへ久しぶりに行った。
……その調子でよい。苦しいがそのようにして症状と付き合っていけばよい。

9月28日
　母の命日で墓参りに行った。けっこう歩いたために動悸がしたが，お参りをしているうちに治った。ゴルフを4ヶ月ぶりにやった。息切れがしたが，身体を動かしているのだから仕方がない。結局，最後まで回った。
……よくやれた。普段の自分らしい生活に近づきつつある。その調子で。

10月20日
　以前の商社マンらしい仕事を考えると，つい，将来に対して不安を感じてマイナス思考になる。そんなときには仕事に身が入らない。
……マイナスの面だけ見れば，当然マイナス思考になる。物事には，プラスとマイナスの両面が必ずある。マイナスの面ばかり見ていて仕事をおろそかにす

れば，プラスの面があることには気づかない。とりあえず，やらねばならないことを自分らしくやっていこう。

11月4日
　昼間は薬を飲むことを忘れることが多い。動悸を感じないわけではないが，何とか我慢している。会議の報告がよくまとまっていると上司からほめられた。……自分の「本来の欲望」のままに努力をした結果である。このように，普段の生活の中で自分らしい生き方ができるようになればよい。

(5) 症例のまとめ
　パニック障害に対する外来森田療法の症例を説明しましたが，治療者の姿勢としては，パニック発作のあるなしではなく，普段の生活の中で，どのくらいその人らしさが発揮されているのかを見ていく，ということが重要です。日記指導では，症状を気にしないようにする態度を求めているのではありません。また，症状自体の記述を治療者による添え書きの対象としてとりあげない，というのではありません。症状の存在を「あるがまま」に認めた上で，症状との付き合い方を指導して身に付けてもらうのです。

4. パニック障害と発作性神経症

　パニック障害は分類概念としては最近のものですが，実は森田正馬の時代にもすでに類似の疾患が存在し，森田は「発作性神経症」と名づけています。ここでは，森田の著書の中から，現代のパニック障害に通じる「発作性神経症」の症例を紹介するとともに，森田自身の治療法について触れておきます。

(1) 発作性神経症の症例（森田，1928）
　「大学の恩師，某先生の夫人で，四，五年以来，心悸亢進発作に悩まされて居たものである。発作は夜間に起って，其時は不安のために，横臥することが出来ない。坐位を採り，布団によりかかって，漸く苦痛の去るのを待つとの事

である。一度発作が起れば，多くは三日或いは五日間，同様の発作が続いて起るのである。余は一診して直ちに余のいわゆる発作性神経症である事を知った。」

(2)森田正馬の見立てと治療

　森田はこの患者さんを診察して発作性神経症と診断したわけですが，治療としては次のようなことを実行するように説得しました。

　「今夜臥褥する時に，其発作が最も起り易いという横臥位を執り，自分から進んで，其の発作を起し，しかも其の位置のままに，苦痛を忍耐し，且つ其発作の起り方から，其全経過を熱心に詳細に観察するようにする。然らば余は，貴女の其の体験によって，将来決して発作の起らない法をお教えする。若しこのために，今夜如何に劇しい苦痛があって，徹夜するようなことがあったとしても，長い年数の苦痛と不安とを取り去ることが出来れば，十分之を忍耐する価値のある事である。」

　そして，その後の再診時には，患者さんは「そのように実行したが自分で発作を起すことが出来ず，そのまま眠ってしまった」と森田に話しました。

　そこで森田が「この後，亦従来のような発作が再び起るような事があると思うか」と問うと，患者さんは「自分で其の何の故ということを説明することはできないけれども，今迄のような不安が全くなくなったから，将来再び起ることはなかろうと信ずる」ということでした。

　そこでさらに森田は続けました。

　「是が体得である。悟りと一つである。理論や思想ではない。貴女は其時，徹宵発作の苦痛を覚悟したのである。恐怖其ものの内に突入したのである。この時は，発作が或は起りはせぬか，という疑念もなければ，又発作を逃れようとする卑怯の心があるのでもない。之れ即ち発作が起って来なかった所以である。今までは不知不識の間に，発作の襲来を予期して，之を迎え，一方には之を逃れようとして，心惑い，徒らに苦痛不安を増大せしめたものである。今後とても，病後とか或は心痛，過労等の時には発作を起しかける事があるかも知

れない。其時には又，之と同様の態度で向うことを一，二回経験したならば，最早将来全く発作の来るような事はない。」

　このような森田の説明により，この患者は納得するわけです。

　森田は，この実例でお分かりのように「自分から進んで」発作を起してみる練習をすることが治療であるとし，その体験を実行すれば「将来発作の起らない法をお教えする」と言って，そのような練習を躊躇するような患者さんに対して，実行を促すような動機付けをしているのです。

(3) 森田正馬による治療の特徴

　さて，森田による発作性神経症，現代のパニック障害に対する治療ですが，この治療の最大の特徴は，やはり不安や恐怖，心悸亢進という症状を不問に付す，というところでしょう。つまり，積極的に治す対象としては取り上げない，ということですが，森田はそれどころか，むしろ自分で恐怖や不安を起こしてみるように，と伝え，森田のいう「恐怖突入」の体験へと導いています。

　このような「恐怖突入」という体験は，症状を治したい，治ればよいという「見かけの欲望」を諦め，「本来の欲望」を自覚するということにつながっていくものでしょう。

5. 森田療法と行動療法

　さて，森田療法は「本来の欲望」に根ざした行動を起こすように促す，という点で，行動指向型の治療法ということができます。行動指向型というと西欧で生まれた治療法としての行動療法が連想されますが，この二つは根本的なところで異なる治療法です。ここでは，その違いを説明します。

　まず，不安に対する考え方です。

　森田療法では，不安は人間が生きていれば当然あるものだから排除できない，という考え方をします。これは「不安常住」，つまり，人間は常に不安とともに生きている，という標語で表されています。そのために，患者さんが何らか

の不安を抱いても，不安を除こうとせず，「あるがまま」にしておくことが促されます。逆に，不安を除こうとすると，「精神交互作用」により不安をますます助長してしまい，手がつけられなくなる，ということが，「一波を以って一波を消さんと欲す，千波万漂交々(こもごも)起る」という標語で表されています。

一方，行動療法では，不安を感じることは行動の妨げになるから，不安は弱めたり排除したりするものであるという立場をとります。そのために，さまざまなリラクセーション法と組み合わされて，実際の行動療法は行われます。

次に，行動を行う意味の違いです。

森田療法では，不安の有無に関わらず，「目的本位」に行動することを目指します。したがって，患者さんがそのような行動ができたこと自体を評価します。たとえば，患者さんが何らかの結果として不安がない状態に置かれても，「目的本位」の行動をしなければ，森田療法の治療としては「治っていない」，というように考えます。

一方，行動療法は，不安をできるだけ抑えて，行動をしやすくすることを目指す治療法で，「系統的脱感作療法」がその代表的なものです。

たとえば，「人前で話す時に不安緊張のために，声が震えてしまう」という症状で悩む患者さんがいた場合に，「不安緊張があるために声が震えてしまうが，話す内容を分かりやすく皆に伝えることができた」という状態を，森田療法では「治った，よくなっている」と評価しますが，行動療法では「不安緊張のコントロールができていない，まだ治っていない」と評価することになります。

6. おわりに

ここでは，外来森田療法として，心療内科で行うパニック障害の治療について説明をしました。近年，パニック障害という病気で悩む患者さんが増えているような印象がありますが，同じような病態を，はるか昔に森田正馬がとらえているところを考えると，森田療法の治療対象としては大変興味深いものがあ

ります。しかし，近年の森田療法を行う治療者は，森田のような権威主義的なムードを背景にした治療を行うことは少なく，患者さんの生活の中で森田療法の考え方をどのように生かしていこうか，ということを，患者さんと治療者がともに考えながら治療を進めていくように思います。

文献

森田正馬　1928／1974　神経質ノ本態及療法　高良武久（編集代表）　森田正馬全集　第2巻　白揚社　p. 367

外来森田療法Ⅱ（パニック障害・心療内科における森田療法）に対するコメント

北西　憲二

　パニック障害は現代病であるように考えられる向きがあるかもしれませんが，ここでも述べられているように，すでにおよそ80年前から森田が「発作性神経症」と呼んだものです。そして森田療法がもっとも得意とするのは実はこのパニック障害の治療なのです。

　さて心療内科で，うつ病やパニック障害を見ることが多くなったと伊藤は述べています。たしかにこれらの障害は，まず体の症状を自覚することが多いので，心療内科で治療を受けることが多いのであろうと考えられます。伊藤はパニック障害の症状とともに，その背後の環境要因に注意を向けます。そして多くのパニック障害の患者に強いストレスがかかっており，そこでは心の糸がピンと張った状態であると述べています。「不安発作準備状態」です。そのために，普段なら流せるような刺激に対して敏感に反応し，不安発作（パニック発作）が起こってしまったのです。ここで挙げられている30代の男性，会社員の事例もまさにその通りでした。

　このような理解がすでに現代のパニック障害の定番である薬物療法を超える視点を提供します。それとともに伊藤は「生の欲望」（よりよく生きたいという人間の基本的欲望）に注目します。この事例はこの「生の欲望」が強いのですが，それが誤った方向に向かっていると伊藤は考えます。つまり不安障害で悩む多くの人たちは，「この不安さえなくなれば……」と不安を取り除くことに汲々とし，結果としてその不安を強めてしまうのです。それが森田のいう「とらわれ」です。この症状を取りたい，という気持ちを伊藤は「見かけの欲望」

と呼び，このとらわれの打破のためには本来の「生の欲望」の気づきと発揮が必要であると述べます。そして症状を治す対象として扱わず（症状不問），本来の欲望を発揮するのが森田療法の治療の道筋であると述べます。そしてこの本来の欲望の発揮がその人の「不安発作準備状態」の解放に結びつき，その結果症状への注意が減少すると指摘します。その考えに基づいた初期面接と治療経過がわかりやすく述べられています。とくに日記療法のことが触れられており，そのやり取りも記述されています。そしてパニック障害の薬物療法はあくまで補助的役割であり，治療の早い段階では定期的に服用することが必要であると述べています。

　また森田の発作性神経症（ほぼ今でいうパニック障害に該当）への治療のやり方を紹介しています。森田の治療とその視点は本書解説編第2章「森田療法の基本的理論」も参照ください。さらに伊藤は行動療法との異同についてもわかりやすく述べています。行動療法との違いは一言でいえば，森田療法は不安の受容を目指し，行動療法は不安の減少，消去を目指す点にあります。そこには不安に対する東洋と西洋の考え方の違いもあるでしょう。

⑤ 外来森田療法III（社会恐怖・対人恐怖）

市川　光洋

1. はじめに

　筆者は1989年から，外来クリニックにおいて，主として，神経症，うつ病，ストレス関連障害の治療を行ってきました。その中で，神経症に対しては，従来の外来森田療法を実施してきましたが，入院森田療法と比べて，ともすると治療が長期化する傾向が見られ，また，治療進展の契機も，患者さんの生活の中の，偶然の機会にゆだねられるきらいがありました。その反省の上に，外来森田療法を入院森田療法と同じように短期・集中的に実施できるように，原則10回の面接で時間的に構造化し，これを「外来標準型森田療法」として1999年より行ってきました。この結果は，2001年から2004年の，日本森田療法学会において発表しましたが（市川，2002-2005），100例の神経症患者に実施した結果，改善率は85.0％とほぼ入院森田療法に匹敵する効果が認められました。

　また，外来標準型森田療法を行った患者さんの中で，対人恐怖症の割合は，52.0％であり，森田療法の専門治療を希望される患者さんの中には，今でもこのタイプのかたが多数見られることがわかります。赤面恐怖，ふるえ恐怖，視線恐怖などの対人場面での緊張・不安を主訴とする対人恐怖症は，従来「日本に特有の神経症」と言われていましたが，現在では，世界中に見られることがわかり，社会恐怖（Social Phobia）という名で，国際疾病分類であるICD-10に記載されています。

現在筆者の外来では，広義の森田療法としては，
①外来標準型森田療法（短期集中治療）
②従来の外来森田療法（中期から長期にわたる）
③森田療法的指導・助言（神経症以外の疾患も含む）
の3種類を行っていますが，このうち外来標準型森田療法は，治療が時間的に構造化されているために，外来森田療法の典型的な経過がわかりやすいので，今回はこの方法をもちいた対人恐怖症の治療を提示，説明いたします。

2. 対人恐怖（社会恐怖 Social Phobia）Aさんの事例

(1)初回面接

Aさんは，「人との会話がうまくできない劣等感がある」と述べ，対人場面での緊張，不安，恐怖感とそれにともなう抑うつ気分，劣等感，自己評価低下を訴えて来院した29歳の女性です。

小学生の頃から，「相手の話にうまく反応できないのでは」「相手の楽しめるような話題を振れないのでは」「会話が途切れると，相手が退屈に感じてしまうのでは」と対人場面での不安・緊張があり，人の輪に入れないのを感じていました。

長じても対人緊張は続き，初対面の人とは何を話してよいのかわからず，変な人と思われるのではないかとの不安をつねに感じていました。

大卒後，法律関係の事務所に勤務し，仕事の面では優秀で，すでに部下をもち，新人の教育を担当する立場となっています。しかし，若い人たちと話す場面で，うまく説明できないと，会話が下手に思われるのではないかとの不安を感じ，体が緊張してしまいます。

このような劣等感と自分の欠点を克服するために，演劇，声楽，ダンスなどさまざまな趣味を試みましたが，そこでもやはり雑談に加われないことから，人間関係が重荷となり，結局やめてしまうこととなりました。

一度精神科にも受診し医師から「うつ状態」と言われましたが，納得がいき

ませんでした。その後インターネットで森田療法のことを知り，当院に受診したのです。

　初診時にこれらのことをAさんから聴いた後，主治医は，「森田療法の本などを今までにご覧になりましたか」と質問しました。Aさんが「インターネットでは見たが，本を読んだことはありません」と答えたため，まず『森田療法のすすめ』（高良，1976）を読むことを勧めました。また，Aさんが不安・苦痛を感じる場面と，その時にどのように行動・対処しているのかをリストアップしてきてくれるように伝えました。そして，1週間後に次回の面接を設定しました。

≪初診時の診断から外来森田療法に導入する部分です。まず症状と病歴から神経症・対人恐怖症であることを診断，そして小学生の頃から神経質であったことを確認しました。いわゆる森田神経質の場合に，自己内省性が強く，考えすぎてしまう傾向と，それを克服するために，Aさんがやったように，さまざまな「トレーニング・修行・鍛錬等」を試みる行為とがよく認められます。Aさんの話から，神経質を基盤とする対人恐怖症であると考えた治療者は，森田療法に関するAさんの知識を確認します。Aさんにはまだ，森田療法に関する簡単な知識しかなかったため，『森田療法のすすめ』の購読を勧めています。これには二つの意図があり，一つは森田療法による治療のイメージをつかんでもらうことですが，もう一つは，森田療法は「行動をすることによって得た体験」によってその治療効果が現れるので，本人が実際に行動するかどうかが治療の成否をわけます。ここでは次回の面接までに，Aさんが本の購読を実行するかが森田療法の治療適応であるかの判断の一つになるわけです。同様に症状場面のリストを作成してくるかどうかも治療適応の指標の一つになります≫

(2) 第2回面接

　Aさんは，症状リストを作成してきました。表1にその一部を示します。それには，「人に物を教えるとき」「電話をかけるとき」「人と2人で話すとき」「宴会」「仕事の休憩時間の雑談」「買い物をするときのレジ」等，12種類の対

第Ⅱ部　事例編

表1　Aさんの症状リスト（部分）

不安・苦痛を感じる場面	行動・対処法
人にものを教える	苦痛だが仕方がないので我慢して行う。うまく説明ができないことが非常に恥ずかしいと感じるため，まとまった話ができるよう事前に頭の中で考え，何度も繰り返してみる。そのために長い時間をかけてしまう。その後実際に説明を始めると，言うべきことを忘れてしまったりして頭の中がごちゃごちゃになってくる。説明の途中で質問されるとさらに動揺して適当に答えてごまかしてしまう。そしてだんだん焦ってきて声が出にくくなり，呼吸も苦しくなってくる。こんなに声が小さくて要領を得ない説明を聞かせるのは申し訳ないと感じて萎縮してしまう。他の周りの人たちも私が説明するのを聞いていて，ヘタだと思っているに違いないと考えるとますます声を抑えてしまう。
電話をかける	思い立ってから実際に電話をするまでにかなり時間がかかる。言いたいことをきちんと伝えられるように頭の中で考えるが，考えてもすぐに忘れて，頭が真っ白になりそうな気がする。実際に電話で話していてもきちんと言葉が出てこないので，言いたいことが伝えられずに相槌を打つだけになってしまい，後から伝え方，聞き方が不十分だったと自分を責める。
⋮	⋮

人緊張場面に加えて，「家に帰りたいこと，しなければならないことがたくさんあるのに，何をやってもすぐ眠くなり，いつも時間が足りず何もできないという不安があり，自分を怠け者のように感じる」との記述がありました。

またAさんは，この間に『森田療法のすすめ』を購入して読了し，「読んで自分に当てはまることがたくさんある。でもどうしても自分だけが話が下手と思ってしまう」と述べました。

ここで主治医は，このまま続けて森田療法を実施するか，本人の希望を確認しました。Aさんが，「森田療法で短期間で集中的に治したい」と希望したので，「週に1回の面接で，10回の治療」と設定しました。

そして，症状リストをもとに，Aさんの対人緊張が起こる場面と，そのときの行動とを細かく検討しました。その中で，職場の後輩に仕事を教えるとき，

職場で電話をかけるときなどに，まとまった話ができるように事前に何度もシミュレーションを行なっていることがわかりました。しかし，実際に話すときにはシミュレーション通りにはいかず，そうなるとあせって動揺し，声が出なくなったり，呼吸が苦しくなるとのことでした。

そこで主治医が思想の矛盾と精神交互作用について説明しこのシミュレーションする行為が，悪循環となってかえって緊張を強めていることを指摘すると，Aさんははっとした顔をして反応しました。主治医はAさんにシミュレーションなしに電話をかけてみることを勧め，次回の治療までに何度か試みて，その結果を記録してきてもらうこととしました。

≪Aさんが，症状リストを作成し，『森田療法のすすめ』を購読してきたことで，初回の診断どおり，森田療法の適応である可能性が高くなりました。そこで主治医は，森田療法に進むことをAさんと確認します。この時に，治療者は「短期集中」か「ゆっくり」治療するか，本人の希望をききます。森田神経質の場合，ほとんどの人がAさんのように「たとえ大変であっても短期集中で治したい」と答えます。

治療に関する合意が成立したところで，症状リストを一緒に検討し，症状場面について詳しく見ていきます。その中で，＜緊張場面に対する予期不安→不安解消のため事前のシミュレーション→現実場面ではシミュレーション通りに行かない→動揺，緊張，不安の増大＞というAさんの思想の矛盾と精神交互作用が見つかったので，事前のシミュレーションというはからいごとをやめてそのまま緊張場面に臨むことと，その記録をつけてくることを課題とし，次回の面接につなげました≫

(3)第3回面接

Aさんは，不安ながらも前回の課題を実行し，その記録をつけてきました。

【Aさんの行動記録（部分）】

電話をかける時　〇月〇日

> 忙しく事前にゆっくり考えている暇がなかったこともあり，言いたいことの要旨だけを頭にいれて電話をかけた．相手の反応によってやはり動揺してしまい，伝え方が足りないのではと思うが，忙しい時はそのまま，まあいいかと，とあまり考えずに済ませてしまう……

そして「電話をかけるときできるだけ先に考えずにやってみた．うまく説明できないこともあるが，練習をしなくても『まあいいや』と思いだした」と述べ，「後輩に電話の話をしたら，後輩も緊張してメモをとってから話すと言っていた．今まで人に相談するのが恥ずかしいと思って，一人で処理していた」と付け加えました．

また「人の話を聞くより，自分のテンションが上がってしまうので，一方的に話したり，話題が自分のことに集中している」と緊張場面での自分の話し方を分析するようになりました．そこで，次回までに実際にあった緊張場面をいくつか記録してくることを次の課題としました．

≪最初の課題が実行できたら，そのときの不安を，本人と治療者とで検討します．とくに課題の実行前に予想していた不安と，実際の場面で体験した不安とを比較します．この最初の課題の実行の体験は，入院森田療法の絶対臥褥における煩悶即解脱の体験に相当する，外来森田療法の治療の核体験となります．そして，最初の課題がこなせたAさんが，自分の症状の話を人にしたり，緊張場面の自分を客観的に観察したりするようになったのを見て，次は課題の自由度を上げて，やってきてもらうこととしました≫

(4) 第4回面接

Aさんは，電話をかけた場面，同僚の結婚式の2次会，知人のパーティの場面などとともに，自宅で始めた翻訳の仕事のこと，料理を作って失敗したことなども記録してきました．電話の場面の行動記録には，

【Aさんの行動記録（部分）】

> ……相手は自分のことなんて覚えていないかもしれないし，そんな人に電話し

> てうまく話せなかったら，と思うと怖くなる。話す内容を頭の中で繰り返しているうちに余計に不安になり，別の日にしようかとも思うが，間違えてもどうってことないんだと無理に奮い立たせる。その直後に不安，不快感を消そうとしていたことに気づく。不安はそのままでとにかく目的を果たせばいいのだからと，仕方なく電話をした。うまく言葉が出なかったりしたが，まずは電話を先延ばしにせずにかけられたことを評価しようと思った。うまくいかない点ばかりいつも重視して落ち込むか，忘れようとするかのどちらかだったが，行動を重視すると落ち着いていられる気がした。

と書いてあり，思い立ってから，電話するまでに10分以上かかったこと，しかし，やってみたらどうということがなかったことをふり返っていました。また，パーティでスピーチを頼まれ，手が冷たくなるほど緊張したこと，しかし，伝えたいことだけを頭にいれて，事前に文章を繰りかえすことは避けたこと，そして，実際に話し始めたら，伝えたい気持ちが強くなり，それほどあがることもなく話せたことも語ってくれました。そして，症状のこと以外では，翻訳の仕事がなかなか進まない，料理の手順が悪いなどの劣等感をもっていることもわかりました。

≪核体験をもとにAさんの中に目的本位の行動が定着していく過程が進行していきます。一方で，Aさんが，対人恐怖の症状から離れた話題を話すようになってきました。ここから症状と行動を中心とした治療前期の面接から，それ以外のテーマへの面接の展開が始まる予想ができます≫

(5)第 5 回面接

この時には，Aさんの対人恐怖自体はずいぶん楽になっていました。そして，この回のAさんの行動記録には最後に今までと違った内容が書いてありました。

【Aさんの行動記録（部分）】

> 翻訳の仕事の依頼が来ると，納期にまにあわないのが怖くて料理やその他のことを一切排除しようとする。実際には間に合わなかったことはないのだが。余計なことをしている時間はないように感じ，さらに余分なことに気がまわらない自分の狭さが嫌になる。時間がないという不安をもったまま気づいたことを

> こなしていけばいいのだろうか。

そして，自分は「時間不足恐怖」だと語りました。「翻訳の依頼が来ると，納期にまにあわないのが怖くて，それ以外の一切を排除しようとする。まにあわなかったことはないのに」と述べ，そんな自分がいやになるとのことでした。話題が症状からAさんの性格に広がってきたために，次回は，「自分」について書いてきてもらうこととしました。

(6)第6回面接

　この回に持参したAさんの記述によると，「小学生の時から，『授業中に手をあげること』ができなかった」これは「間違えることが怖いとかいう以前に，手をあげることで周りの人の意識が自分に向かうことが気になった」ためです。

　また，テレビが面白くなく，あまり見なかったが，テレビの話題を知らないと思われることが怖くて，知っているふりをしてごまかしていたこと，反面で話題に乗るためにテレビを見るというむだな努力もしたくはなかったことなども書いてきました。現在「自分は知らないことが人と比べてあまりにも多すぎる」と感じてしまうとのことでした。

　さらに，小学校2，3年頃より，母親の帰りが遅いと非常に不安になり，儀式的な「お祈り」をしていたこと，寝る前に壁のかざりを数えてから寝ないと，「吐いてしまう」と考えていたことなども書いてありました。

　また，「自分のことを人にあまり話したいとは思わないが，他の話題もみつからず，自分が話す内容をもたないことに苦痛を感じる」「文章などを通せば，社会や人と対等に接することができるように感じるが，人と話すことをその手段にすると自分がとても子供っぽいように感じる。以前はそれでもよかったが，かわいいですむ年齢ではなくなったので，いつまでもこのままではいられない」と述べています。

　また「時間不足恐怖」に関しては，「仕事の納期がせまったときに，あえて先延ばしにしていた料理，掃除などをやってみた。まにあわないのが怖くて避

けていたが，実際は，気分転換にもなり，先延ばしにしなかったことの満足感が大きく，結果的に納期に遅れることもなかった」と述べています。

また，「親しい人の気持ちがわからず，わからないまま先読みして動いて，食い違うと自分が恥ずかしかったりみじめになる」とも言いました。治療者は，単純に反応してみること，わからない時はそのまま「わからない」と言ってみることを勧めました。

≪治療の中期には，より個人的なテーマに関して，森田療法的対話が展開していきます。第5回，第6回の面接で，Aさんの場合には，小学生の時から，強い自意識をもっていたこと，そのために同年代の子どもたちと自然に交流できなかったこと，反面では，自分のやり方は変えなかったこと，そして，そのことが現在「人と比べて知らないことが多い，子どもっぽい」という劣等感につながっていることがわかりました。また，小学生の時に不安を感じると強迫的儀式をしていたこと，現在も翻訳の仕事の中で一種の不完全恐怖的な先取り不安を感じ，不自由になっていることもわかりました。この「時間不足恐怖」に関しては，強迫禁止的にできなかった締め切り前の料理，洗濯などをあえてやってみることによって，それが自分の強迫観念であったことを悟っています≫

(7) **第7回面接**

この回の冒頭で，Aさんは，今の職場を退職することにしたと述べました。今後はフリーで翻訳の仕事をすることに決めたのです。

また，「人と話している時に，どう思われているのかと思ってしまう時もあるのと同時に，こちらがいつも明るくしなければと思っていたが，そんなに無理しなくてもよいのかと感じている」と述べています。

そして，自分は「また何かあるともどってしまうな」と思うとのことでした。主治医は，森田療法における愛情と態度価値についての文章をコピーして渡し，読んでみるように勧めました。

(8)第8回面接

Aさんは，前回の文を読んで思ったことを，「私は自分中心であること。たとえば，人に何かをしてあげる時に，感謝されないと腹が立つこと」と述べました。

対人緊張に関しては，「あるが，これはゼロにはならない」と述べ，自分には「完璧にうまくやりたいという意識が強い」と言いました。

仕事に関しては，「あと1ヶ月で退職。やめられることがうれしい。その後2ヶ月は自宅で仕事と旅行をする。それから翻訳会社で仕事をする」と言っていました。

≪第7回の面接で，Aさんは退職し，翻訳を仕事とする決定をしたことを冒頭で述べました。主治医はその速さに驚きましたが，自分に対するとらわれを離れてきたAさんにとっては自然な選択だったのでしょう。森田療法の終盤では，治療者が患者に追い越されたと感じる瞬間があります。治療の終わりを意識した主治医は，少しのやり残しを文章に託してAさんに渡しています。これは愛情や態度価値についての高良興生院での高良，阿部，岩井らの考えを文章にしたものでした（高良，1970，岩井・阿部，1975）≫

(9)第9回面接

最初の面接から約4ヶ月が経過していました。Aさんは，「ずいぶん楽になった。気になることがなくなった。人と話していても，会話が続かないのがすごく気になっていたのが，それも普通だと思える。昔は自分だけだと思っていた」と述べ，前回のとおり，今後は出来高制の翻訳の会社で法律関係の翻訳をやっていく計画を話してくれました。

主治医は，治療終結の提案をし，Aさんも合意したため，全9回で治療を終了しました。

3. 治療の要点

以上，Aさんの9回の面接の要約と，そのときどきの治療者から見た治療の

状況，治療的な支持と示唆等を≪　≫の中に示してみました。

　この症例は治療法としては，強迫的性向をもつ対人恐怖症の患者に対して，外来標準型森田療法を実施したものです。外来標準型森田療法の方法は，最後に表2として挙げておきます。

　Aさんのような対人恐怖症，さらには森田神経質の人たちは，繊細，内省的ではあるが，根本的には，自分をもっていてそれを頑なに守っている人が多く，その結果，外界との関わりが限定され，ある意味「閉じている」状態で生活してきています。本人は，その不自由さをどこかで感じていますが，なかなかそこから出ることができず，自分の生活に自信がもてずにいる状態です。Aさんも，対人恐怖の症状とともに，強い劣等感ももっていました。この劣等感は，Aさんの言葉では「時間不足恐怖」として，翻訳の仕事をするときに顕著に見られました。

　外来標準型森田療法では，治療前期には症状の改善を中心において，治療的課題とその実行による，森田療法的な回復の核体験の形成を行います。Aさんの場合も，電話やパーティのスピーチ等での「シミュレーション」をやめることによって，はからいをやめてそのまま場に参加していくことと，そのときに予想していた不安と実際のその場での不安に差があることを体験することによって，この核体験が形成されていきました。その結果，対人場面での症状・緊張は緩和されましたが，そこで，むしろAさんの劣等感と強迫性が浮かび上がってきました。ここから外来標準型森田療法はその中期に入ります。

　この時期には，症状そのものよりも，自己の存在態度が問題になり，森田療法的対話が本人と治療者との間で交わされます。この症例では，「時間不足恐怖」からの解放を通して，本人の存在態度が即我的，自己防衛的なものから即物的，自己解放的なものに変化していきます。こうして「閉じている」自分が外界に対して開くときには，人は物事に関わろうとしはじめます。この変化は，思考的・言語的な理解として現れるときと，態度的・行動的なものとして現れるときとがありますが，森田療法ではこの態度的・行動的な現われを真の治療的変化として重視します。Aさんもそれまで迷っていた転職を自ら決定します。

このようにして生活や人生の選択が自らなされるようになったときには，神経症の治療は終結に向かいます。

　治療後期は，この終結に向けての時期です。「また何かあると戻ってしまうな」というAさんの思いに対して，治療者は「他者に関わること＝愛すること」の意を含んだ文章を渡し，Aさんの感想を聞いて，そのまま治療を終了しています。

　森田療法による対人恐怖症の治療では，対人緊張はなくなりません。ただ，症状と向き合うことで，その人の生活や人生に対する態度が変わるだけです。高良（1976）は，「人は他人に対して，また仕事に対して，また物に対して，要するにわれわれのかかわる物事に愛情をもつことができれば，そこに生きがいを感ずることができ，ひいては神経症的な空しさから解放されるものと思います」と述べています。そして，たとえば，菊を育てるとき，鶏の世話をするとき，自分の受け持ちの生徒を教育するとき，自分が直接手をかけて世話することにより，そこに愛情が生まれてくることを諭しています（高良，1970）。これから自分の生活や人生に対して，自ら手をかけ，関わっていくことにより，Aさんが神経症的な存在態度から解放されるなら，この治療の意味があったと思います。

文献

市川光洋　2002　外来標準型森田療法の試み（1）　日本森田療法学会雑誌，**13**（1），96-97.

市川光洋　2003　外来標準型森田療法の試み（2）　不安神経症の症例　日本森田療法学会雑誌，**14**（1），93.

市川光洋　2004　外来標準型森田療法の試み（3）　強迫神経症の症例　日本森田療法学会雑誌，**15**（1），68.

市川光洋　2005　外来標準型森田療法の試み（4）　100症例の実施結果　日本森田療法学会雑誌，**16**（1）（ページ未定）

岩井　寛・阿部　亨　1975　森田療法の理論と実際　金剛出版　pp. 124-128

高良武久　1970　神経質症の理解のために　大原健士郎・藍沢鎮雄・岩井　寛　森田療法　分光堂　pp. 257-276

高良武久　1976　森田療法のすすめ　白揚社

5 外来森田療法Ⅲ(社会恐怖・対人恐怖)

表2 外来標準型森田療法の方法

【治療前期】
第1回：治療導入
　　　　病歴を聴取し，神経症であることを確認。
　　　　性格診断（①森田神経質の要素が認められること。
　　　　　　　　　②人格障害の鑑別）
　　　　⇒精神交互作用の図を示し，反応を確認。
　　　　森田療法実施の合意。
　　　　⇒短期集中治療（治療回数10回）であることを伝える。
　　　　指示：①症状リスト作成（症状の場面と回避行動）。②『森田療法のすすめ』を購読。
第2回：症状リストと『森田療法のすすめ』の購読を確認。
　　　　⇒実行していない場合は治療再考。
　　　　症状場面について細かく吟味。
　　　　⇒第1課題の設定。（日常的，小さな課題，試みに実施）
　　　　指示：課題に関する行動の記録を作成。
第3回：行動の記録を確認。
　　　　⇒記録していない場合は治療再考。
　　　　課題の実行の有無⇒不安の検討。
　　　　予想した不安と実際の場面で体験した不安の比較。
　　　　⇒煩悶即解脱：核体験の形成。
　　　　課題の設定について吟味。
　　　　⇒第1課題の繰り返し，第2課題の設定，もしくは自由課題。
【治療中期】
第4回：行動の記録を確認。
　　　　自発的な課題設定・行動について吟味。
第5回から第7回：①行動の記録は継続。
　　　　　　　　②症状と行動以外へのテーマの展開〔森田療法的対話〕。
　　　　　　　　現在の適応不安・症状以外の生活上の不安。
　　　　　　　　生活史，家族関係，対人関係のパターン。
　　　　　　　　完全主義，先取り不安等の性格特徴。
　　　　　　　　平等観，客観性，人間性の事実。
　　　　　　　　目的参加・態度価値・関わることと愛情。
　　　　　　　　⇒個人的自己洞察。
【治療後期】
第8回：終結の提案：「10回で終了」の再提示。⇒本人の反応を確認。
　　　　治療者・患者の「なれあい」の打破。
第9回：終結前不安の出現と，本人の対応について吟味。
　　　　一時的な症状の悪化・不安の再出現。⇒本人にまかせる。
　　　　治療回数の延長はしない（間隔をおいての再面接は可）。
第10回：治療前と現在との変化について確認。
　　　　①症状の変化。②行動の変化。③心境の変化。
　　　　再面接の希望があれば設定⇒治療終結。

第Ⅱ部　事例編

外来森田療法Ⅲ（社会恐怖・対人恐怖）
に対するコメント

　　　　　　　　　　　　　　　　　　　　　　　　　　北西　憲二

　森田は神経衰弱と当時一括されていたものの中から，対人状況における恐怖を取り出し，対人恐怖，赤面恐怖と命名しました。そしてこの対人恐怖の治療に森田自身が手こずり，一時これらは治らないものだ，とあきらめました。彼らの多くは強迫的で，「このように考えたら」，「このように行動したら」という治療者の建設的な助言を，あれこれと理屈をこねて聞き入れなかったのです。そして森田は1919年に入院森田療法のシステムを作ってはじめてこの対人恐怖の治療に成功しました。入院森田療法でのグループ体験などが対人恐怖の治療に大きな役割を果たすことはよくしられていますが，ここで市川が述べているように，外来でも積極的に行われるようになりました。
　市川の提唱する外来標準型森田療法は，行動療法，認知行動療法の手法を一部取り入れ，時間を短期に設定した戦略的治療方法です。しかしそこでの患者の変化するプロセスは今まで述べられている入院森田療法，あるいは外来森田療法のそれとほぼ重なるものです。
　まず治療導入では，森田療法に適応するかどうか，の診断面接が行われ，森田療法をよりよく知ってもらうために，森田療法に関する解説書を読むように勧めます。これは多くの森田療法家が行うことで，森田療法に対する理解を深めてもらい，治療動機を高めるためです。またこのような本を読んで「自分の悩みにぴったりだ」「自分のことを書いてあるみたいだ」などと感想を述べれば，その人は森田療法のよい適応となるのです。
　それとともに市川は症状リストの作成をこの事例Aさんに求めます。ここは

行動療法的です。第2回の面接でAさんと話しあい，Aさんから短期で集中的に治したいという希望が出されます。週1回の面接で，10回の治療と治療時間を決めます。そこから治療が始まります。症状リストをAさんとともに検討し，まずは不安のままにそこから逃げずにその場面に望むこと（森田がいった恐怖突入），その記録をつけてくることが指示されます。そして不安から逃げること（はからい）から目的本位の行動に変化してくるとともに，Aさんの劣等感と強迫性という問題が浮かび上がってきます。評者の言葉でいえば，症状をめぐる悪循環が打破されると，その人の「生き方」が問題となってくるのです。そしてAさんの「かくあるべし」という自分を縛っている強迫的な生き方への気づきと修正が治療のテーマとなるのです。それがどの程度行われるかは，むしろ治療を受ける側の選択ともなるでしょう。ある程度症状から解放され，自分の問題としてそれらを自覚できれば，Aさんのようにそこで治療を終結する場合も多々あります。

⑥ 外来森田療法Ⅳ（強迫性障害）

久保田　幹子

1. はじめに

　一般的に，強迫性障害(Obsessive-Compulsive Disorder：以下OCDと略す)の治療は困難を伴います。それは，彼らが執拗に不安や症状の辛さを訴えながら，同時に彼らの不安に対する態度を頑なに変えようとしない点にあります。このように症状の変化を望みながらも，自らが変化することに抵抗する強迫者のあり方は，彼らの安全感の乏しさを示すものですが，際限なく繰り返されるやりとりは治療者の苛立ちや治療の停滞を招くため，その打開には工夫を要します。

　さて強迫性障害は，かつては心理的要因が強調され，「強迫神経症」と呼ばれてきましたが，最近では生物学的要因も関与していることが指摘され，「強迫性障害」の名称が用いられるようになりました。実際，治療においてもクロミプラミンに加え，SSRIなどの薬物療法が積極的に用いられ，その治療の幅が広がりつつあります。しかしながら，薬物療法のみで治療が完結するとは言い難く，心理的療法も用いながら患者の強迫的なあり方を修正していくことが必要です。

　森田療法は，古くから神経症の治療法として知られており，OCDや対人恐怖など強迫・恐怖症を主な治療対象としてきました。森田の卓見は，こうした神経症の病型にかかわらず，そこに共通する性格傾向と症状の発展機制（とらわれ）に注目し，とらわれの打破に治療の目標をおいた点にあります。そして，

不安の背後にある健康な欲求（よりよく生きたいという欲求）を発揮することによって，神経症からの真の脱出がはかられるとしました。そこで本稿では，強迫性障害に対する森田療法的な関わりについて述べるとともに，最近強迫性障害に対する治療法として注目されている認知行動療法との違いについても触れてみたいと思います。

2. 治療のアセスメント

いかなる治療法においても，治療適否の判断と治療方針を決定するアセスメントが必要です。それは，まず患者の訴える強迫症状がどのような病態から生じているのかを臨床的に診断することから始まります。すなわち，強迫症状が統合失調症の前駆症状なのか，もしくはうつ病や脳器質性疾患に伴うものなのかといった鑑別診断を行う必要があります。その上で，強迫症状が主たる治療の対象と判断されたならば，その内容と程度を検討し，治療の方向性を決定することになります。

(1) 森田療法における強迫の理解

まず森田療法における強迫の理解について簡単に述べることにしましょう。森田は，強迫観念を「自ら思ふ事を思ふまじとする心の葛藤」（森田，1926）とし，ある感じもしくは考えが起きたとき，それが自分に不快であるために，感じないよう考えないようにしようとしてより一層自分につきまとうようになるもの，と述べています。そしてこの葛藤は，「或る感じ若しくは欲望が起これば，同時にこれに相当して必ず之と反對の心が起こる」（森田，1926）といった精神の拮抗作用であり，自然な心理であるとしました。しかし完全を求める強迫者は，不安などの感情を異常とし，特別視するためにさらにとらわれ自縄自縛の状態に陥ると考えたのです。森田療法においてもっとも重要なポイントは，強迫の病理を「とらわれの機制」としてとらえる点にあります（森田，1928）。すなわち，不安やさまざまな感情は人間にとって自然な感情であるにもかかわ

らず，それを受け入れがたいものとして排除しようとする態度が，とらわれ（悪循環）を生むと考えるのです。そして，強迫者が特別視する不安は，「よりよく生きたい」という欲望が過大であるために生じると理解します。つまり，「～でありたい」という欲望があるからこそ，それが思うようにならないことへの恐怖が強まるのであり，不安と欲望は表裏一体の関係にあるのです（森田，1928）。しかし，強迫者は万全を期すために，あらかじめ不安を排除しようとし，結果的に一層不安にとらわれていくと理解できます。したがって治療目標は，この悪循環を打破し，不安や様々な感情と付き合いつつ，その背後にある本来の欲求を建設的な方向に生かすことに据えられるのです。

(2)適否の判断
　次に，森田療法の適否の判断および治療方針の選択のポイントを示します。
①発症状況
　強迫性障害の発症は10代の比較的早期のものから，中年期以降の晩年発症まで幅広くありますが，特に女性の場合は，結婚や出産などライフサイクル上の変化が生じたときに発症することが少なくありません。成田もこうした特徴を指摘するとともに，症状の軽減のために他者を巻き込むケースが女性に多いことを報告しています（成田，1994）。一方男性でも，職場の異動など，これまでの生活スタイルが維持できなくなったことを契機に，中年期に発症する例もあります。こうした発症年齢や発症状況を整理することは，強迫症状の背後に潜む問題を考える際のヒントになります。これまでの印象では，早期に発症し，症状が長期間持続している場合の方が治療困難なケースが多いようです。
②症状の経過と社会適応度
　症状が発症後急激に増悪しているのか，あるいは小児・思春期の頃から慢性的に経過しているのか，また症状によって日常生活がどの程度障害されているのかを見直します。これは症状の重症度やその後の治療の可能性をみる上で重要です。慢性的に症状が経過し，強迫症状が生活の中心になっているようなケースでは，長期的な治療が必要となるでしょう。

③症状の内容および不合理感

症状が自我親和的か否かを判断します。いかに非現実的な強迫観念であっても，患者自身がその馬鹿馬鹿しさを自覚していれば治療の可能性はあると考えられます。かつて森田は，強迫行為を伴う OCD をその衝動性および内省性の乏しさから「意志薄弱」と呼び，治療対象から除外しました。しかし，昨今強迫観念のみの OCD は稀であり，強迫行為を伴う OCD を治療対象から外すことは難しい状況です。したがって，強迫行為を伴う症例であっても，症状に対する不合理感が多少なりとも認められれば，治療に導入し，さまざまな工夫を試みる必要があるでしょう。ただし，症状への葛藤がほとんど認められず，平然と強迫行為を繰り返すようなケースでは，他の精神療法同様，その適応が困難となります。

④治療意欲

現在の状態では社会に適応できないという不安をもっており，これを何とか打開したいと患者自身が考えているかどうかを判断します。とくに，不安の軽減のために，家族にまで強迫行為を強要し，それを当然のことと見なしているケースの場合，不安耐性が低いことに加え，不安の解決を自ら引き受けず，他者にあずけてしまっていることから治療のモチベーションは低いと考えられます。こうした症例には，治療導入に時間をかけ，家族への介入も含めた関わりが必須となります。

さてここまでは，主に強迫症状を中心にアセスメントのポイントを列挙してきましたが，森田療法ではさらに患者の性格傾向にも注目します。

⑤性格傾向

森田が神経症の性格傾向として掲げた「神経質性格」との合致度を見ます。「神経質性格」とは，内向的，内省的であり，心配性，小心，過敏といった弱力的な側面と同時に，完全主義，理想主義，頑固，負けず嫌いといった強力的な側面を併せもつものですが，この性格傾向が明確なものほど森田療法の適応はよいと言えるでしょう。

⑥悪循環モデルの理解度

先に述べた強迫症状の理解，すなわち患者の問題を悪循環として呈示した際

の患者の反応を見ます。つまり，不安そのものではなく，不安を排除しようとする態度こそが症状を強めていること，この悪循環を打破することが治療の目的であることを治療者とどの程度共有できるかがポイントとなります。そしてこれまでのように不安を即座に打ち消そうとするのではなく，何とか付き合いつつ行動してみようという姿勢が見られれば，治療に導入することは可能でしょう。

　これらのポイントを押さえて治療適否の判断をした後，治療の方向性を決定します。一般的には，社会適応がある程度保たれており，日常生活の中で関わり方の修正を試みることが可能なもの，そして治療者との面接や日記を通して自分の生活ぶりを言語化することができるものが外来治療の対象となります。逆に，強迫症状のために通院そのものが困難であったり，日常生活に大幅な支障をきたしているものは入院治療に導入することが望ましいと言えるでしょう（久保田・中村，1997）。

3. 治療導入期——問題の理解と治療目標の設定

　次に治療導入期のポイントを示します。

〈症例1〉　49歳，女性，不潔恐怖
主訴：ゴミの汚れが気になり，自分が触れたと思われるものを避けたり拭いたりしてしまう。そのため日常生活がままならない。
経過：夫と娘の三人暮らし。長女は昨年下宿をして独り立ちをした。長女を出産した後，乳児の触れるものを神経質に消毒することがあり，子どもも可愛いと思えない時期があった。こうした汚れへの過敏さは1ヶ月後，自然に消褪した。また30歳頃，犬の糞が気になるようになり精神科を受診したが，何回か通院すると気にならなくなった。しかし半年前頃より何となく毎日が楽しくないと感じていたところ，最近になってゴミの汚れに対して非常に過敏になり，ゴミを持った手でドアなどを一切触れることができなくなった。また，近所の人がゴミ出しのあとで回覧板を持ってきたのを目撃してからは，回覧板が汚染さ

れていると感じ，回覧板を留守中に置いていかれることが恐怖で，一日中家に閉じこもるようになった。また回覧板が来た日は，着替え・洗濯に明け暮れるようになったため，自分でも「気にしすぎ」と感じ，自ら当科受診となった。なお家族への巻き込みは認められなかった。

〈症例2〉　33歳，女性，不潔恐怖
主訴：バイ菌や排泄物の汚れが気になる。そのため頻繁に手洗いや消毒をしてしまう。また食べ物のバイ菌が気になるため，料理や家事がほとんどできない。
経過：夫との二人暮らし。半年前頃より，バイ菌が気になるようになり，とくに食べ物や排泄物にこだわり，手洗いや消毒に長時間要するようになった。そのため日常の家事，とりわけ料理が困難となった。最近では食料品を長時間電子レンジにかけ，殺菌しなければ口にできなくなったという。またこうした強迫行為に夫を巻き込んでいたために，夫が疲労困憊し，離婚の話も出始めたことから，本人がショックを受け，森田療法を希望して当科受診となった。

　ここに示した症例は，ともに不潔恐怖ですが，症例1は家族を巻き込んでいないのに対し，症例2は夫への巻き込みが顕著でした。また症状の程度も，症例1は比較的軽度でしたが，症例2は，症状によって食事をはじめとする日常生活全般に支障をきたしていました。このように，症状の内容や重症度に違いはあるものの，両者ともに「汚れがどうしても気になり，洗わずにいられない」と訴え，今の状況から脱出するために「気にならないようになりたい」と考えている点では共通していました。
　そこで治療初期には，この患者の訴えに耳を傾け，その辛さに共感すると共に，不安を排除しようとしてきた患者の姿勢を，まずは病理としてではなく「何とかしようとする必死の努力」として認めていきます。その上で，患者の今の苦しみを"悪循環"という現象に置き換えて伝えていくことが重要です。つまり，「気にならないようになりたい」という患者の思いが自然な心理であり，患者なりに何とか対処しようとしてきた事実を認めた上で，「それで不安

は消えただろうか」あるいは「気になることをなくそうとすればするほど，気になりませんでしたか」と問いかけていくのです。大抵の患者は，周囲から「気にしすぎ」と言われ続けているために，ますます気になることを打ち消そうとし，それでも不安に襲われる自分に無力感や情けなさを抱いているものです。したがって，気にしないようにすることが，逆に不安を強めており，この悪循環こそが問題であるという治療者の説明は，患者にとって理解しやすいと同時に，自分の悩みを客観的にとらえる一助になります。先にあげた症例1でも，「汚れを拭き取りさえすればすっきりする」と考え，必死に掃除や洗濯を繰り返すものの，完全にしようとすればするほどあれもこれもと不安が増大し，際限がなかったと吐露しています。このように，うっすらと感じている患者の行き詰まり感を，明確にしていくことがポイントです。

では先にあげた症例が，ここまで汚れにこだわるのは，何を恐れていたからでしょうか？　この問いを次に患者に投げかけていきます。症例1は「家が回覧板などによって汚れることが嫌だった」と述べ，症例2は「夫も自分も，病気になることが怖かった」と述べました。両者に共通するのは彼女らにとって大切なものが脅かされることへの恐れと，それを守ろうとする心性です。そこで治療者は，患者の恐れの背後には「安全でありたい」という欲求があり，万全な状態を求めるからこそ，それが脅かされることを過剰に恐れていること，そして不安と欲求は表裏一体の関係にあり，どちらも自然な感情であるために，一方のみを排除することはできないことを伝えていきます。こうした理解を，患者の実感に近づけるために，「不安を取り除こうとして，結局望んでいた生活に近づいただろうか」と問いかけてみるのも良いでしょう。症例1は「もっと回覧板が怖くなって外出も自由にできなくなった」と話し，症例2も結果的に夫婦関係が危機に陥ったことを語りました。

ここで治療者は，万全な状態を求めて努力したにもかかわらず，その方向性がずれていた事実を伝え，新たな目標を提示していくのです。すなわち，これまでのように不安を避けるのではなく，それと付き合いつつ本来の欲求を生かすような関わりを探ること，たとえば症例1であれば，家族のためにも自由に

動ける自分になることであり，症例2であれば夫とともに平穏な毎日が過ごせることというように，患者の欲求を建設的に生かすよう手探りをすることが治療目標になります。

4. 治療前期——新たな関わりと行動の広がりへの後押し

　このように治療目標が共有されたところで，次は治療の場の選択および，具体的な行動の設定を行います。すなわち，症状の程度や日常生活の障害度などによって入院もしくは外来の選択を行っていきます。

　入院治療の場合，作業と集団からなる構造化された治療の場において，段階的に行動範囲が広がるように設定されていますが，外来治療では患者の日常生活そのものが治療の場になると言えます。したがって外来で森田療法を行う場合，治療者は面接などを通して彼らの日常生活を具体的に検討し，患者が仕事や対人関係においてどのように関わり，いかなる感情体験をしているのか，また症状の出現場面やそこでの患者の態度などを話し合い，彼らの生活ぶりにおおよその見当をつけていくことが重要となります。治療者はこうした患者の生活場面をトータルに把握し，症状そのものではなく，自己，他者，世界への具体的な関わり方を問いかけていくのです。とくに外来治療では，治療者のみならず患者自身が日常生活やそこでの感情体験を振り返る上で，日記を用いると効果的でしょう（久保田・中村，2000）。

(1)不安とつきあいつつ行動に向かう

　まず治療の第一歩は，患者がこれまでとは異なる関わり方，すなわち何とか不安とつきあいつつ必要な行動に関わっていくことに焦点づけられます。つまり本来は患者が大切にしたいと考えていた自分や家族の生活を，不安の排除を第一に考えたために，結果的にないがしろにしてきたパターンを，徐々に修正していくのです。たとえば症例1では，回覧板だけに執着するのではなく，必要な買い物や外出，家事をこなしていくことであり，症例2では，規則正しく

食事をとり，やはり必要な家事には手を出していくことが目標と考えられました。このときに，治療者は患者がどのような生活を求めているのかを問いかけながら，行動の目標を話し合うことが重要です。一方的な押しつけは，患者のモチベーションに結びつかないためです。大抵の患者は，症状に多くの時間を費やしていながら，同時にそうした自分に不全感を抱いているものです。これは今の生活が患者の望む生活ではないことを意味します。したがって，患者が今，まさに実感している不全感を新たな行動への足がかりとして利用していくのです。その際，「確認しても結局苦しかったはず。同じ苦しみならば，今の生活が続く方と，自分の欲求に近づく方とどちらがよいだろう」と問いかけるのもよいでしょう。いずれにせよ，患者自身が新しい関わりをすることで何かが変わるかもしれないという希望を，おぼろげながらでも見出すことが重要になります。

とはいえ，これまで自己不確実感に振り回されていた患者が，当初から不安とつきあうことは容易ではありません。したがって，治療初期には治療者が具体的な不安とのつきあい方を呈示することも必要となります。そこで著者が日頃伝えているポイントを簡単に紹介します（久保田・橋本，1997）。

① 一拍おくこと

すぐに気になること（不安）を解決しようとせず，一呼吸おいて，とりあえずできることに手を出してみるよう促します。患者は不安ながらもその解決をほんの少し先送りすることによって，気分が時間とともに変化することを体験的に理解できるようになります。

② 時間を物差しにする

強迫観念にとらわれているとき，彼らは「時間」という観点を忘れがちです。そこで「気になる」か「すっきりする」かの気分を物差しにするのではなく，誰にでも平等な時間を拠り所にして次の行動に移るよう勧めます。これも①と同様に不安の棚上げを促すものですが，自己不確実感の強い患者にとっては，自分の行動を客観視し，外に目を向ける契機にもなります。また際限のない強迫行為を切り上げる一つのきっかけにもなるでしょう。

③分けること

　症例1，2ともに「汚れがついていたとしたら……」と怯えていたように，大抵の患者は現実の不安と想像上の不安の区別ができていません。それだけあらゆる可能性を「ゼロ」にしようと不可能な願望を抱いていると言えます。そこで，その事実を明確にした上で，「もしも〜」の不安（想像上の不安）はとりあえず脇におくよう促していきます。

④曖昧な自分を拠り所にする

　強迫者は，完全を求めるがゆえに自分自身さえ信じられない状態に陥っています。つまり自己を見失っている状態と言えます。そこで「自分を取り戻すためにも，曖昧な自分を頼みに進んでみる」よう促します。症例1が，「果たして本当に触れなかったのかとはじめはモヤモヤしていたが，買い物をしているうちに多分そんなことはなかったと思えるようになった」と語ったように，曖昧さを抱える体験から，少しずつ自己の感覚を信頼することが可能になるのです。

　ここで示したポイントは，いずれも次の行動への転換を促す関わりと言えます。すなわち，万全な状態にしてから動くのではなく，たとえ決まりは悪くとも，不安を棚上げして動いてみることによって感情が後から変化していくことを体験的に理解するための身のこなし方なのです。完全を求めるがゆえに，自己の感覚自体が曖昧になっている患者に対しては，こうした具体的なアドバイスが助けになることは少なくありません。治療者は，症状や不安そのものは直接扱わず，「今，せめて何ができるか」を一貫して問いかけ，「この手探りが，必ずトンネルの出口につながる」と励ましていくことです。

　症例1も，「とりあえずすぐに拭かずに一拍おいてみよう。その間にせめてできること，たとえば食事の下ごしらえなどに手を出してみよう」という治療者の言葉に，当初「とてもできない。自信がない」と訴えました。しかし，治療者の言葉を支えに，心許ないままに動いた結果，「はじめは気になったが，時間を置いたら本当に気にならなくなった」と声を弾ませて報告したのです。こうした体験から得た実感がさらなる行動への足がかりとなり，世界が広がっていきます。まさに患者にとっては視界が広がる体験とも言えるでしょう。こ

のように，治療前期は行動を主体に治療を進めていきますが，症状中心ではなく，患者の欲求にそって生活全体の質が向上するよう目標設定をするところに，行動療法との違いがあります。

　ただし，自己不確実感が強く，不安に圧倒されているような患者の場合には，ある程度治療者が依存を容認し，安全感を保証する必要もあります。その場合には，何を，誰に，どこまで依存してよいかを明確にし，家族も含めて同じような対応が維持できるよう話し合っていくことが重要です（久保田，1997）。

(2)新たな体験の評価と深化

　先にあげた症例１のように，患者が不安ながらも行動に向かう姿勢を見せたときは，それを積極的に評価していくことがポイントです。その際には，症状の有無ではなく，目的が果たせたかどうかを目安にします。そして患者の生の欲望に持続的に働きかけ，どのような生活を望んでいるのかをつねに問いかけながら，行動の目的を明確にしていきます。こうした関わりを通して，患者の姿勢を気分本位から目的本位へと転換させていくのです（久保田・中村，1997）。さらに治療者は，患者が新たに体験した実感や，行動できた達成感をともに喜び，深めていくことが肝心です。症例２も「不安か否かではなく，食べてみたいという気持ちを大切にしよう」という治療者の言葉に促され，「たまたま外出した際にステーキが食べたくなって，食べてみたら美味しかった」と嬉しそうに語り，「総菜も，面接で言われたように電子レンジの本来の目的を考えて"暖める"程度にして食べることができた」と報告しました。このように行動を通してつかんだ手応えを，患者自らが次の行動に生かせるよう，治療者は大いに評価し深めていきます。

　また大抵の患者は，思い通りの結果が得られないと，「ダメな自分」と決めつけ"全か無か"の判断に陥りがちです。それゆえ，はじめから100点を目標にせず，60点を合格ラインにするようアドバイスしていく必要があるでしょう。一方，なかなか不安に圧倒され身動きが取れないケースには，行動の後押しを急がないことが肝心です。行動をめぐる綱引きを避けるためにも，「わかって

いてもやめられない」強迫者の辛さに共感しつつ，「それだけきちんとやりたいと思っているのに，もったいない」「その力を，もっと自分のために生かす方法はないだろうか」と逆にジレンマを利用するなど，彼らの感情体験に注目していくことが有効でしょう。

5. 治療後期——不適応的な関わりの修正

　こうした行きつ戻りつのプロセスを経て，徐々に生活の幅が広がってくると，強迫症状の訴えは比較的後景に退き，対人関係や仕事の悩みが前面に現れてきます。これがまさに強迫症状を生み出した不適応的な関わりであり，患者の性格病理と言うことができます。具体的には，思った通りに仕事を進めようと考え，周囲に対して支配的になったり，逆に他人に任せられずに仕事を背負い込んでしまう態度などがあげられます。症例2の場合も，行動が広がるにつれ，あれもこれもと手を広げ，結局ダウンしてはじめて疲労している自分に気づくなど，自分流のやり方を押し通し，結果的に行き詰まるパターンを繰り返しました。こうした関わり方は，不安や不快感を排除しようとしてとらわれた態度とまさに一致するものと言えます。

　したがって治療の後期では，こうした患者の強迫的なあり方に焦点をすえ，修正を図ることが目標となります。これは，患者の自己および他者への関わり方を問うとともに，生き方を問う関わりと言うこともできるでしょう。症例1では，「症状が出る前に長女が自立し，はじめはせいせいすると思っていたが，だんだん頼ってくれる人がいないのは寂しいと思うようになった」と拠り所のない不安があったことを語りました。母として，あるいは女性としてこれからどう生きていくかの悩みを抱えていたのでしょう。治療者はこうした患者の不安を自然なものとして認め，新たな生き方を探るよう援助していきました。当初患者は「こんな自分では何もできない」と訴えましたが，行動の広がりとともに趣味などに挑戦する意欲も生まれ，「今度は自分のために時間を使います」と笑顔で語りました。一方症例2の場合では，夫との関係をどう立て直すかが

第II部　事例編

最大の問題でした。夫の離婚の意思が固く，結局半年以上にわたり別居生活を送ることになりましたが，それは同時に"夫の気持ち"という，患者にとってもっとも思うようにならない，また答えのでない曖昧さと付き合わねばならない生活でした。これは，夫に依存し不安から目を背けていた患者が，はじめて不安と向き合い，本来の欲求を問い直す中で，自らの支配性や自己中心的態度を振り返った時間とも言えます。治療者は，患者の試行錯誤に寄り添いつつ，行き詰まりと修正のプロセスを支えていきました。結果的に，患者のあり方の変化が，夫の心の変化をよび，夫婦関係は修復に至りましたが，まさに強迫からの脱出が，患者のみならず夫婦の新たな出発となったのです。

　両症例からもわかるように，思うようにならない現実を見据えつつ，不安を不安として抱えながら，自らの生き方を選び取っていく，この行きつ戻りつの経緯を通して，ようやく患者は強迫から脱出し，真の意味で「今を生きる」ことが可能になると言えるでしょう。

6. 強迫性障害に対する森田療法と認知行動療法の比較

　昨今，OCDに対する有効な精神療法として認知行動療法が注目されています。認知行動療法は，認知心理学を基盤とする認知療法と学習理論を基盤とする行動療法を統合したものであり，文字通り患者の行動を主な治療手段として扱うことから，森田療法との比較がこれまでにも試みられてきました。本稿では，字数の関係上OCDに対する認知行動療法の実際は省略し，両者の異同について簡単に触れてみたいと思います。なお認知行動療法の詳細については，著者がまとめた別稿（久保田，2001）および他の専門書を参照していただきたいと思います。

(1) OCDの病理の理解と治療目標

　先に述べたように，森田療法では神経症をとらわれとして理解し，不安を特別視し，排除しようとする構えによって生じると考えます。一方，認知行動療

法では，症状（不安）は誤った学習の結果であり，回避行動がこれを強化すると考えます（Beck, 1976；山上，2000）。こうしてみると，症状が発展固着するプロセスに悪循環を見ること，この打破を目的とする点は両者とも共通しますが，不安のとらえ方に大きな違いがあることがわかります。すなわち，認知行動療法では，症状は何らかの欠陥（学習の誤りや不足）に因るものと理解するのに対し，森田療法では不安の背後に「よりよく生きたい」という生の欲望を見ます。そして不安そのものは自然な感情として，それに対する態度に問題があると理解します。したがって治療で目指すものは，森田療法では不安も感情の一つとしてそのまま受けとめる姿勢を促すのに対し，認知行動療法では不安をセルフコントロールできるよう促していきます。このように不安の理解の相違が，必然的に治療目標の違いに繋がっていると思われます。

(2)治療技法

では治療的関わりでは，どのような相違があるでしょうか。まず治療導入の方法ですが，両治療とも OCD の成り立ちについて，その理解を明示し，治療目標の共有を図ります。こうした教育的な関わりは両者に共通するものですが，その導入において，認知行動療法があくまでも患者の症状に焦点を当て，その具体的な把握に力点を置くのに対し，森田療法では，症状にとどまらず，患者の生活への関わり方全般に焦点を当て，そこから彼らの欲求を探し当てようとします。こうした治療者の着目点は大きく異なると言えるでしょう。

では，具体的なアプローチについてはどうでしょうか。森田療法では，不安を健康な欲求（生の欲望）の裏返しとして明確化し（逆説的な対応），不安と付き合いつつ必要な行動に踏み込むよう促していきます（恐怖突入，あるがままの姿勢）。これはある意味で，認知行動療法で言う恐怖刺激への暴露と似通った介入ですが，そこで対象とする行動には大きな違いがあります。認知行動療法では患者の生活を阻害している自覚的な症状が暴露の対象として抽出されるのに対し，森田療法では，現実の生活において必要な行動，もしくは患者の望む生活に近づくための行動がその対象となり，生活全般の充実を図っていきま

す。したがって，症状が必ずしも暴露の対象になるとは限らず，そうした意味で症状にダイレクトに働きかけ，その軽減を図る認知行動療法とは大きく異なると言えるでしょう。

更に，認知行動療法では，症状に対する暴露と反応妨害をより具体的，段階的に設定し，機械的にこれを反復させていきますが，森田療法では，あくまでも自然な生活の流れの中でこれを行おうとします。たとえば症例1の"必要な買い物や家事をこなすこと"は，現実生活において必要な態度であるとともに，患者にとっては恐怖突入の場面となります。このように，森田療法では患者が目前の生活に関与していく中に，自ずと暴露，反応妨害，モデリングの機会が盛り込まれていくのです。とはいえ，不安に圧倒され確認行為を繰り返すような場合，これを遮るような具体的介入も必要となります。これはある種の反応妨害とも言えますが，森田療法の場合，単に強迫行為の妨害ではなく，行動の転換に主たる目的をおくことが特徴であり，それによって気分が流動変化する事実や自然な身のこなし（行動の流れ）を体得させようとします。

こうしてみると，断面的には認知行動療法と森田療法の手法に似通った点が認められるものの，どのような行動に焦点を当て，そこにどのような変化を期待するのかは異なることがわかるでしょう。言い換えれば，不安や症状の理解の相違がこうした不安軽減のためのプロセスの違いに反映されていると考えられます。

認知行動療法では，新たな学習を通して，患者が如何に主体的に不安の対処法を習得するかに主眼を置きます。その際，治療のフォーカスが症状に据えられることを考えると，患者の注意は自己と症状（不安）との関わりに向けられます。一方，森田療法では，患者がコントロールしようとしていた不安を，いったん自然の流れにゆだね行動する経験を通して，患者の注意を症状に閉じられた世界から，より開かれた世界へと転換させていきます。そして患者の行動が広がりを見せたとき，彼らは少しずつ本当に望む生き方とは何かを模索しはじめるようになります。こうしてみると，森田療法が症状の軽減にとどまらず，患者が現実とどう関わり，どう生きていくかを問いかけていく点に，認知行動療法との違いがもっとも色濃く現れていると言えるかもしれません。

7. おわりに

　強迫性障害に対する森田療法的理解と関わりについて概説しました。観念的に不安を解決することに執着し，頑ななまでにその姿勢にしがみつく強迫者の治療は困難を伴います。こうした強迫者の「とらわれ」を打破するためにも，治療者は彼らのそうせざるを得ない苦しみに共感を寄せつつ，彼らが必死に探っている道筋とは違うところに出口があることを根気強く示していくことが必要でしょう。そして何よりも，その手がかりを言葉ではなく身体感覚を通してつかめるように支えていくことが肝心でしょう。

文献

Beck, A. 1976 *Cognitive therapy and the emotional disorders*. Mark paterson and International Universities Press, Inc.（大野　裕（訳）1990　認知療法　岩崎学術出版社）

久保田幹子　1997　強迫行為の激しい症例への森田療法──治療初期における感情体験への注目　森田療法室紀要，**19**，56-61．

久保田幹子　2001　森田療法と認知行動療法の比較──強迫神経症の治療を通して　森田療法室紀要，**20**，42-50．

久保田幹子・橋本和幸　1997　強迫性障害，心理療法　田代信維・越野好文（編）臨床精神医学講座5　神経症性障害・ストレス関連障害　中山書店　pp. 372-380

久保田幹子・中村　敬　1997　入院療法　牛島定信（編）強迫の精神病理と治療　金剛出版　pp. 291-305

久保田幹子・中村　敬　2000　森田療法における日記の意義　産業精神保健，**8**（3），199-205．

森田正馬　1926／1974　神経衰弱及強迫観念の根治法　高良武久（編集代表）森田正馬全集　第2巻　白揚社　pp. 69-278

森田正馬　1928／1974　神経質ノ本態及療法　高良武久（編集代表）森田正馬全集　第2巻　白揚社　pp. 281-442

成田善弘　1994　強迫症の臨床研究　金剛出版

山上敏子　2000　強迫性障害の行動療法　OCD研究会（編）　強迫性障害の研究　星和書店　pp. 83-96

外来森田療法Ⅳ（強迫性障害）
に対するコメント

北西　憲二

　強迫性障害の治療は多くの場合困難を伴います。それは強迫性障害で悩むクライエントは頑固でなかなか自分のやり方を変えません。そして症状に対する苦痛，苦悩を訴えますが，それは多くの場合生活に支障を来しているためです。自分の不安，恐怖，不全感を取り除くために多くの場合身近な人たちを巻き込みます。そのため家族全体が神経症的状態に陥ってしまう場合も少なくありません。クライエントは自分の症状に対してそれが神経症的なとらわれ，イメージだ，と考えずに，現実に起こりうることだ，と考える傾向があります。つまり症状に対して自我親和的である場合も多々あるのです。従って強迫性障害の治療では治療導入がまずポイントとなります。久保田は30代と40代女性の不潔恐怖の2症例を挙げています。

　治療目標を明確にすることは治療者が行う最初の重要な作業でしょう。治療が行き詰まったときにいつでも初心に戻って話し合えるからです。久保田は治療の前期の関わりとして，1）一拍おくこと，2）時間を物差しとする，3）分けること，4）曖昧な自分を拠り所にする，点を挙げています。強迫性障害に悩む人は，決定的な安全感の喪失者で自己不確実感に悩むのです。それゆえ治療者の助言，関わりが曖昧で具体性に欠ければそれだけで不安となり，強迫の渦に治療者は巻き込まれるのです。久保田の治療的な介入は，この不全感を和らげ，不安をもちながら行動するための指針を示したものといえます。また安全感の喪失者である強迫性障害者に対して，久保田のいうように積極的に依存を容認し，安全感を保障することも治療の初期には必要でしょう。

強迫性障害の治療は根気のいる作業です。それにじっくりと取り組んでいくと，次第に強迫症状は背後に退いていきます。それと共にクライエントの強迫的な生き方が次第にその姿を現します。これが実はクライエントの症状の根っこにあるものです。

　生きることを治療の視点に入れることに，久保田が比較を試みている認知行動療法との違いがあるのです。とらわれに対する介入の方法では，森田療法と認知行動療法は似ています。しかし人間のあり方を恐怖と欲望から理解する視点を森田療法はもっているのです。それがクライエントの悩みを単に減らし，修正するものでなく，欲望の発揮，その人としての生き方の探究という視点をもたらすのです。

　さて強迫性障害で悩む人たちはその症状が背後に退いた後に，しばしば「すべてを思い通りにしたい」という世界の関わり合い方を示します。この自覚と修正がクライエントの生き方を変えることに結び付きます。そして自分の不快な感情，不安を自分の思い通りに取り除きたいというクライエントのあり方の修正が強迫的なとらわれの根本的な解決なのです。そこにいたるには，安全感の喪失者であるクライエントといかに信頼関係を結べるか，という治療者の関わりが重要であることはいうまでもないでしょう。それと共に，その人としての生の欲望の発揮が人生の課題となります。

7 外来森田療法 V
（皮膚科から・アトピー性皮膚炎）

細谷　律子

1. アトピー性皮膚炎について

　1923年 Coca と Cooke は，家族内発生の傾向の強い気管支喘息と枯草熱（鼻アレルギー）に対しアトピーと命名し，その家系をアトピー家系と呼称した。1933年に Wise と Sulzberger はアトピー家系に高頻度に見られる慢性の皮膚炎に着目し，アトピー性皮膚炎の名称を提唱した。本疾患は，それ以前ヨーロッパでは神経皮膚炎（neurodermatitis），ベニエ痒疹（prurigo Besnier）などの名称で，本邦では慢性小児湿疹，幼小児屈側苔癬化湿疹，晩発性滲出性類湿疹，汎発性神経皮膚炎などの名称で呼ばれていた皮膚疾患に該当する。

　病因論的にアレルギーと非アレルギーの二つの側面をもつ。アレルギー因子に関しては，1966年に，患者血清中のレアギンとよばれていたアトピー抗体がIgE（Immunoglobulin E）に含まれることが発見されて以来，IgE を中心にさまざまな方向からアレルギー機序が研究されてきた。そして近年，セラミド代謝の異常が指摘され，非アレルギー因子である皮膚のバリア機能の障害が注目されるようになった。セラミド代謝の異常は皮膚を乾燥させ，バリア機能を低下させる。表面に浅い亀裂が生じ，外来物の侵入が容易になり，その結果，刺激性皮膚炎の湿疹反応，あるいはアレルギー性の接触性皮膚炎や，IgE 抗体を介した湿疹反応をひきおこしやすくなるのである。

　1994年に日本皮膚科学会でアトピー性皮膚炎の定義，診断基準を定め[1]，

2000年に日本皮膚科学会アトピー性皮膚炎治療ガイドラインが制定された[2]。心身医学的側面に対する配慮の必要性もおりこまれており，またタクロリムス軟膏による治療が加わって，2003年，2004年と続いて改訂されている。

アトピー性皮膚炎は，従来小児の皮膚疾患と言われ，成人になれば治ると言われてきた。しかし，1998年，杉浦[3]は，乳幼児の有病率は20年前とかわらないが，小児から成人の有病率がふえていると報告し，さらに日本の成人期アトピー性皮膚炎の特徴として，①1980年以降，成人重症例が多い②しばしば「顔面難治性紅斑」が見られることを指摘した。近年，アトピー性皮膚炎の慢性・難治化が問題になっている。

2．アトピー性皮膚炎の心理的側面

アトピー性皮膚炎の非アレルギー的悪化因子の一つに心理的因子がある。とくに成人患者に重要な悪化因子である[4]。心理的なストレス状態は，神経症や鬱状態など精神状態の異常をもたらすこともあるが，一方身体化し（かゆみなど），行動化して（掻く，たたくなど），皮膚に表現されることがある。すなわち，中枢性にかゆみが生じることがあり，また，患者は心身の不快感を解消するために掻く，こする，たたくなどの行為をし，皮膚を傷害させていることがある。さらに，これらの結果生まれる皮膚症状の悪化は，患者を落胆させると同時に，一方で周囲の関心をさそう疾病利得の面ももちあわせている。

(1)難治化した患者に見られる掻破の習慣化

本来掻破はかゆみに対する生理的な反射行動であるが，慢性，難治になった患者の場合，習慣化していることが少なくない。掻破だけでなく，叩く，剥がすなどの行動も習慣化している。何となくあるいは無意識に行う癖（習癖）になっていたり，イライラ，緊張などの交感神経緊張状態で衝動的に掻破したり，不安から皮膚を掻いたりさすったりしている[5]。「掻き出したら止まらない」という患者は多い。いじっているうちにかゆみを生じさせ，かゆみと掻破の悪

循環（itch-scratch-cycle）を招いて搔破が止まらなくなることもあるが，一方かゆくて搔き始め，かゆみがなくなっても搔き続ける患者や自体愛的感覚[6]にのめりこんでいく患者もいる[5]。心理的に困難な状況では，逃避的に itch-scratch-cycle の快感に陶酔したり，自傷的に皮膚を破壊する。

搔破は皮膚のバリア機能の破壊であり，皮膚炎のさまざまな悪化機序（アレルギー性，非アレルギー性）を促進させてしまう。しかし患者は，アトピーであるという病識やかゆみの存在で，搔破の習慣化に気づいていない場合が多い。かゆみの認識も曖昧だったりする。

(2)皮膚へのとらわれ

アトピー性皮膚炎患者に見られる習慣性の搔破については，脱げば搔く条件反射[7]，習慣病[8]，嗜癖[9][10]，麻薬中毒のようなもの[11]，などの表現がされてきた。止めようと思っても止められない強迫的な行為になっていることが多い。患者にこれらの行為を無理に止めさせると激しい焦燥感を与えてしまうこともある。絶えず搔いたりこすったりと皮膚を刺激していなければ落ちつかず，これらの行為に依存的になっていることもある。さらに"搔かない（叩かない）と次へ進めない"と帰宅時や就寝前に儀式のように行われていることが多い。

行動が儀式化している場合や皮膚が葛藤や不安からの逃避の場として不可欠なものになっている場合など，これらの患者に搔破の習慣を認識させやめることを指導するとかえって皮膚に執着させてしまうことも多い。かゆみに対して過敏になっていることもある。

皮膚科領域では昔から，舐める，嚙む，吸うなどの行為やナイロンタオルなどの摩擦による強迫的習癖（compulsive habit），神経症性擦傷（neurotic excoriation），抜毛症（trichotillomania）などが強迫行為・疾患として知られているが，これらがアトピー性皮膚炎患者に見られることも多い。また患者は過食症や手洗い強迫などの強迫行為も合併することがあり，これらにシフトすることもある。また皮膚炎は消失したにもかかわらず，「顔が赤い気がする。気になって何もできない」と頻繁に来院し訴える患者もいる。彼らはいつも皮

膚が気になり，皮膚にとらわれている。すなわち，かゆみや異和感などの皮膚感覚にとらわれ，掻きたい，こすりたい衝動にとらわれている。またステロイドは恐いという思いが強迫観念になっていることもある。

(3)とらわれの背景にあるもの

　とらわれの背景に不安がある。不安から免れたいとはからい（掻破し）強迫的に行ううち，皮膚にとらわれていく。悪化した皮膚がより不安を強め，現実の課題の不安とすりかわり，「皮膚さえ治れば」という思いになってしまう。彼らは皮膚（感覚，行為，アトピー性皮膚炎）にとらわれることで現実の困難から逃避するのである。不安はよりよく（理想的に）生きたい思いと表裏をなす。「失敗してはいけない」「こう（理想）でなければならない」など完全を目指すほど，不安は強くなる。

　成人のアトピー性皮膚炎患者のパーソナリティーについても，精神発達が未熟[12]，心の内面の表出が困難[12]，わがまま[13]，現実を見ないで理想を追う[13]，自己否定的[14]，強い不安[15]，神経症的傾向[9]などさまざまな心理テストの結果が報告されてきた。一方今日もっともよく見られるパーソナリティーとしてSalzman[16]は，"obsessive personality"（強迫パーソナリティー）を提示した。人間であるがゆえの不完全さ，曖昧さ，弱さや限界を認められず，完全（理想）であろうとするような完全主義の性格である[17]。制縛的で，自己の心身の状態や他者をコントロールしようとする生き方であり，それが可能であるという尊大な自己像，万能感ももつ。一方で完全にできない自分に自責的で自己評価が低い。完全にできないなら全部やらないという all or nothing のところもある。思春期特有の精神病理とも言え，強い自己愛のもち主とも，幼児的側面を表しているとも言えよう。これらは，今までのアトピー性皮膚炎患者のパーソナリティーに関する報告の内容を包含するものでもある。完全をめざす意気込みは，うまくいっているときはヒーローとなるが，破綻すれば，アルコール依存症，強迫的ギャンブル，強迫的自慰，摂食障害，盗癖などの強迫行為に転じてしまう可能性がある[16]。完全（理想）をめざしたエネルギーが建設的な方

向から転じて非社会的な方向に注がれてしまうのである。アトピー性皮膚炎患者の場合，心理的に破綻すれば，掻く，叩く，かさぶた剝がしなどの行為が強迫行為に発展してしまう可能性がある。患者たちは，よりよく（理想的に）生きたいと思いながらできないことに葛藤し，自責的になり，強迫行為に逃避するのである。掻いたりかさぶたを剝がしたりする行為が長時間に渡り，あるいは集中的に行われれば皮膚症状が悪化するのは自明である。ストレスによるかゆみと相俟って皮膚は重症化，難治化していく。二次的な心理的障害ももたらす。

　普通，完全欲の強い生き方も，失敗や挫折を通して少しずつ変わり，受容的になっていく。しかし，皮膚炎のために困難から守られてきた環境や，管理的な養育環境でその過程が損なわれると，失敗が恐くて行動に踏み込めないライフスタイルが形成されてしまう可能性がある。他人や社会に背を向け，ひきこもり状態になってしまうこともある[18]。

　成人患者の多くに見られる心理的な悪化要因は，ライフイベントより日常のイライラごと（デイリーハッスルズ）が多いという[4]。ストレス因子を受け止める側の問題を示唆するものでもあり，心理面の治療には，パーソナリティや生き方を問題にする関わりが必要である。

3. 外来森田療法の導入と実践

　森田療法はとらわれからの解放と性格の陶冶をめざす。森田療法的にアプローチすることは，難治化したアトピー性皮膚炎患者の治療にしばしば有効である。また，患者を森田療法的観点から心理的に配慮していくことが難治化防止となる。以下に，筆者が行っているアトピー性皮膚炎患者に対する心理的治療の具体的な進め方を述べる。

　もっとも，アトピー性皮膚炎患者に対する心理的治療は，皮膚症状に対する治療が適切に行われていることが前提である。身体的原因により生じる症状が心理的要因の強化因子になることは言うまでもない。

(1)行動の習慣化に気づかせる

　難治となった成人のアトピー性皮膚炎患者に行う心理的介入の第一歩は，掻破の習慣化に気づかせることである。掻破だけでなくこする，剥がす等の行動は皮膚というバリアの破壊であり，皮膚症状の悪化につながることを認識させる。掻いている部位のみに皮疹が見られる患者もしばしばで，その皮膚の状態（臨床像）を指摘することは，患者に皮膚を習慣的に傷害している可能性を認識させる材料の一つにもなる。患者は気づいていないことが少なくないので，掻破の癖や習慣を認識できると，その非合理性に気づいて皮膚炎が軽快していくことも多い。その際ノートに掻破行動について記録させるセルフモニタリング法は有効である。

　しかし皮膚を強迫的に傷害することで不安や葛藤から逃避しようとする姿勢があると，習慣化に気づかせるだけではなかなか解決しない。患者は掻破を止めようと意識したときからさらに皮膚に執着してしまう可能性がある。皮膚感覚（かゆみ，ムズムズ，異和感）もとぎすまされ，掻く，叩く，剥がすなどの行為の強迫性が強まる可能性もある。

　そのような患者には，掻破を意識させやめさせようとすることは賢明でなく，むしろ皮膚に関する話は不問にした心理的介入が有効である。心理的ストレスの大きさは，ストレッサーの重さとそれを受け止める側（患者）のパーソナリティーや生き方に影響されることを説明し，ストレッサーを受け止める者の考えや生き方を見直すことがストレスを軽減させるための根本的方法であろうと提案する。

(2)外来森田療法の適応を検討

　外来森田療法を行うにあたっては，症例の適応を検討する必要がある。よりよく（理想的に）生きたい，負けず嫌いなど人生に対するポジティブな姿勢が見え，一方で自己検討力，自己内省性を備え，治療意欲の感じられる患者であることが，適応の条件となる。精神医学的に正常あるいは神経症レベルの病態（人格）水準をもつ患者であり，不安が強く，強迫行為（観念）をやめられない

第Ⅱ部　事例編

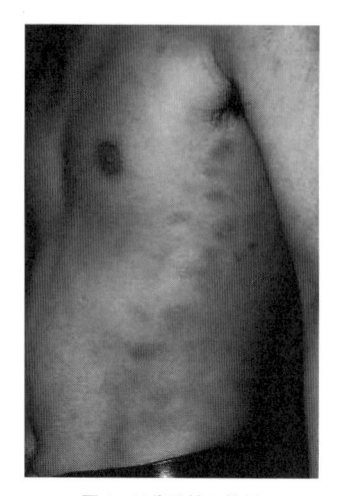

図1　20代男性の体幹

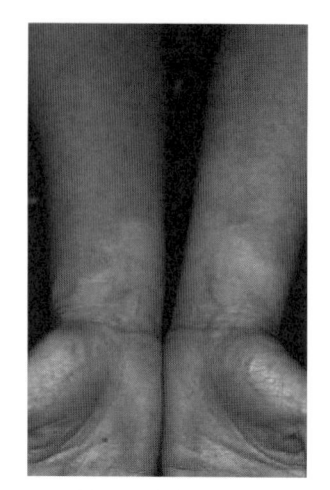

図2　30代女性の上肢
皮疹部と健常部の境界が鮮明である

ことに葛藤している患者である。さらに，自分のさまざまな問題が自己の性格と関係していると理解できている患者ほど適応であり，治療効果もあげやすい。

また，しばしば見られる，境界鮮明で手の届く部位に限局した皮疹のでき方は，同じパターンの搔破が繰り返し，強迫的に行われた状況を推測する手助けになる（図1, 2）。

しかし，強い完全欲や強迫行為に対し葛藤の見られない患者や，境界型や精神病レベルの病態水準をもつ患者の場合，早期に精神科医に依頼する必要がある。

(3)外来森田療法

完全（理想）を求めすぎる生き方を"あるがままの生き方"に変えていくことをめざす。患者に対し，皮膚症状を含めたさまざまな人生の問題（課題）に対する不安，不快な体調や気分をそのままうけとめ，なすべきことをやっていく生活を指導していく。気分に流されない行動本位の生活が心理的に変化をもたらすことが期待できる。指導要項（表1)[19]を念頭に置きながら，少しずつ指導していく。

表1　外来における指導要項[18)19)]（抜粋）

1) 症状をそのまま受け入れ，それに注意を向けたままで，日常生活（やるべき毎日の仕事）を行う。
2) 患者の考え，感情などを，その環境における心の自然として，そのまま受け入れ，肯定させる。人間の心の自然（真の姿）を認めさせることが大切。
3) 本心を自覚するように導く。本心とは，生の欲望に根ざした自己実現欲求（向上発展への志向）。
4) 人の役に立つ仕事をさせる。
5) まず形から入るように指導する。形を整えて行動に移れば，それに応じて，心は自然に状況に合うように整ってくる。
6) 平等感に立つように指導する。自分も他人も基本的に心は皆同じ。
7) 愚痴，言い訳を言わないように教える。愚痴や言い訳は，かえって注意が症状に固着して苦しくなる。
8) 事実本位の生き方をするように指導する。理想や感情はそのまま認識しながら，現実を土台にする。
9) 感謝の念の大切さを教え，それを言動に表すように指導する。
10) 自己本来の長所を発揮させる。

不合理な完全欲に縛られなくなると，自己の長所に気づくことができ，自己に対し受容的，肯定的になれる。高すぎる目標設定が改められる。また失敗を恐れて現実の課題に踏み込めない生活は七転び八起きができる生き方に変わり自己実現の欲求，目標に向かって努力できるようになる。言いかえれば，受動的，能動的にあるがままに生活できるようになる。さらに「他人につくす」体験をすることで自己中心的態度が改められ，社会に対する貢献感が育てられる。充実感，幸福感を体験し，意識が外に向けられると，皮膚に対するとらわれ（執着）から解放され，皮膚の症状も自然に改善していくことが多い。強迫心性が非社会的な方向でなく，社会的で建設的な方向に生かされることになる。

筆者はこの治療過程にしばしば日記を用い，患者に一日の行動や考えたことを書いてもらい筆者がコメントを加えていく方法をとっている（図3）。文章化することで，患者は自分で自分の行動や考えを振り返ることができ，コメントも読み返すことができる。コメントするにあたり，短期療法的技法[20)]や認知行動療法[21)]の知識は非常に有用である。

ただし，外来森田療法を成功させるためには，医師と患者の十分な信頼関係が不可欠である。森田は「師とは人生の師であり，教育とは人間感化であって

第II部　事例編

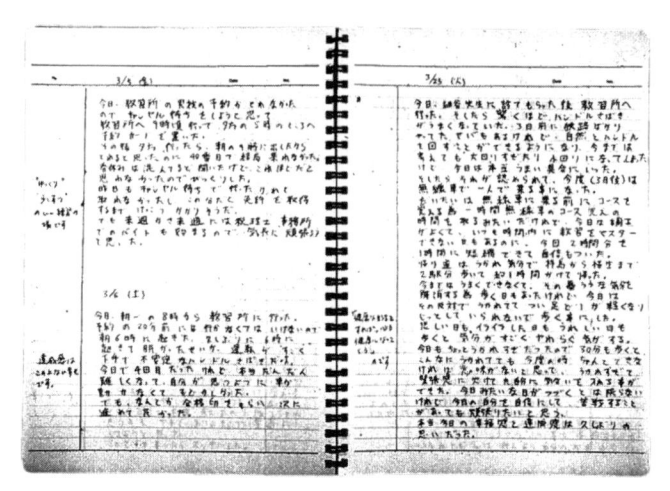

図3　日記の具体例
左の欄に筆者のコメントをいれる

忍耐によらなければならない」と述べ，本当の教育とは，治療者自身が人間性のいろいろな面をみせてやることであると考えた[19]。心理治療は医師と患者の人間関係で行う治療であり，指導する医師自身が専門的知識を習得するとともに，人間としての向上を心がける必要がある。

4. 症例1：19歳女性

(1)現病歴

　生後3ヶ月頃より全身に皮疹が出現し，近医でアトピー性皮膚炎と診断されていた。のち，ときどき近医で治療を受けていた。

　中学1年のとき，マスコミでステロイドの副作用を知り，ステロイド剤を止めたところ悪化し，重症となった。再びステロイド剤による治療を始めた。

　高校1年のとき再びステロイド剤を止めると悪化したため，高校2年5月から8月まで入院し温泉，食事療法，絶食療法などによる治療を行った。軽快し，9月に登校を開始したが直後より悪化し，入院となった。休学し，留年となった。

　高校3年になると，5月から悪化し6～7月入院。9月の登校後まもなく悪

化し，当院に受診となった。

(2)初診時所見
①皮膚所見
　全身に発赤，掻破痕が見られ，激しい瘙痒を認める。前額，頚部，前胸部，両上肢の皮膚は著明に肥厚し，湿潤し痂皮が付着する。

②心理・行動所見
　常に皮膚を触っている。「皮膚の皮をむき出したら最後までむいてしまわないと気が済まない」「イライラしたり不安になると掻いてしまう」と言う。また「とくにストレスがなくても掻いてしまうし，ひとたび掻き出したら延々と掻き続け止まらなくなる」とも言い，強迫性が強い。帰宅直後や寝る前には掻破やかさぶた剝がしが儀式のようになっている。依存状態を形成し，具体的なストレス要因があるとこれらの行動を加速させてしまう。大学入試をひかえ激しくなった。

　性格はまじめで"ねばならない"という思いが強く完全主義である。これではだめだといつも自責的になっている。大学には行きたい。しかし皮膚炎が不安で勉強ができるかどうか心配と言う。母親は優しい反面，過保護かつ過干渉で，外来ではほとんど母親が娘に代わり受け答えしている。

(3)治療経過
　皮膚症状に対する治療とともに，掻破の習慣化に気づかせた。日常的に皮膚を掻いたり，こすったりしていることが皮膚炎の治癒過程を損ねていること，抗ヒスタミン薬の効きを悪くさせてしまうことを認識させた。ノートによる掻破のセルフモニタリングを試みたが，かえって皮膚が気になると言うので中止した。

　無意識の掻破に対し，意志を介在させない反射的な行動（掻いていると気づいたら手を組む，何かをつかむ，両手を両膝で挟むなど）の練習を指導し，また掻破のきっかけになるイライラや不安をへらすためにも"完全（理想）でなけれ

ばならない"ライフスタイルから"あるがまま"のライフスタイルに変えていくことを治療目標とした。日記に一日の行動や心理的状況を書かせ，筆者がコメントを書き入れながら，精神的ストレスのはけ口を皮膚にしないこと，「気分は気分　行動は行動」の実践を援助した。患者の長所を大いに賞賛し，気分に流されなかった行動に注目し評価していった。母親に対してはけっして叱責せず，①家庭で'皮膚''掻く'という言葉を言わない②患者の皮膚症状を批評しない③干渉せず自主性を尊重するなど具体的に治療の課題を提示し，その実践を援助した。

　日記を開始して2〜3ヶ月は，皮膚に対する執着の様子，行動に対する葛藤が中心に書かれていた。皮膚が不安からの逃避の場になっている（表2・日記1〜5）。受験の不安が皮膚の不安にすりかえられていることを認識させ，また「不安があるからがんばれる，不安はエネルギーである」などのコメントを日記に加えながら，不安に対するネガティブな思いをポジティブなイメージに転換させた。そして「不安はそのままに，なすべきことをやっていく」ことの実践を促した。

　4ヶ月後，悟りのような思いが書き綴られるようになり，このころより突然悪化して来院するということはなくなった（表2・日記6）。

　6ヶ月後，入試は全て不合格だったが（表2・日記7），前向きに勉強を始めた。

　翌年の入試は合格した。一人暮らしを始め，現在学生生活を楽しんでいる。皮膚も順調に軽快している。

表2　症例1の日記

```
日記1（8月X日）
昨日の夜はなぜか体がだるく，なかなか寝つけなかった。イライラしていると，かゆくもないのにかいてしまったりしていた。朝，顔を洗ったとき水がしみた。

日記2（1週間後）
……
首と肩が治ってきたのか皮膚がカサカサしてボロボロものすごくむける。それが気になる。とりたくてたまらない。
```

日記3（1ヶ月後）
顔がジュクジュクするたびにおちこんでしまう。
この先どうなってしまうのだろうか。
不安で不安でたまらない。
かゆくもないのに体中をかきむしる。
掻いているとき少しホッとするような感じがする。
でもその後ですごく後悔する。
そんな自分が嫌で嫌でしようがない。

日記4（2ヶ月後）
嫌なことから逃げ出すためにアトピーだということを利用しているように最近思う。また，一方でアトピーだということを利用している自分に腹を立てている自分もいて，なんだかとても複雑な気持ちです。
ここのところ，掻くか食べるかのどちらかです。そんな自分が嫌で嫌でどうしようもありません。今日は朝から両親につきまとわれっぱなしです。一番落ち込んでいるのは私です。そっとして欲しいときにいつもそばにいるのです。もう我慢の限界です。

日記5（3ヶ月後）
今日は家に帰ってきてから思いっきり掻いてしまいました。家に帰ってきてから何回か波がきて。よく考えてみればその波を作っているのは実は私だったのです。私がくせで，何気なく肌を気にし始め，かさぶたをとり，最後にはもう手が止まらないほどになってしまいます。
ああ，何度同じことを繰り返せばやめられるのでしょうか。

日記6（4ヶ月後）
今までずっと逃げてきました。勉強からも，自分自身からも。
でも最近，逃げれば逃げるほどあとになって，自分にプラスになることはないということに気がつきました。逃げたその時は楽だけれど，生きている限り，逃げたつけがまわってきてしまい，てんてこまいです。
でも今度こそ，あとになってつけがまわってこないようにしなければいけませんね。
自分にできることからやっていこうと思います。
「逃げるから苦しい」身にしみる言葉です。

日記7（6ヶ月後）
今日は全部の結果がでました。
結果は全滅でした。
でも，先生がおっしゃっていたように，受けただけでもよしとしました。
自分でも驚くほど落ち着いているんです。
結果はだめでしたけど，
先のことが楽しみで楽しみでしようがないのです。
……また一からやり直しです。
来年の今頃は桜が咲くように…。

(4)総括

　不安になると皮膚を掻く，かさぶたをはがすなどの行動に逃避するライフスタイルがあった。受験の不安がこれらの行為で皮膚を傷害させ，その結果生じる皮膚症状の悪化が受験できない理由になっていた。不安や皮膚の状態はそのままに，なすべきことをやっていく姿勢を指導，援助した。患者は受験に立ち向かうことができ，その自信は患者に自立心をもたせることにつながったと考えている。

5. 症例2：20歳女性

(1)現病歴

　3歳頃より四肢の屈曲部を中心に瘙痒性の皮疹が出現し，近医でアトピー性皮膚炎と診断されていた。中学に入ると屈曲部の皮疹に加え，眼囲の瘙痒性の紅斑や蕁麻疹が出現するようになった。高校3年の夏頃より顔面，頸部の皮疹が悪化してきた。「進路のことで悩み一夜でひどくなった」といって当院受診となった。

　翌年短大に入学し，皮疹もとくに悪化は見られなくなったが，卒業後某会社に就職すると再び急性増悪を繰り返すようになった。ハードな残業と，上司からのセクハラでストレスは多く，数ヶ月で退社。皮疹は重症化したびたび湿潤して難治となった。

(2)初診時所見

①皮膚所見

　増悪時，顔面，頸部を中心に全身に発赤が見られ，激しい瘙痒を認める。前額，頸部，前胸部，両上肢の皮膚は著明に肥厚し，湿潤し膿苔が付着する。

②心理・行動所見

　日常的に無意識に掻いており，とくにイライラしたとき，ほっとしたときに掻くことが多く，掻き出したら止まらない。帰宅後，寝る前，入浴中，入浴後

に日課のごとく掻破し，一晩中搔き続けることもある。つねに皮膚をさわっていないと落ち着かないという。

性格は完全主義で負けず嫌い，知的である反面考え込みやすいタイプである。

(3)治療経過

皮膚科的治療を行うと同時に，掻破の状態（回数や分数）をノートに詳細に記載させ，習慣化している掻破行動を自覚，認識させた。急性増悪は見られなくなったものの，緩解と増悪の繰り返しであった。アトピーのことを考えたり，掻いてはいけないと思うと皮膚に手がいっている。掻いてはいけないと意識するとかえって掻いてしまうという。掻破行動のセルフモニタリングは中止した。

反射的な行動の練習（前述）を指導し，"完全（理想）でなければならない"ライフスタイルから"あるがまま"のライフスタイルに変えていくことを治療目標とした。前例と同様に，日記に一日の行動や心理的状況を書かせ，筆者がコメントを書き入れていった。

日記開始1ヶ月目

たびたび辞めた会社の夢を見る。仕事に困っている夢や遅刻しそうになり急いでいるのに靴が見つからず焦っている夢で，目がさめるとほっとする。会社を辞めたことを後悔していないが，会社のことを思い出すと痒くなる。「アトピーが完全に治るのかどうか不安。アトピーが治らなければ希望がなくなる」と書いている。

2ヶ月目

掻破行動が習慣化していることを改めて認識。痒みの多寡にかかわらず同じように掻いてしまうことに気づく。

夜間，掻破しないように両肘を牛乳パックで強制して寝るなど，掻かないことに積極的になる。

歩いて通院することで，自然の美しさに改めて感動。

3ヶ月目

「アトピーで得たものはたくさんある」とアトピーを肯定できるようになっ

た（日記1）。

> **日記1**
> 「苦しいことや辛いことはその後の自分に大きく役立つというけれど，本当にそう思う。それは今自分がアトピーで悩んでいてその結果得たものが沢山あるからであるし，……」

4ヶ月目

バイトを始める。数ヶ月間の会社生活が役に立ったことや人の役に立つことの喜びを実感する。自傷的な心理状況から自己を受容できるようになってきた（日記2）。

> **日記2**
> 「掻き壊して傷だらけの自分は自信がなく，大嫌いで，掻かなかった自分，傷のない自分は好きで気持ちも明るかった。掻く自分と掻かない自分に差をつけていて，掻く自分が大嫌いだからよけい掻いて自分をいじめていたのかもしれない。掻いてしまう自分を好きになるのは難しい。掻いて体がいた痒くて鏡を見るのが怖いときもある。そういうときいつも自己嫌悪に陥る。きっと自分がいけないと思うより自分がかわいそうだと思った方が良いのかもしれない。」

5ヶ月目

アトピーである自分を受容できるようになった。

他人から会社のことを聞いてもいやな気持ちにならなくなった。会社は自分が脱皮できるいい機会だったと振り返った。

6ヶ月目

映画を通して改めて「人間は悩み，葛藤するもの」を実感。

車の免許をとるため教習所に通い始めた。

7ヶ月目

運転の練習を通じて達成感を得る。同時に掻くことやかさぶたをはがすことが減った。

「掻く機会のポイントを減らしていくことにした。①一人の部屋に行かない②入浴前は母の前で脱ぐ③入浴は短く④入浴後は皆の前でスキンケア……etc

今まで掻いているときはアトピーのことやいろいろないやなことを考えながらだった。掻いているときは「今掻いている」と集中するとこわくてあまり掻けなくなる」と語った。

7 外来森田療法V（皮膚科から・アトピー性皮膚炎）

8ヶ月目

幸せは自分の考え方の中にあることに気づく。「アトピーが治れば」ではない（日記3）。

> 日記3
> 「あの頃（短大時代）はアトピーも全然ひどくなくて，ほとんど湿疹もでていなかったけれど，幸せではなかった。ずっと前に，アトピーさえ治れば私は幸せなのにと思っていたけれど，そう人生甘くないと思い知らされた。……自分の周りに絶対あるはずの幸福を悩みで押しつぶさないで，その幸福に気づき，幸せだと実感できなければ，幸せにはなれないのだと思う。」

9ヶ月目

運転の練習を通して自分の性格について反省。マイペースを決意。運転免許を取得する。

10～11ヶ月目

バイト採用の面接で，アトピーを理由に断られショックを受ける。しかしこの事件を契機に気持ちはそのままに，行動することの大切さを実感できた。「悲しい気持ちをあるがままに受け入れて，友人たちと遊ぶetcの行動をした方が傷も消えるし，考えも自然にプラスになる」と書いている。

アトピーであることを悪びれず，堂々とバイトの面接に臨む。採用決定。

12～13ヶ月目

仕事上の失敗で落ち込んでも，昼食を外食にしたり，散歩することで気分をかえることができた。

「何が起こるかわからないから生きることが楽しい」と書いている。

14ヶ月目

余暇をパソコンで楽しむ。

バイトの契約期限が間近で続けるかどうか迷ったが，あせらず考えていくことにする。

15ヶ月目

今までそうだった「ねばならない」主義を改めて振り返り，これでは本心で生きられないと実感。いろいろな出来事を通して，またノートに書き繰り返す

ことで整理できてきたと言う。

搔くことが非常に少なくなり，皮疹はかなり軽快している。かゆみが激減してきたという。

(4)総括

「アトピーが治らなければ何もできない」と言いながら，皮膚を掻いたり，かさぶたをはがす行動をやめられず，むしろこれらの行為が自虐的に行われている様子もあった。通院を契機に自然にふれる機会ができると，その美しさに感動するとともに，視野が自己中心の世界から外に向けられ，自分や自分の性格を客観視できるようになった。完全主義の自己否定的なライフスタイルが改められ，アトピーの自分を受容できるようになった。人の役に立つことの喜びに幸せを感じ，今までの辛い経験を肯定できるようになった。免許取得は患者に，達成感とともに人生のエネルギーを与え，後に味わう挫折感も，行動本位に生活する姿勢で越えることができた。人生観の転換が皮膚に執着しない生活にさせ，皮膚炎を軽快させたと考えられる。

6. 症例3：21歳男性

(1)現病歴

1歳半頃アトピー性皮膚炎と診断され近医皮膚科で治療を受けていた。中学に上がる頃には殆ど症状が見られなくなったが，高校3年頃再び悪化してきた。大学受験のストレスが原因だったと本人は言っている。浪人生になってのち，別の皮膚科で漢方薬の治療を開始し，ステロイドを中止したところ激しく悪化し，某総合病院で2ヶ月入院となった。退院後は自宅療養に入り，約1年経過したのち当院に受診となった。

(2) 初診時所見

①皮膚所見

手足を除くほぼ全身の皮膚が紅潮し肥厚している。とくに頸部，上肢の伸側，肩部の苔せん化が著明である。

②心理・行動所見

つねに皮膚をこすり掻いている。患者は「掻くときは掻くが，つねにこすっている。体中の皮はつねに全部とらないと気が済まない」「すべて掻き終わったあとに掻くのが止まる。すっきりして寝る。起床時は２時間かけて皮をとる」といい，その作業に達成感があると話した。学校の成績は優秀で，受験したいが今はまだ皮膚病のためにできないという。

(3) 治療経過

皮膚科的治療は，本人の希望でステロイド外用薬は使用せず，白色ワセリンの外用と抗アレルギー薬と抗ヒスタミン薬の内服で開始した。アトピー性皮膚炎の増悪要因について説明し，同時に掻いたりこすることはアレルギー性，非アレルギー性両者の要因を引き入れてしまうことも説明した。ノートによる掻破のセルフモニタリングを指導したところ，「掻かないでいるとパーッとよくなる」と自覚できるようになって，皮膚も改善してきたが，一時的であった。「昨夜，急に頭が悪くなったこと，受験のことを考え，不安になり延々と掻きまくった」などと言いながら，症状は一進一退が続いた。「不安をおいといて，書くこと，行動すること」と指示しながら，意識を皮膚以外に向けることを目標に，１日の行動，考えなどを日記に記載してもらい，筆者がコメントを書き添えていくことにした。日記には，毎日３行程度に１日の行動が書かれるだけだったが，昼夜逆転の生活をしていることがわかった。朝起き，夜寝るという基本的な生活態度の遂行を指導した。３ヶ月後，「今日は久しぶりに外にでたが気分がよかった」など，徐々に意識が外に転換し，友人とのコミュニケーションを楽しめるようにもなった。

初診半年後，皮疹は改善してきた。患者は「今はほとんどかゆくないのでか

ゆみ止めは飲んでいない」と言い，オシャレになってきた。バイト，自動車免許，パソコンの講習と意欲的に取り組み，初診1年後受験勉強を始め，翌年大学に合格した。現在皮疹はまったく見られず，何の治療も行っていない。以下は患者が振り返って言った言葉である。

「かゆみが一番つらかった。でも治ると思っていた。中学のとき完全に治ったイメージがあったから。（アトピーってなんだろう？　と筆者が聞くと）ストレス。ストレスがたまって細かいことが気になってくる状態。とにかく，現役で大学に受からなければいけないという思いこみが根源だった。2浪でいいやとおもったとたんによくなってきた。かゆみを忘れる遊びがあればいい。ゲーム（プレステ）にはまったのがよかった。一番ひどいとき，ビデオ（お台場が舞台の人気刑事ドラマ）を毎日ずっと流してて，これがよかった。世の中に対する未練をすてたら何浪でもいいかと思って楽になった。」

(4)総括

　成績優秀で努力家。浪人してはいけないという思いが，受験を思いとどまらせていた。皮膚にとらわれないためにさまざまな行動，生活を心がけ，充実感や達成感を味わうことができた。人生観（価値観）の転換が，患者を失敗してもいいという思いにさせ，受験に踏み出させた。よりよく生きたいという旺盛なエネルギーが皮膚を掻く，こするという非社会的な方向でなく，自己実現に注がれるようになった症例である。

7．おわりに

　皮膚は目に見え，触ることのできる臓器である。皮膚の状態に一喜一憂することもあれば，他方，心の状態は手を介した様々な行為で皮膚を傷害する。慢性・難治化した成人のアトピー性皮膚炎患者の掻破は，しばしばかゆみを越えて行われていたり，習慣性になっていることが少なくない。皮膚が気になればなるほどかゆみはとぎすまされ，掻いてはいけないと思うほど，皮膚に手がい

ってしまう。患者は皮膚にとらわれていることが多い。

難治となった皮膚炎を改善させるために大切なことの一つは，患者が皮膚に対する執着（とらわれ）から解放されることである。あるがままの体得を通し患者に意識転換を促す森田療法は難治化した患者に有効なことが少なくない。紹介した3例もそれぞれ独自のプロセスで生き方を変換させていくことができた。

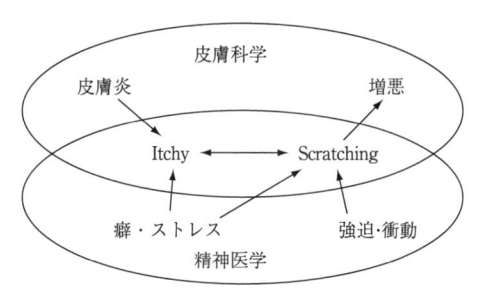

図4　アトピー性皮膚炎の治療に必要な二つの側面

人のパーソナリティーや生き方は，生まれ持った要素と養育環境の影響を受ける。幼小児の頃から精神的にケアしていくことがアトピー性皮膚炎を慢性化あるいは難治化させないための一つの方法でもあろう。そのためには母親に対する精神的ケアが大切になる。患児の母親は，患児の皮膚の状態や掻くことにとらわれていることが少なくなく，しばしば神経症的になっている。母親の子供の皮膚にとらわれた心を解放することも大切な治療であると考えている。

アトピー性皮膚炎は，皮膚科学的要因と精神医学的要因がお互いに強化因子となって皮膚炎を治りにくくさせる可能性がある（図4）。早期より両側面を配慮した治療を心がけていく必要があろう。

文献

1）日本皮膚科学会学術委員会　1994　日本皮膚科学会「アトピー性皮膚炎の診断基準」日本皮膚科学会雑誌，**104**，1210.
2）日本皮膚科学会アトピー性皮膚治療ガイドライン作成委員会　2000　日本皮膚科学会編「アトピー性皮膚炎治療ガイドライン」日本皮膚科学会雑誌，**110**，1099-1104.
3）Sugiura, H., Umemoto, N., Deguchi, H. et al. 1998 *Prevalence of childhood and adolescent atopic dermatitis in a Japanese population: Comparison with the disease frequency examined 20 years ago*. Acta Derm Venerol (stockh).

pp. 293-294.
4) 加茂登志子・川本恭子・堀川直史ほか　2000　成人アトピー性皮膚炎のメンタルケア　臨床皮膚科, **54**, 91-102.
5) 細谷律子　2001　アトピー性皮膚炎難治症例に対する対策──心理的要因　アレルギー・免疫, **8**, 669-677.
6) Korte, J.& Musaph, H. 1992 The psychological and behavioral basis of dermatological disease. In D. G. Byrne& Glenn R. Caddy (Eds.) *Behavioral medicine: International perspectives*. Volume 1. Ablex Publishing Corporation. pp. 241-257.
7) 野口順一　1981　アトピー性皮膚炎（神経性皮膚炎）の条件反射学的治療　岩手県立病院医学会雑誌, **20**, 87-97.
8) 岡部俊一　1990　アトピー性皮膚炎は習慣病　家族心理研究, **4**, 51-58.
9) 井上明子・庄司昭伸・松岡幸子　1989　アトピー性皮膚炎患者におけるCMI健康調査表結果　皮膚, **31**, 643-647.
10) 小林美咲　2000　アトピー性皮膚炎の掻破行動の検討　日本皮膚科学会雑誌, **110**, 275-281.
11) 牧野孝三　1991　個人医院に診療の場を置く立場から　日本皮膚科学会雑誌, **101**, 1670-1671.
12) 斉藤隆三・岡部俊一・細谷律子ほか　1990　office dermatology──アトピー性皮膚炎と心身医学　皮膚病診療, **12**, 841-852.
13) 羽白　誠　1996　アトピー性皮膚炎における自我構造のパターンについて　心身医学, **36**, 536.
14) 太田展生　1998　[II]アトピー性皮膚炎の治療 7)精神神経系の関与とその対策　小児科臨床, **51**, 2014-2022.
15) 橋爪秀夫　2001　アトピー性皮膚炎と不安　臨皮, **55**, 163-165.
16) Salzman, L. 1975 *The obsessive personality*. Aronson.（成田善弘・笠原嘉（訳）1985　強迫パーソナリティー　みすず書房　p. 3）
17) 北西憲二　2001　我執の病理　白揚社　p. 52
18) 細谷律子　アトピー性皮膚炎──ひきこもり（皮膚科から）宮地良樹・久保千春（編）皮膚心療内科　診断と治療社　pp. 54-61
19) 樋口正元　1990　一般医のための森田療法　太陽出版　pp. 42-48, p. 82
20) 清水良輔　2002　短期療法を中心とした心身医学療法　皮膚病診療, **24**, 904-909.
21) Beck, J. S./伊藤絵美ほか（訳）2004　認知療法実践ガイド・基礎から応用まで──ジュディス・ベックの認知療法テキスト　星和書店

外来森田療法Ⅴ（皮膚科から・アトピー性皮膚炎）
に対するコメント

北西　憲二

　ここで細谷が述べているアトピー性皮膚炎の治療は，新しい森田療法の可能性を示すものです。私たちが1998年から始めた森田療法セミナーで今まで経験しなかった精神科領域以外のケースをスーパービジョンすることになりました。それらは皮膚科領域，歯科領域，学生相談（大学生），教育関係（スクールカウンセラーなど）の領域であったりしました。そこで私たちは多くの森田療法適応となるクライエントあるいはその家族を見いだしたのです。
　ここで細谷が述べているアトピー性皮膚炎のクライエントも森田療法の適応となる人たちです。森田は森田療法の適応を森田神経質としたのですが，細谷は皮膚科でその神経質のクライエントを発見したとも言えましょう。そして予想通りその治療は見事に成功したのです。このような難治性の皮膚科疾患に森田療法が有効であるということは，クライエントにとっても喜ばしい知らせであろうと思われます。これらの人たちはアトピー性皮膚炎によって苦悩し，その社会的な適応能力をそがれ，そしてその人生がそのためにゆがんでしまっているのです。
　皮膚科医のみならず，メンタルヘルスの専門家，アトピー性皮膚炎に悩む人とその家族にぜひ知ってほしい森田療法に基づいた理解と治療法です。
　細谷はまずアトピー性皮膚炎のクライエントは，完全主義的で，強迫的であると指摘します。ここでも現代人の強迫の病理が働いています。そしてこの病理が病の自然な回復能力を妨げているのです。では細谷の治療方法を見てみま

しょう。

　まずは森田療法の適応の検討です。ある程度の内省する力と治療への意欲が感じられるクライエントであることが大切です。治療者と一緒に時には根気のいる治療に取り組んでいかなくてはならないからです。

　ここで挙げられている症例の治療経過を検討してみます。まず習慣化されている皮膚の掻破に対する気づきが治療の第一歩です。しかし行動療法などでよく行われる掻破行動のセルフモニタリングは時に掻破行動を悪化させるようです。掻いてはいけない，と思うとそこに注意が引きつけられ，逆に掻いてしまうのです。いわば皮膚のかゆさとその打ち消しである掻破行動の悪循環の中に逆に入りこんでしまうのです。

　細谷は「気分」と「行動」を分けることを提案します。精神的ストレスの対処行動として皮膚の掻破を行わないように，という提案です。そしてこのような精神的ストレスを引き起こしやすい完全主義的なライフスタイルからより自然な生き方（あるがままのライフスタイル）への修正をその治療の課題としたのです。ここでアトピー性皮膚炎が不安，いらだち（ストレス反応）→かゆみに注意が引きつけられる→掻破行動→不安，いらだち（ストレス反応）という悪循環としてとらえ直されました。この悪循環過程の共有がこの打破のためには重要です。そしてこの悪循環の背後にその人の生き方の行き詰まりを細谷は見いだし，その修正をクライエントと話し合います。

　ここでアトピー性皮膚炎が見事に悪循環とその人の強迫的な生き方として理解され，クライエントに示されたのです。これは今まで無力感にさいなまれ，治癒の希望を失っていたクライエントに新しい希望を提示するものであり，自分でも対処できる方法を示すということです。

　ここで挙げられている青年期の3症例とも，悪循環を次第に脱し，今までの気分に左右された生活からより現実的で目的本位の生活態度へと変わっていきます。つまりここで挙げられている症例たちは成長していったのです。それには治療者が，その成長を援助し，クライエントの健康な行動の発揮に暖かく反応したからだ，ともいえましょう。

8 外来森田療法Ⅵ（慢性疼痛・グループを用いて）

芦沢　健

1. はじめに

　子供でも注射を我慢します。しかし注射の痛み（pain 疼痛）が数日以上にわたり続いたとしたらどうでしょう。「人間にとって痛みは死よりも恐ろしい君主である」とアフリカで献身的な医療を行ったシュバイツァー（Schweizer, 1921）はいっています。制御出来ないほどの強い痛みが続くことは，死にまして精神的な重荷になり，痛みを取り除くことの重要性がうかがえます（Bonica, & Loeser, 2001）。こうした考えから末期癌に延命でなく痛み（癌性疼痛）を緩和する医療が行われています。癌以外にも痛みが緩和できない病態（慢性疼痛：chronic pain）があります。

　子供の頃，お腹が痛くてお母さんにお腹をさすってもらって不思議と治った経験を持つ人は多いでしょう。痛みは，本人だけが感じる主観的な症状で，状況や気持ちによって左右される性質があります。心と身体の関係で痛みは変化します。特に慢性疼痛は長期間かけて心身相関に基づく疼痛の増強のプロセスがあり，森田理論の精神交互作用によって説明できる面があります。

　慢性疼痛に対して手術，リハビリテーション，神経ブロック，薬物療法などの身体的治療以外にもさまざまな精神療法が行われています。精神療法としては，リラクゼーション，認知行動療法，集団精神療法，心理教育，森田療法などが行われています。この章では，精神科領域における慢性疼痛の概念や診断，

問題点，森田療法を中心に認知行動療法との比較などを説明し，筆者らの行っている森田療法を基にした慢性疼痛の集団精神療法（芦沢ほか，2002；芦沢，2004）を紹介します。

2. 慢性疼痛の概念と診断

　急性疼痛は組織損傷に伴う痛みです。時間的関係，因果関係が明瞭です。一方，どのような痛みを慢性疼痛とするか，未だ明確な結論はありません。慢性疼痛は，通常の治癒過程に相当する期間を超えて持続するものとされていますが，期間がはっきりしません。組織損傷の治癒が完了しているかどうか判断することは困難となる症例も少なくありません。便宜上，国際疼痛学会の用語委員会は慢性疼痛を3ヶ月以上続く痛みとしました（長櫓，1997）。

　国際疼痛学会（1986年）による疼痛の定義では，"An unpleasant sensory and emotional experience associated with actual or potential tissue damage, or described in terms of such damage." とあります。意訳すると「痛みは，①不快な感情の体験であり，組織損傷を実際に伴うもの，組織損傷の可能性があるもの，②組織損傷があるように表現されるものがある」となります。下線①はうつ病や不安障害を，下線②は身体表現性障害を精神医学的に連想させます。

　DSM-Ⅳ-TR（American Psychiatric Association, 2000），ICD-10（WHO, 1992）では，疼痛性障害，持続性身体表現性疼痛障害とされ，身体表現性障害を上位のカテゴリーとして心因性の強い痛みとして位置づけられ，医学的に説明不能な症状が強調されてきました。しかし身体症状を医学的に説明できないとする根拠に限界があり，心身二元論で断ずることに問題がありました。身体的問題があっても身体表現性障害を診断できる方向にDSM-Ⅳ-TRが改訂され，DSM-5（American Psychiatric Association, 2013）となりました。身体表現性障害の下位分類の間に多くの重複があり，診断の境界が曖昧であったため身体表現性障害は身体症状症および関連症群（somatic symptom and related disorders）と名称を改め，疼痛性障害は身体症状症（somatic symptom disorder）

に包含され，疼痛が主症状の場合に，疼痛が主症状のものと特定することにとどまりました。

　疼痛は，生物学的研究においてうつ病との関連が示されています。慢性疼痛は，神経損傷が中枢神経を感作していくプロセスであり，遺伝，痛みの認知の問題，痛みの状況因による影響，うつや不安などの気分障害の併発などが関与し，最終的には脳の化学的，構造的変化をもたらすと考えられています（Jarcho et al., 2012）。一方，うつ病も遷延すると脳の化学的，構造的変化がもたらされることがいわれ，CRP，IL-1β，IL-6，TNFα 等の炎症物質の活性化が多数指摘されてきています（Howren et al., 2009 ; Sprangers et al., 2014）。疼痛は炎症反応を示す物質と関連が深いことが知られています。社会的疎外を受けること，近親者との死別等のうつ病の誘発となるストレスは，痛み関連領域と同じ脳活動があることが報告されています（Eisenberger et al., 2003 ; O'Conner et al., 2008）。慢性疼痛とうつ病は，原因は異なりますがストレス反応として脳内メカニズムは同じ方向に収斂していくと理解できる可能性があります（Barthas et al., 2015 ; 芦沢，2015）。森田療法の心身一元論に近いと考えることができるかもしれません。

　慢性疼痛は，気分障害，不安障害の併発だけでなく，睡眠薬や鎮痛薬による薬物依存の問題，経済的問題，家族関係の問題，労災・事故・医療不信による訴訟の問題が出てくることがあります。慢性疼痛は，生物学的，精神的，社会的問題が複雑に関連する複合的な問題と理解できます。

3. 対象と適応

　森田療法の適応を急ぐべきでないのは，疼痛が急性増悪している時と併発している精神疾患が急性期で薬物療法が優先される状態の2つです。それ以外は，絶対的な禁忌はないと考えています。状況に応じて部分的にでも適応可能と考えます。

　さて，慢性疼痛のために自ら精神科受診をする患者はいませんが，総合病院

のペインクリニックでは，精神科受診はなくとも森田療法の対象となる慢性疼痛患者は沢山います。筆者らは，麻酔科医や作業療法士などと共同で精神科受診をしなくてもよい慢性疼痛のグループ療法をおこないました。森田療法の考えを努力目標とする支持的グループ（名称：クロパンの会。後述）です。身体科から勧められグループに直接参加し，他者との交流に居心地よさを体験し，精神科受診へ抵抗がなくなることがありました。病態水準が問題になってもグループに任せることで，自然と淘汰され，適応のある者だけが残る結果となりました。

4. 初期介入と森田療法的アプローチへの導入

慢性疼痛患者が精神科を紹介されるとき，治療関係を成立させることが重要となります。痛みを心の問題として強調すると反発を招き，二度と受診をしなくなります。原因となる身体疾患について受容的に関わることが必要です。関わりながら大まかな診断を行い，森田療法の適応の有無を見極めます。

次に，筆者の行っている慢性疼痛の森田理論による説明を紹介します。メガネ，腕時計，指輪など身につけている物，何か一つに注意を集中させ，身体に触れていることを確認してください。触れている感覚がなくなることをいくら思っても触れている感覚はなくなりません。むしろ思えば思うほど感覚が鋭敏になり，触れている感覚は増強します。このような心身相関の「とらわれ」の体験をもとに痛みについても同様のメカニズムのあることを説明します。痛みのあるところに自然と意識を集中し，意識を集中すればするほど痛みは増強します。こうした悪循環が日常的に行われているのが慢性疼痛であると説明します。痛みに意識を集中しないトレーニングによって痛みが気にならなくなることは可能かもしれないと，さらに表1の森田療法的アプローチを以下のように説明し導入します。

(1) **疼痛を除く治療をしてきたが，完全には疼痛は消失していない。**

完全な疼痛の消失は困難であることを認める必要があります。慢性疼痛は身

表1 慢性疼痛への森田療法的アプローチ

森田療法的アプローチ
1．疼痛を除く治療をしてきたが，完全には疼痛は消失していない。
2．疼痛はあっても疼痛が気にならなくなれば，楽しく生活することは可能である。
3．疼痛のある部分にその原因を求め，その原因を取り除こうとする努力（とらわれ）が，逆に疼痛の慢性化を強化している可能性がある。
4．むしろ疼痛を「あるがまま」に自分の一部として受容する方が疼痛を排除するより疼痛は気にならなくなる。
5．疼痛にとらわれ疼痛に振り回される生活から，疼痛に関わらず生活を楽しむことのできる目的本位の生活習慣を身につけることを治療目標とする。
6．いままでの生活は疼痛の強い日は悪い日，疼痛の弱い日はよい日といった価値基準であった。
7．これからは疼痛の有無に関わらず，目的をもって生活できた日はよい日，何も目的をもたず無為に過ごした日は悪い日と自己評価する。
8．とくに目的をもって生活のできた日は自分をほめること。

体的な治療だけでは限界があります。しかし時間と場所によって慢性疼痛は変化します。最高の痛みがそのまま持続することはありません。さまざまな事柄によって痛みの感じ方に変化が生じると言いかえることができます。

⑵**疼痛はあっても疼痛が気にならなくなれば，楽しく生活することは可能である。**

痛みの感じ方に変化が起き，痛みはあるけれども気にならなくなったらどうでしょうか。いろいろなことを楽しむことができるのではないでしょうか。痛みはなくならなくとも痛みの感じ方を変えるトレーニングをしてみるのはいかがでしょうか。

⑶**疼痛のある部分にその原因を求め，その原因を取り除こうとする努力（とらわれ）が，逆に疼痛の慢性化を強化している可能性がある。**

実は，慢性疼痛の患者は，痛みの感じ方を強化している傾向があります。痛みのあるところに自然と意識を集中し，意識を集中すればするほど痛みは増強します。増強するとさらに意識が集中して痛みのさらなる増強をもたらします。こうした悪循環を日常的に行っているのが慢性疼痛です。こうした現象を森田療法では痛みへの「とらわれ」と呼びます。

(4) **むしろ疼痛を「あるがまま」に自分の一部として受容する方が疼痛を排除するより疼痛は気にならなくなる。**

　痛みを自然に「あるがまま」に受け入れるといっても無理があるかもしれません。最終的に到達する努力目標と考えてください。どんな時に痛みを気にしないでしょうか。スポーツ選手が試合中にけがをしていたのに気づかず，試合終了後に痛くなり，けがに気づく話を聞きます。何かに熱中すると痛みが気にならない現象があるようです。慢性疼痛があってもできる範囲で何か行動しませんか。身体のリハビリテーション，興味のあることがいいでしょう。

(5) **疼痛にとらわれ疼痛に振り回される生活から，疼痛に関わらず生活を楽しむことのできる目的本位の生活習慣を身につけることを治療目標とする。**

　疼痛がある前は，毎日何をしようかと興味や目的をもって行動し，生活を楽しむ生き方をしてきたと思います。これを目的本位の生き方といいます。しかし，疼痛をもつようになってからは，疼痛があるかないか，強いか弱いかと疼痛のことばかり考えていると思います。疼痛を軽減することばかり考え，疼痛を軽減する行動しかとらなくなります。そして疼痛のために何もできないと考えるようになります。森田療法では，疼痛の有無や強弱にかかわらず，本来の目的本位の生活をとりもどすことが治療目標となります。疼痛の軽減を目標としません。しかし，目的本位の生活をすることによって結果的に疼痛が気にならなくなるのです。

(6) **いままでの生活は疼痛の強い日は悪い日，疼痛の弱い日はよい日といった価値基準であった。**

　さて，慢性疼痛患者は，すべての価値基準が痛みに置きかわっています。痛みが強ければその日は悪い日となり，痛みが弱いとよい日となります。極めて画一的な価値基準になります。健康な人ではどうなっているでしょうか。よい日，悪い日は個々人によってさまざまな価値基準があり多様です。

(7)**これからは疼痛の有無に関わらず，目的をもって生活できた日はよい日，何も目的をもたず無為に過ごした日は悪い日と自己評価する。**

　慢性疼痛の価値基準を壊しましょう。痛みに振り回される生活をやめて，本来多くの人が行っている興味や目的に従って行動する生活（目的本位の生活態度）に改めましょう。痛みがあっても目的本位の生活であればよい日です。痛みがなくても無為にすごしたら悪い日です。こうした価値基準の変換のための日記療法を行ってもよいでしょう（芦沢・穴澤・本間，1998）。

(8)**とくに目的をもって生活のできた日は自分をほめること。**

　慢性疼痛の人たちは，痛みのために何もできないと自分を責め続け，きわめて自尊心が低くなっています。少しでもできたら自分でほめてあげてください。

　以上が森田療法的アプローチの説明です。慢性疼痛の治療は森田療法だけですべてを解決しようとするものではありません。精神科薬物療法，精神療法，他科と連携，協調して慢性疼痛に関わるのが実際的です。

5．クロパンの会について

(1)慢性疼痛の集団精神療法（クロパンの会）のはじまり

　麻酔科の医師とともに1997年1月から札幌医科大学にて慢性疼痛の支持グループ「クロパンの会」を始めました。「大きな病気や障害に伴う長期にわたる痛みは，だれの人生にとっても衝撃的なことです。痛みの問題だけでなく，その人の人生そのものまでも変えてしまうことも少なくありません。不安，焦燥，不眠等が続き，気分が滅入り，せっかく家族や親しい友人と向かい合ってもかわす言葉がなくなってしまう。そんな思いに悩んでいる方，気軽に参加しませんか」と麻酔科ペインクリニック入院患者に呼びかけたのが最初です。第1回を始めるまでにケースカンファレンス，準備会，筆者の麻酔科回診参加などの準備を経て，コンセンサスを得て始めました。患者やその家族以外に精神科医，

第II部　事例編

麻酔科医，作業療法士，ソーシャルワーカーが常時参加し，看護師，学生，整形外科医，臨床心理士などがときどき参加しました。クロパンは，慢性疼痛（クロニックペイン：chronic pain）に由来します。

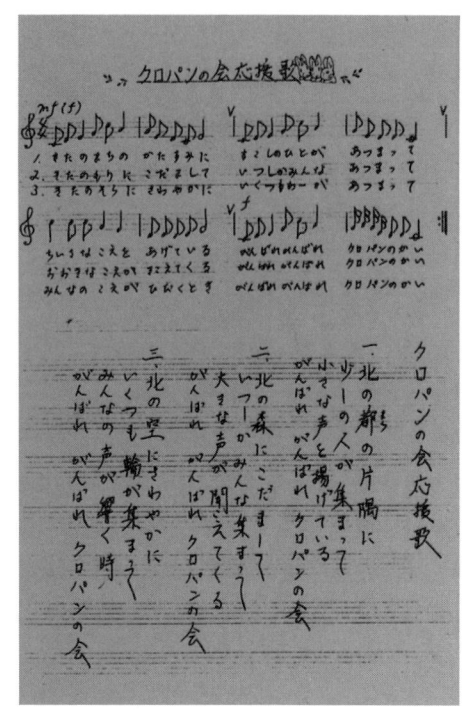

図1　クロパンの会応援歌

(2)例会：毎週木曜日90分

　治療者も含め参加者全員が近況報告をし，その中からテーマを見つけてまた意見を述べ，最後にその日の感想を述べて終了します。少なくとも3回発言します。

　ルールとして「参加者の言動に批判，意見を述べないこと。会の後で聞いた話を口外しないこと」の2項目をあげています。導入面接をしていないので，グループを護るためにルールを作りました。リーダーは精神科医，麻酔科医，作業療法士が行いました。

　テーマを見つけて話す以外に，医師による講義，音楽（合唱，鑑賞）やコラージュなどの作業療法なども行いました。あるメンバーがクロパンの会応援歌（図1）を作詞，作曲し，みんなで歌うなどの患者自身の自発的活動の発展が認められました。

(3)行事

　土曜，日曜，祝日を利用して不定期に年数回活動しました。新年会，パークゴルフ（北海道で発祥したミニゴルフ），バス遠足，釣堀，1泊旅行，講演会の協賛などを行いました。乾杯，パークゴルフ，釣りの瞬間は痛いことを忘れて

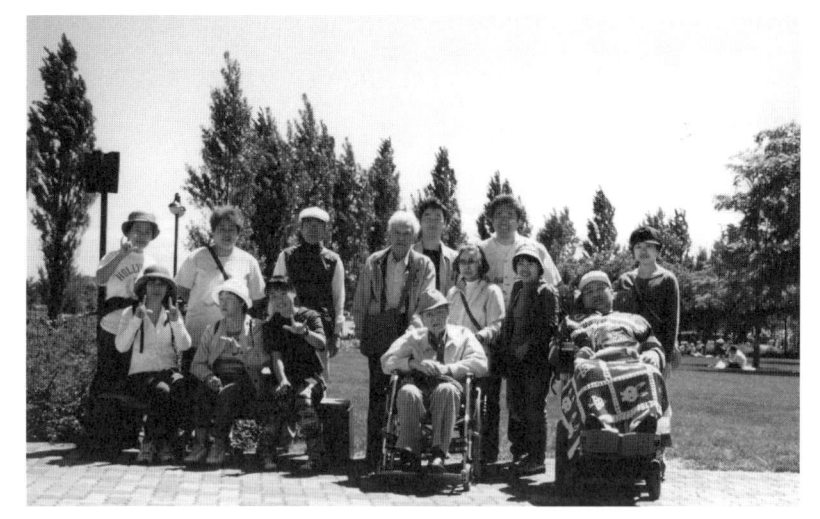

図2　クロパンの会の日帰り遠足

今を楽しむことができました。図2の写真は日帰り遠足に行った時の集合写真です。誰も痛みのことを話す人はいませんでした。森田療法を積極的に学びたい慢性疼痛の患者はいません。しかし，楽しんでいる瞬間は痛みが気になりません。今ここで楽しむことがいかに重要であるかわかります。これがまさに森田療法の体験です。日常的にもこうした時間をもてるよう工夫するのが森田療法の実践であることを強調しました。行事は，森田療法の意味を瞬時に会得する実践の場でした。

(4)クロパンの会の終了

　クロパンの会は1997年1月より2008年8月までの11年7ヶ月をもって終了となりました。10年間以上の継続を目標とし一定の役割は終えたのでクロパンの会について総括することにしました（芦沢ほか，2012）。

　参加した患者の6割が不安やうつ症状を持ち，4割がPTSDの症状を示していました。痛みの消失はありませんでしたが，気分の改善を有意に示しました。様々な慢性疼痛の物語を聴いてきましたが，痛みの増減や気分の良し悪し

では評価できない意味があり，語ることが森田療法的な自己受容するプロセスとなり，痛みや気分を超越した気づきにつながると考えられました。今後こうした会が誕生する時の一助となれば幸いです。

(5)症例

①Aさん：**交通事故による頸髄損傷から四肢の不全麻痺。電動車椅子での生活。**

　クロパンの会は夫婦で共有できる重要な場になっていました。それまでにいきさつがありました。

　クロパンの会に参加を始めた頃，夫婦そろって参加するのですが2人とも元気がない印象をもちました。奥さんにAさんへの対応について尋ねました。奥さんは，献身的な介護をするよい妻への思いが強く，また一方介護に疲れ将来への不安が強くその間で葛藤があるようでした。Aさんの意見を一方的に聞き入れることに抵抗を感じるが，Aさんのおかれた状況を考えると何も言えませんでした。Aさんは，妻の対応を距離感として感じ取り，気持ちをぶつけているように思えました。奥さんに対等な夫婦関係ではないことを指摘しました。自分自身のために生きること，Aさんに献身的であることだけでは長続きせず，疲れ果ててしまうことを伝えました。クロパンの会出席についてもAさんのために出席するのではなく，自分自身のために出席するように指示しました。

　その後ある日，奥さんはクロパンの会にキノコを持ってきました。キノコ狩りに友人と行ってきたとのことでした。奥さんは，2人の共通の趣味のキノコ狩りにAさんが行けないので行く気になれませんでした。しかし，思い切って行ってきました。Aさんも得意気にキノコについての知識を披露しました。その日以来クロパンの会で見られる夫婦関係はとても生き生きとしたものになりました。奥さんが思い切って行動したことが，よい結果を生みました。思い悩むこと（とらわれ）をあるがままに為すべきことを為した結果，本来の夫婦関係をとり戻したと考えられました。

②Bさん

　抜歯後，下顎骨の骨髄炎が遷延し，骨髄炎が治った後も痛みが続き，慢性疼

痛として麻酔科ペインクリニックを受診していました。麻酔科医の勧めでクロパンの会に出席しました。

　Bさんの痛みがひどい時，夫婦関係が険悪となることがありました。奥さんはBさんが苛立たないよう保護的に関わるのですが，いつもうまくいくわけでもありません。保護的に関わることがよけい苛立ちになったりしました。しかし，ある時期が来ると互いに内省的になり夫婦関係が修復されていました。いつか痛みがよくなると思いクロパンの会に出席していました。しかし，クロパンの会も森田療法もそれ程痛みに効くものではないと思うようになりました。麻酔科処方の鎮痛薬が効かなくなり，強力な鎮痛薬の使用についての不安があり，不眠，焦燥，抑うつなどの症状があり，筆者のところへ相談に来ました。Bさんは調子のよい時はもち前のサービス精神でクロパンの会でみんなを楽しませてくれます。しかし，調子が悪いと家に引きこもってしまう傾向がありました。もともと仕事熱心で物事を徹底的に行う完璧主義があり，うまくいかないのなら一切行わない方がよいと考える全か無かの適応になりやすいことがうかがえました。同じことを行動しても「少ししかできない」と「少しはできる」では，随分ちがいます。「少ししかできない」では行動の価値がないので行動しなくなります。「少しはできる」では行動の価値があるので行動は増えていきます。森田療法的アプローチを説明し，「やり過ぎとやらなさ過ぎ」に注意し，少しだけでもできたら自分をほめることを強調しました。こうした生活をしているうち不眠が改善し，精神的に安定し，しばらくできなかった長距離ドライブができるようになったことをクロパンの会で報告してくれました。本当の意味でのクロパンの会や森田療法の意味がわかったように思うと夫婦で語ってくれました。

　思い切って行動することの意味，ときには恐怖突入となることもあるでしょう。しかし克服したときの喜びをクロパンの会で分かちあうとき，参加者全員が暖かく共感することができます。もちろん痛みを気にすることなどこの瞬間にはありません。グループ療法における今ここ（here and now）で喜ぶ意味は，

森田療法の症状をあるがままになすべきこと（みんなで喜びを分かちあうこと）をなすことと一致すると考えられます。グループでは森田療法的体験をあまり意識せずとも一瞬で体験できます。クロパンの会では最後に今日の感想を述べます。森田療法的体験を参加メンバーでフィードバックし再体験することで治療効果をさらに高めています。

6. 慢性疼痛における森田療法と認知行動療法

　慢性疼痛は時間と場所によって変化します。外部要因によって痛みは変化するのですが，痛みの感じ方に変化が生じると言いかえることができます。外部要因を積極的に利用して痛みの感じ方に変化を与えることに心理療法の介入の可能性が示唆されます。慢性疼痛への心理療法が注目を集めたのはフォーダイス（Fordyce）の行動療法に始まります（Fordyce et al., 1968；丸田，1989）。慢性疼痛において痛みそのものは主観的なものであり，治療対象とするのは困難です。フォーダイスは，痛みを表現するすべての行動を疼痛行動（pain behavior）と呼び，疼痛行動を減らすことが治療であるとしました（Fordyce, 2001）。疼痛行動には，痛みで身体をかばうこと，顔をしかめること，声を出すこと，薬を服用すること，仕事をしないこと，訴訟をおこすことなどあらゆる痛みを表現する行動が含まれます。フォーダイスは作業療法により，疼痛行動が減り，結果的に鎮痛剤を減量することができたことを報告しました。

　疼痛行動を森田理論で解釈すると痛みに対する「とらわれ」の行動および痛みを回避する「はからい」の行動と理解できます。治療のゴールは，疼痛の軽減や消失ではないのはどちらも共通しています。ゴールは行動療法では疼痛行動の減少にありますが，森田では痛みに関わらず有意義な生活を送れることとなります。症状形成のメカニズムについてが，もっとも異なる点と考えられます。疼痛行動は，疼痛を表現するすべての行動，すなわち疼痛行動によってさらに増強され，疼痛とは独立した概念となると理解されます。森田では精神交互作用による悪循環により疼痛症状の形成，増悪を説明しています。この違い

は，北西が森田療法と認知療法を比較検討した（北西，1996）のと同様に，西洋的二元論と森田の心身一元論と言いかえることができます。

　現在ではフォーダイスの行動療法は，多くの行動療法と同様に認知療法と統合され慢性疼痛に対する認知行動療法となり，多くの集学的治療を行っているペインマネージメントセンター（Pain Management Center: 以降PMC）で採用され，中心的な心理療法となっています（Loeser & Turk, 2001；室津・本田，1996）。認知療法は，病態の認知の歪みを知り，修正することにより行動変容がおき，回復をもたらします。慢性疼痛の患者にはどんな認知の歪みがあるでしょうか。もっとも典型的なものは「痛みのために何もできない」です。このため身体能力，抑うつ，不安，不眠，家族，孤独，鎮痛薬への依存，就労，医療不信，訴訟，人生の目標や楽しみの喪失などさまざまな問題をもたらしています。「痛いけれどやるべきことをやれるし，生活も楽しめる」が適応的な認知・行動となります（室津・本田，1996）。森田療法のゴールと同じであるといってもよいでしょう。

　PMCでは慢性疼痛の治療において認知行動療法の考えを中心に，イメージ療法やリラクゼーション，作業療法，心理教育，集団精神療法などを治療方法として用いていますが，筆者らの行ってきたクロパンの会でも森田療法を中心に作業療法，心理教育，集団精神療法などを同様に治療方法として用いていました。クロパンの会は標準化したプログラムはありませんが，PMCと共通点の多いプログラムを指向していました。

　基本となるキー概念の森田理論とフォーダイスの疼痛行動には病態成立のメカニズムにおいて一元論と二元論と異なる面がありますが，実際の治療上の方略やゴールは共通することは興味深いところです。

7. 結　語

　日本においてPMC設立の要望が聞かれますが，重厚長大を目指すのでなく身近なところから集学的治療を始めてもよいと考え，クロパンの会を始めまし

第Ⅱ部　事例編

た（大滝，2002）。森田療法は，生活の発見会（神経症）や生がい療法実践会（癌患者）など自助グループの活動があり，一般向けの図書も充実しています。クロパンの会の設立には，こうした経験や自助の実績をもとにしています。森田療法は治療される患者から自ら回復・成長する生活者へとパラダイムの変換をもたらします。森田療法は慢性疼痛以外にも慢性疾患に応用できると考えられます。さまざまな森田療法をもとにしたグループが誕生することを望んでいます。

文献

American Psychiatric Association 2000 *Quick reference to the diagnostic criteria from DSM-IV-TR.* APA.（髙橋三郎・大野　裕・染谷俊幸（訳）2002　DSM-IV-TR 精神疾患の分類と診断の手引き　医学書院）

American Psychiatric Association 2013 *Diagnostic and Statistical Mental Disorders. 5th ed.* APA.（髙橋三郎・大野　裕（監訳）2014　DSM-5 精神疾患の診断・統計マニュアル　医学書院）

芦沢　健　2004　慢性疼痛と森田療法　日本森田療法学会雑誌，**15**（1），23-26.

芦沢　健　2015　慢性疼痛と抑うつ　神経内科，**83**（2），119-124.

芦沢　健・穴澤龍治・本間真理　1998　慢性疼痛に対する森田療法的アプローチ（その1）　日本森田療法学会雑誌，**9**（2），155-163.

芦沢　健・本間真理・池田　望　2002　慢性疼痛における森田療法的アプローチを用いた集団精神療法の効用　慢性疼痛，**21**（1），99-103.

芦沢　健・池田　望・佐藤幹代・本間真理　2012　慢性疼痛の集団療法グループ――クロパンの会の終了について　慢性疼痛，**31**（1），25-30.

Barthas, F., Sellmeijer, J., Hugel, S. et al. 2015 The anterior cingulate cortex is a critical hub for pain-induced depression. *Biological Psychiatry,* **77**（3），236-245.

Bonica, J. J. & Loeser, J. D. 2001 History of pain concepts and therapies. In J. D. Loeser (Eds.), *Bonica's management of pain*, third edition. Lippincott Williams & Wilkins. pp. 4-16.

Eisenberger, N. I., Lieberman, M. D., Williams, K. D. et al. 2003 Does rejection hurt? An FMRI study of social exclusion. *Science,* **302**（5643），290-292.

Fordyce, W. E. 2001 Operant or contingency therapies. J. D. Loeser (Eds.), *Bonica's management of pain*, third edition. Lippincott Williams &

Wilkins. pp. 1745-1750.

Fordyce, W. E., Fowler, R. S. & DeLater, B. J. 1968 Case histories and shorter communications: An application of behavior modification technique to a problem chronic pain. *Behaviour Research and Therapy*, **6**（1）, 105-107.

Howren, M. B., Lamkin, D. M. & Suls, J. 2009 Association of depression with C-reactive protein, IL-1, and IL-6: A meta-analysis. *Psychosomatic Medicine,* **71**（2）, 171-186.

Jarcho, J. M., Mayer, E. A., Jiang, K. et al. 2012 Pain, affective symptoms and cognitive deficits in patients with cerebral dopamine dysfunction. *Pain,* **153**（4）, 744-754.

北西憲二　1996　森田療法と認知療法　大野　裕・小谷津孝明（編）認知行動療法ハンドブック　上巻　星和書店　pp.203-227.

Loeser, J. D. & Turk, D. C. 2001 Multidisciplinary pain management. J. D. Loeser（Eds.）, *Bonica's management of pain*, third edition. Lippincott Williams & Wilkins. pp. 2069-2079.

丸田俊彦　1989　痛みの心理学──疾患中心から患者中心へ　中公新書

室津恵三・本田哲三　1996　慢性疼痛に対する認知行動療法　大野　裕・小谷津孝明（編）認知行動療法ハンドブック　下巻　星和書店　pp.141-164.

長櫓　巧　1997　痛みの分類　宮崎東洋（編）ペインクリニック──痛みの理解と治療　克誠堂出版　pp.31-34.

O'Conner, M. F., Wellisch, D. K., Stanton, A. L. et al. 2008 Craving love? Enduring grief activates brain's reward center. *Neuroimage*, **42**（2）, 969-972.

大滝隆行　2002　慢性痛を封じる集学的治療　日経メディカル, **3**, 64-66.

Schweizer, A. 1921 *Zwischen Wasser und Urwald*. ベルン・ハウプト社（野村　實（訳）1957　水と原生林のはざまで　岩波文庫）

Sprangers, M. A. G., Thong, M. S. Y., Bartels, M. et al. 2014 Biological pathways, candidate genes and molecular markers associated with quality-of-life domains: an update. *Quality of Life Research*, **23**（7）, 1997-2013.

World Health Organization 1992 *The ICD-10 Classification of mental and behavioural disorders*. World Health Organization.（融　道夫・中根允文・小宮山実（訳）1993　ICD-10精神および行動の障害　医学書院）

外来森田療法Ⅵ（慢性疼痛・グループを用いて）に対するコメント

北西　憲二

　森田療法の伝統的な治療対象である不安―抑うつ状態（それらを神経質と一括して森田は呼び，その病理を「とらわれ」と理解したのです）ではない慢性疼痛の人たちへのグループを用いた外来森田療法の紹介です。芦沢も述べているように，少なからずの慢性疼痛の患者さんたちが，森田療法を用いることで彼らの健康を取り戻すことができるのです。芦沢はこのような慢性疼痛患者に悪循環過程を見出し，その打破が慢性疼痛の治療にきわめて有効であることも示しました。

　芦沢の述べている慢性疼痛に対する森田療法的アプローチは，森田療法に基づいた発想の転換（認知の修正といってもよい）と行動の修正を目指します。ここで紹介されている1から8までの項目では森田療法の基本的な考え方がわかりやすく説明されています。慢性疼痛という言葉の代わりに，たとえば，不安，恐怖，心身の違和感，さらには慢性の身体疾患などを入れてもそのまま使えそうです。このように考えると森田療法の知恵は幅広い人間の苦悩の領域をカバーするといっても過言ではありません。仏教でいう生，老，病，死というわれわれの苦悩の源泉にも森田療法が有効であろうと評者は考えています。

　それとともにグループ体験と自助的な努力がこのような森田療法的アプローチをさらに有効にしていることに評者は注意を払いたいと思います。つらいのは自分だけではない，という苦悩の分かちあいの体験は，森田療法的アプローチを受け入れやすくするでしょう。また慢性疼痛にもかかわらず，自分の人生

を前向きに生きようとするグループのメンバーの生き方が，そこでの参加者を勇気づけるでしょう。このようなグループ力動が芦沢の行っていたクロパンの会の治療メカニズムとして働いています。さらに注目すべきは，慢性疼痛では当事者のみならず，配偶者も巻きこまれることです。そして夫婦ともども，不安―うつ状態に落ち込み，夫婦関係が危機的になっていることです。夫婦で森田療法的な考え方や行動を学ぶことで，そのような危機が変化し，改善していきます。

　芦沢も述べるように森田療法は認知療法と似ている点も少なくありません。同じように認知と行動の修正をはかる精神療法ですが，森田療法では疼痛との共存をはかり，そこでの生き方（生の欲望の発揮）を目指します。この点ではアメリカで作られた認知行動療法とは異なるでしょう。森田療法では発想の逆転を大切にし，そのもとには東洋的な人間理解があるのです。

⑨ 外来森田療法Ⅶ
（対人恐怖に苦しむ学生とのかかわり）

中川　幸子

1. はじめに

　ここに紹介するのは「自律神経失調症で対人恐怖」と訴える学生に対し，森田療法的手法を用いて，1年10ヶ月，99回のE-mailのみの援助で，一度も顔を合わせないまま，症状が軽減し，卒業して社会人となったケースです。

　学生相談室を訪れる学生は健康な学生から病理性の高い学生までと幅広く，学業，対人関係，学生生活，進路などさまざまな学生生活上の問題やアイデンティティの課題に直面した際の一時的混乱，抑うつ，対人恐怖，強迫，人格障害などによる心理的な不適応など相談内容も多様です。

　学生相談の特徴は次のことがあげられます。(1)大学のコミュニティに置かれている。(2)大学教育における人格形成の補完的教育を担っている。(3)対象は主に青年期後期にあたる大学生や大学院生であり，主として在籍中の援助に限定される。(4)成長発達を促す視点による援助が中心となる。(5)相談内容に多様性がある。(6)主として無料である（中川，2004）。

　北西（1999）は，「筆者の日記療法は，伝統的な森田療法の日記療法とは明らかに異なる。筆者は日記を始めるに当たり，患者に＜どんなことであっても，それが症状であっても，不満であっても，怒りであっても，感じたままに書くこと＞を勧める。それはその人がさまざまな感情を中心に，行ったこと，考えたことなどの体験を1日の終わりに振り返り，それを見つめて，主体的に書く

ことを重視するからです」と森田療法における日記指導について述べています。

　筆者（以下，Co）は森田療法のエッセンス（悪循環，恐怖突入，生の欲望の発揮，不安,恐怖などを受け入れること,あるがままなど）を次のような具体的な言葉に置き換えて援助しています。(1)自然に起きてくる感情は致し方がない。そのときどう対応するかが大事と，不安や感情との付き合い方を提示する。(2)とらわれ，悪循環の仕組みを伝える。(3)自分の問題を自分で理解するために日記やE-mailのやり取りを提案する。(4)不安や悩みがあっても日常生活ですべきことを行動するよう促す。(5)不安や恐怖を感じるのはより高い目標やこうありたい自分があるから。それは大事なことだが，あまり強いと苦しくなると説明する。(6)天気と同じように人の気分も波がある。駄目な時は，駄目なりに，すべきことを行動できればよいと伝える。(7) all or nothing ではなく中間があってもいいのではないか。肩の力を抜いて楽に生きる生き方を提示する（中川，2004）。

2. 事例の概要

　Uが大学4年生の7月，「自律神経失調症で対人恐怖になりがち」と訴え，相談を依頼するE-mailが入り，それからE-mailによるやり取りが始まりました。高校2年のとき，試験に対するプレッシャーから，激しい動悸に襲われ嘔吐することがあったといい，この不安から，授業がある日は晩ご飯1食だけの生活を続けてきました。授業中の発言で声の震えに対する恐怖感から，学校を休むことが多くなり，大学も1，2年次はほとんど行けなかったといいます。発症時に受診し自律神経失調症と診断されました。理学療法，精神科，催眠療法などを試みましたが，症状の軽減には結びつかず治らないものと諦めていました。家族はUと両親の3人家族です。

3. E-mailでのカウンセリング

　E-mailの全受信回数は症状から3期に分類し，第1期は28回で「症状の訴

えと信頼関係」，第2期は64回で「危機と克服」，第3期は7回で「精神的な自立」と名づけました。UからのE-mail文は平均で798字，頻度も1日に5回という日もあれば，ない月もありました。E-mailの増減はUの不安のバロメーターでした。Coの全返信回数は84回で平均380字，各期を通じて，Uの気持ちを受け止め，不安や気分の波はあっても無理に振り払おうとしないで，必要なことを行動するよう援助しました。

(1)「症状の訴えと信頼関係」#1〜#28（X年7月〜X+1年3月）

　以下，#はE-mail回数，「　」はUの，＜　＞はCoのE-mail文を表します。

　初回のE-mailは「実はかなり悩んでいることがあります。今4年なのですが，留年確実です。これは相談したいことではありません。試験が終わったら詳しいことをメールで説明しますので，相談に乗ってください」と，名字のみをひらがなで書いて送ってきました。

　#2〜#11「僕は今，自律神経失調症で対人恐怖になりがちです」と書き出し，「このまま学校にいる必要があるのだろうかと考えたら集中できなくて単位を落としてしまったと思う。こんな状態では就職もできないだろうし，大学も卒業できるかどうかわからない。親に大変な負担をかけているし，今，どうしていいか全くわからない。お先は真っ暗でウツ気味になりそう。助けはメールとインターネットだけ」と発症時のことやそれにどう対応してきたか，辛い気持ち，将来への不安，落ち込んでいる気持ちを書いてきました。

　それに対し，Coは＜外に出るとき食べられない，声の震えを他人に知られる恐さを抱えながら，よくこれまでやって来ましたね。屈しないあなたの意志，力を感じます＞と受け止め，あなたはどう治したいと思っているか，3年から大学へ行けるようになったわけを尋ね，不安な気持ちとのつき合い方，無理に不安な気持ちを追い払おうとしないで，必要なことをしていくようアドバイスをしました。

　対人恐怖的なUの症状と訴えから，森田療法的アプローチが有効と考え，「森田療法」の本を紹介し，投薬の必要を感じたので医療機関へ行くよう勧め

ました。また，＜相談室に来てみませんか。人との関係は人とのなかで治していかなければ＞と来室を促したが，「できるなら相談室に立ち寄りたいと思うが，やっぱり行きにくいです」「昔から人に相談するということがほとんどなくて，自分のことを話すことがすごく嫌になったのかもしれません」と来室しませんでした。心配していた前期の授業科目がすべて合格して嬉しいと喜びつつ，授業での発表が気になって緊張感が取れない，1年留年する覚悟でいると言います。毎日続く動悸に心臓発作になるのではと不安を感じ，後期から必修のゼミが始まり，発表の不安が強まり，前期の一番悪い状態が再発しました。「胸が苦しくてむしゃくしゃしてすごく攻撃的になり，最悪です」と症状の苦しさを訴えつつ，文中に「中川さん」とCoの個人名をはじめて書いてきました。Coは就職など現実的問題に関しては一緒に考えつつ，症状に関しては＜その状態は本当に辛いと思います。恐くて逃げてしまいたい気持ちはよく分かります。誰でもそういうときはそう思いますから＞と恐い気持ちを受け止め，しかし，＜不安は強くても，時が過ぎるように，やり過ごすことができます。一歩進んでみよう＞と不安・恐怖感とのつき合い方を伝え，再度来室を促しました。

#12～#17　題名に「もう1年留年しそうです」とあり，必修科目の教科書が手に入らず，それがないと答案が書けないといいます。「何とか生きていたいのですが…」と絶望する。Coは＜まず，教科書を手に入れる方法を考えましょう。取得単位数を学生便覧でチェックして。諦めるのはまだ早い＞と励ましました。相談室に来ている学生から教科書を借り，取りに来ますかと問うと，「できれば取りに行きたいが，やはり行けません。着払いで郵送してもらえますか」とはじめて学籍番号，氏名，住所を連絡してきました。

#18～#28　「ゼミで発表しなければならなくなり，何もしていないと内臓が反応する。先のことも否定的にしか考えられない。中学時代の友達から飲み会に誘われるが，情けない自分を見せたくない気持ちが強いかも…」と迷い，とうとう参加しませんでした。題名を「プライド」とつけ，「最近やっと気づいた。何に対しても失敗なくしなくては，という気持ちがどこかにあって，ものすごく高くて余計なプライドがあった」とはじめて自分の問題に気づき，「ゼ

第Ⅱ部　事例編

ミも出るだけは出ようと思っています」と書いてきました。Coは高いプライドが問題と気づいたことを評価し，＜よりよくあろうという思いは大事なこと。強い欲求があるから，その表と裏の関係で不安が生まれる＞と説明して，不安に思いつつゼミに出ようと思ったことを支持しました。＜誰でも良いときと悪いときがあります。焦らず一歩一歩＞と励ましました。それまでCoを「中川さん」と呼んでいたのが，「中川先生」に変わり，Coが頼りになると認めたことを意味し，新たな信頼関係がスタートしました。授業の終了日に「今日のゼミはおかげさまで何とか乗り切ることができました」と書き，朝起きたらすごい汗をかいていて「今までで1番危機感があった」が，「でも，なぜ行けたかというと，中川先生には自分の状態を知っていてもらっているという気持ち」と「電車に乗っているうちに，ちょっと開き直ることができたのだと思います」と振り返り，「まだまだ問題は山積みですが，とりあえず今日を乗り切れた事がいい経験になってくれることを願っています」と不安があってもゼミに出席できた実感と喜びが伝わってきました。

　1月はUのパソコンが壊れて修理に出し，E-mailはありませんでした。2月は卒業論文の研究室配属が決定することになっています。大学の就職に関する行事や手続きも始まり，Uは先行きの不安を書いて来ました。Coは＜不安だったゼミも終わることができました。卒論の研究室はゼミの関連で選択してはどうか。就職は慌てずに研究室に配属されてから考えても良いのでは＞とやるべき順番を考えて取り組むようアドバイスしました。「先生は今お休みだと思いますが，ちょくちょくメールを書かせていただきますので，忘れないで下さい。お願いします」と，見捨てないでという願い，依存する気持ちを示しました。Coは春休みに，＜身体を動かすことと，一日一食だけの食事ではどうしてもエネルギー不足なので，食事の練習をするよう＞アドバイスをしました。Uは町に出かけ，高校時代の友人に誘われてはじめて飲み会に参加します。「始めにビールを飲んだせいか少しは食べられ，いろいろな話をしました」と行動が広がり，楽しさを経験しました。

　研究室の発表をみに行き，希望しなかった研究室に配属が決まってショック

を受け,「研究室に集まるように掲示が出ていたが,新年度始めの健康診断まで行くつもりはない。しばらく忘れたい」と書いてきました。Coは＜本当に印象どおりの先生なのかは分からないのでは？　人も自然と同じように変わるものです。過去にとらわれず,新しい環境に踏み出すことによって意識も変わります。一歩前進して,新しい自分を歩みだせるといいですね＞と励ましました。しかしこのままでは新年度から研究室に行きづらくなるのではないかと考え,Coは卒業論文の指導教員を訪ねて相談しました。

(2)「危機と克服」#29〜#92（X+1年4月〜X+1年10月）

　卒論ゼミでの発表,研究室生活や就職活動などに直面すると,予期不安や対人恐怖感が強まり症状が悪化しました。研究室へ行けなくなり,休学か退学かの危機にも陥り,E-mailの回数は増え,たびたび危機が訪れました。

　#29〜#38　2度目の4年生になった4月,卒論指導教員の配慮で欠席者に対して説明会があった。出席し,「先生の説明を聞き,先生を悪く言ったことを本当に後悔しました。丁寧に教えてもらい自分が嫌になりました」と書いてきました。「指導してくれる大学院生も面倒見の良い人でほっとしました」と卒業に向かって何とかスタートすることができました。しかし,週1度の卒論ゼミ発表の不安やみんなで食べる昼食時の緊張感,何もしていない就職活動の焦りから,「卒論説明会に出たあとからなぜか緊張感がずっと続いています。いろんな不安が多くてわけがわからなくなっているのが一番の原因だと思います。就職の問題,発表の問題,摂食障害の問題,これからの問題が複雑に絡み合って,食欲も減退している」という状態が続いていました。「でも,去年の経験から,あまり真剣に考えすぎるのをやめるようにしました。いざとなったら,逃げてしまってもいいと思っています。そう考えると緊張感も少しはうすらいでくるので…」と,不安はあっても不安とのつき合い方を模索している余裕が感じられました。就職も手続きの仕方に困りながら活動を始め,緊張を和らげるための服薬を考えます。Coは就職活動に取り組み始めたことを評価し,病院へ行くことを支持しました。

第Ⅱ部　事例編

#39〜#52　先週までの卒論ゼミでは症状が出なかったが，5月に入って，朝から変な動悸，汗，吐き気，胸苦しさなど気分は最悪になりました。状態が悪いまま卒論ゼミに出て，「発表者が指導教員につっこまれているのを見て，自分がそういう状況になったら」との予期不安が高まります。Coは＜状態がよくなかったのによく行かれましたね＞と評価し，＜発表のことを考えると恐くなり，すぐ食欲がなくなってしまうのですね。本当に気分があなたを支配しています＞と指摘し，＜そのような状況で緊張感をもつのはある意味では当然ではないか。苦しいからといって緊張感だけを異常なものと考え，取り除こうとすることは無理ではないか＞と説明し，＜緊張するまま，恐いまま，当面のやることを取り組んでいくことが大切です＞と励ましました。2週間後に卒論ゼミでの発表となりました。その発表も何とか乗り越え，弁当も半分近く食べられました。研究室の人たちとも話すことができ，充実感を味わいました。症状が安定して，「乗り越える方法を見つけた」「最低でもこの1年乗り越えられる気がする」と高揚します。履歴書の書き方なども相談されます。Uは会社説明会に参加し，採用試験を受けて内定通知書が届きました。「就職活動を初めて1ヶ月しか経っていないし，就職状況は厳しく，留年までしているのに」と驚きます。「驚きと嬉しさと不安が入り交じった気持ち」といい，そこに入社を決めます。Coは卒論ゼミに行ったことを評価し，就職が決まったことを祝しました。

#53〜#61　ゼミでのはじめての発表を乗り越えたことに余裕を感じています。自分から話しかけられないが，相槌や笑ったりすることができるようになりました。「あせらず時が自然に過ぎるのに身を任せる気持ちで行ければいいな」と書いてきました。2回目の発表も終わったが出席者が少なかったので，続いて発表するように言われたが，「いろんな気持ちがわいてくるのを，目をそむけずに，しっかりと見つめて受け止めようという気持ち」でのぞみ，何とか終わりました。研究室の夏合宿の役割が与えられ，参加するよういわれたが食事の心配もあって迷います。来週，また発表することになって，「負のイメージが湧いて，だんだん恐怖心にとらわれ」絶望感からパニック状態に陥ってしま

いました。

#62〜#72　6月下旬から7月の上旬まで，Coは，学内のコンピューターシステムの交換時期と学内外の研修や出張も重なり多忙のため，返事をまとめて書いたりしていました。Uからの E-mail もその頃に集中し，Coへ連絡が欲しいと1日に5回も届きました。「苦しく，吐き気，恐怖感を伴った動悸が止まらない」とUのパニック状態が続きました。「助けてください」「今日も行けそうにないです」「願っています」「行きます」「だめです」の題名で届きました。「今日は本当に自殺が頭をよぎりました」と，追いつめられ，混乱した気持ちを表現していました。「中川先生だけが頼り」とあり，何も食べられない状態になり，卒論ゼミも休むことにしました。病院の受診は来週になると聞いて落ち込みました。Coと「メールのやりとりができなくて非常に不安です」と書き，研究室へも迷いながら行ってみたが，緊張で泣きそうになり，「4日後，本当に辛くてどうしようもなかったら，相談室に寄らせていただきたいのです」とはじめて来室の意向を伝えてきました。病院へ行き，服薬したら安定し，「昨日までの状況が嘘のように落ち着いた」ので，来室の意向は「忘れてください。またまた勝手ですみません」と撤回しました。「発表の恐怖がなくなるわけではないのですが，以前のように向かって行けるだけの気持ちになれました。それだけでなく，この調子だとご飯も食べられそうな勢いです。先生にはまぎらわしいこと言ってかなりご迷惑をおかけしました。これでしばらくはまた普通に生活できそうなので，メールの回数が減るかも知れませんが，よろしくお願いします」と薬への依存と万能感的な E-mail が届きました。Coは＜薬が少しでも効くのは，Uの気分の問題が少しずつ整理できているのかなと思います＞＜誰でも気分の波はあります。悪いときでも悪いなりに日常生活ややるべきことをやっていけるといいですね＞と返しました。研究室の夏合宿を休むことに決めて担当院生に E-mail で自分の状態を伝えました。すごく心配してくれたことに感激します。

#73〜#86　夏合宿を休んだ罪悪感や研究室の学生の反応を恐れて，うつ状態になり家から出られなくなりました。そのまま研究室に行けなくなるのではな

いかと落ち込みましたが，どうせ行けなくなるなら一度行ってみようと2週間ぶりに行くことができました。「薬は前ほど効いていないが食べられなくなることを防いでいる。苦しくて死ぬことも浮かんできてしまう」「薬に頼るしかない」と思いながら，後期の卒論ゼミが始まりました。題名「恐さの正体」の中で，「ゼミの部屋の雰囲気がすごく重くて，そこで大勢の前で発表するのかと思うと恐怖感がわいてくる」「先生がかなり突っ込んだり怒ったりするらしく，それに対して泣き出してしまわないかという恐怖」と恐さを分析し，「とりあえず今は適当にやる事を心掛けています。だから明日も行かないです」また，「最近，プールで泳ぐことで少しでも気がまぎれるので，明日はプールに行くと思います」と体を動かすことによって恐さに対処しようとしていました。しかし，2日後，「ゼミ恐怖症みたいになってしまった」と「休学か退学か」を本気に考えます。Coは＜今，本当に思い詰めて苦しい状態なのですね。自然にわいてきてしまう気分は致し方がありません。でも気分は変わるものです。恐さを無理に振り払わずに認めつつ，あまり先のことは考えないで日々，必要なことを行動するよう心掛けましょう。今の状態では先の見通しが見えないのかも知れませんが，結論を出すのは早すぎます。恐くても逃げないで進んでみましょう＞と返し，医者に今の状態を話すこと，担当院生に理解してもらうこと，E-mailよりもう少し話し合えると思うので，来室するよう促しました。しかし，「精神の限界」「取りあえず明日から大学へは行きません」「最悪です」と行かないことを決めました。Coは＜メールを読んで，あなたが苦しんでいるのはよく分かります。今は「ゼミで発表するに際して，恥ずかしい状況になるのが恐い」ことだけがあなたの心に覆い被さっているように感じます。研究室へ行かないことを決めたのなら，まず先に指導教員に直接，お話しした方が良いと思います。無断で休むと誰でも心配になりますし，あなたにとっても後味が悪いものとなってしまいます＞と指導教員に休むことを連絡するよう促しました。担当院生が心配して電話をしてきましたが出られず，「引きこもり状態」「死んでしまいたい」「最低な自分」と書いてきて休みます。Coは自分の思いだけで簡単に退却するUに＜思い詰めている気持ちは分かりますが，とて

も極端と感じました。『父親に殺されても仕方がない』なんて本当にそう思うのですか＞＜人の思惑より，今，もっと自分のことを考えるべきだと思うのです。あなたはそれができると感じていますか＞＜あなたはそれで本当にいいのでしょうか。何か怒りが湧いてきてしまいました＞と逆転移的な気持ちを伝えた。Uは題名に「ばか者です」とつけ，両親に話すことができずに手紙で今の状況を伝え，無理して大学へ行くことはないと言われ，自分の情けなさに号泣しました，と書き「先生にはいろいろ心配もかけて，ついには怒らせるほどにまで馬鹿ですよね」「今はとりあえず，心身ともに休まるまで待って，バイトでも何でもいいので働きたいと思っています」と書いてきました。9月の半ばから，Uは最大の危機に直面しました。

#87〜#92　担当院生に休学するかもしれないと連絡する。Co は指導教員に話せば具体的に何か対応してくれるのではないかと勧めたが，指導教員の反応を恐れてなかなかできなかった。Co は「自分の道を真剣に考えている」と書いてきたのに対し，＜それと同時に，いやそれより先に，今の問題をどう乗り越えるか考えて欲しい。問題から逃げ出すだけではまた繰り返しになります。勇気を出して＞と励ましました。Co が指導教員にUの対応を依頼することをUに提案しました。指導教員が「大学に来ればやり方があります」と伝えました。半月ほど休んで卒論を再開しました。もう1人の学生と共同研究することになり，発表は任せることになりました。「暇つぶしのつもりで大学へ行くことを心がけている」というスタンスと，連携が功を奏して研究生活に戻り，危機を乗り越えることができました。

(3)「精神的な自立」#93〜#99（X＋1年12月〜X＋2年4月）

　安定してE-mail回数も減りました。

　#93　「今年が何とか終わろうとしています」の題名で，「冬休みに1週間は休みが取れるので，映画を見たり，ギター弾いたりしてなるべく学校の事は忘れようと思っています。今年はありがとうございました」と書いてきました。

　#94〜#98　冬休みあけから研究室へ行っていますが，担当院生と話す時も内

にこもる感じで他の人とは萎縮して普通の会話さえできません。卒論発表のことを考えうつ状態といいます。実験も着実に進み，Uはたんたんと卒業に向かってなすべきことをしていました。2月は内定した会社への提出書類についての相談だけでした。4年生最後のE-mailは，卒論発表の役割を指導教員から言われ，緊張はしたが，質問にも自然に受け答えている自分に驚いたといいます。「卒業が現実になりそうで少し信じられない気持ちです」，続いてCoへの感謝の気持ちと，「直接会ってお礼を言うべきなのですが」足を運べずに終わったことが書かれ，とうとう1回も顔を合わせないで卒業して行きました。

#99　卒業1週間後，「1週間を終えました」の題名でE-mailが届き，会社の雰囲気が良いこと，同期入社の人のこと，1日1日のことを考えてペースを作りたいことなどが書かれ，「どうせ駄目になっても1週間働けた事で，自分でも働くことができるのが分かったので，やれるところまでやってみようという気でいます」と結んでいました。Coは何とか元気にやっていることを喜び，＜この1週間は長かったでしょうね。大学生活での経験と自信を生かして対処していることはすばらしいと思いました＞と返しました。

社会人となって3ヶ月後に届いたE-mailには，気持ちの波があること，その時にどう気持ちをコントロールするかに頭を使うこと。そしてもっとよくわかったのは「やはり逃げてはだめだということです。特に人間関係から」とありました。昼食も普通に食べられるようになり，外食もできたとのこと。野球部の合宿に参加を決めるなど，「なんだか社会人になって学生より時間がないはずなのに，活動的な自分がいるのにとても驚きです」とあり，「ともかく何とかやれている」と報告がありました。Coは＜辛さや波があっても，逃げないで前進した一歩一歩が，現在につながっているのだと思います。嬉しいメールをありがとう＞と返しました。

4. おわりに

　ケースを振り返ると，「症状の訴えと信頼関係」では，Uが訴える不安，恐怖感に対し，何をどう治したいのかを問い，これまで苦しさ辛さを抱えながら頑張ってきたことを評価し，ゼミでの発表で緊張し，失敗したらと不安に思うことは自然な感情（森田療法的な感情の理解）と受け止めました。Coが共感して返すことで，症状の辛さや不安をどんどん書いてきました。書くことでUは自分を見つめることができたのではないでしょうか。Uの訴えに，不安を抱えながら，当面なすべきことを取り組んでいくよう指示し，不安・恐怖感とのつき合い方を繰り返し伝えました。そのやり取りの中で，Uは「自分の何に対しても失敗しないように思うものすごく高いプライドがあった」と気づきます。Coはよりよく生きたいという気持ち（森田療法では「生の欲望」）は大切だが，それが強ければ強いほど不安が生まれると説明して，不安はあっても行動したことを評価し，支持しました。また，不安を排除し，コントロールしようとして（「思想の矛盾」）葛藤し，ますますそれに「とらわれ」て「悪循環」に陥っていることを指摘しました。気分は時間がたてば変化していくものと，不安で気分が悪くても，当面するべきことを取り組むよう指示しました。ゼミを何とか乗り越えたことを通してCoとの信頼関係が深まり，気分の波はあっても大学生活を続けることができました。

　「危機と克服」では，就職や卒論ゼミでの発表に直面して不安，恐怖感が強まり，たびたび症状が悪化しました。よいときと悪いときの気分の落差が大きく，Coや薬に対する依存が強まり，好転すると万能感が顕著になりました。Co側の都合で返信ができなかった時に症状が悪化しパニック状態に陥りました。Uが現実から逃避しようとしたことに対して，怒りの感情を伝えたことは，いままでの支持的な対応とは逆の厳しい父性的な対応でした。逆転移的な対応の結果，Uの精神状態はますます後退して，休学か退学かの最大の危機に陥ってしまいました。しかし一方では，現実の課題と向き合うきっかけになったと考えています。同時に，内省的な作業も行われました。CoはUが自分で作っ

ている過大なプレッシャーを軽減するよう，指導教員との連携を取りながら，同時に現実を見るよう，励ましました。それらの結果，研究生活に戻り，危機を乗り越えることができました。

「精神的な自立」では，約2ヶ月の間，E-mail はありませんでしたが，研究生活は続いていました。精神的な自立への準備期間でもありました。不安や症状が無くなったのではありませんが，不安を持ちこたえることができるようになりました。Uにとって，この空白の2ヶ月間の意味は大きかったと思います。卒業してから届いたE-mail では，いつの間にかCoの指示や対処の仕方がUのものになっていました。

E-mail の利点と問題点について次のようにまとめました。利点は，(1) E-mail を書くことは，現状を振り返ってまとめる必要がある。これは，森田療法による日記指導と同じ効果があり，今日的な方法である。(2)迅速にやりとりができる。(3)面談しなくても援助できる。(4)青年後期発達課題であるアイデンティティ確立を書くことにより促す。

問題点は，(1)相手の文章以外には，表情などが読みとりにくい。(2)自分の状態を文章でわかるように伝える能力が求められる。(3)ハガキでのやり取りと同じで，他人から覗かれる危険性がある。(4)開かなければ着信がわからない欠点がある。(5)迅速性があるが，同一相談者から1日に複数回届いてもCoの事情により返信ができない場合，不安を募らせる結果となることがある。

対人恐怖感や自己愛的傾向が強く，面接につながらない引きこもりがちの事例に対して，E-mail による森田療法的手法は効果的であり，学生相談での援助の一つの可能性を示しました。

※本稿は，以下の論文を書き改めたものです。
中川幸子　2003　面接につながらない学生の E-mail による援助──森田療法的手法を用いて　学生相談研究，**24**（1），1-11.

文献
北西憲二　1999　第2章　神経症に対する基本戦略（1）森田療法──感情と欲

望の理解とその扱い　黒澤　尚・北西憲二・大野　裕（編）神経症とその周辺　星和書店　pp.23-39
中川幸子　2004　学生相談と森田療法　日本森田療法学会雑誌，**15**，101-107.

第II部 事例編

外来森田療法Ⅶ（対人恐怖に苦しむ学生とのかかわり）
に対するコメント

北西　憲二

　森田療法と一括して呼ばれる中には，伝統的な入院森田療法，外来森田療法，通信療法，そして自助グループ活動などが含まれます。このように森田療法は多彩な精神療法の形態をもっています。ここで述べられている事例は広義の通信療法ですが，E-mailを用いている点が現代的です。しかも筆者の中川とクライエントは一度も顔を合わせずに，E-mailのやり取りだけで危機を脱出し，卒業し社会人になっていったのです。今までのカウンセリングの常識を超えた治療プロセスですが，森田療法学派にとっては決して突飛なことではありません。森田正馬が通信療法で多くの患者を軽快，治癒に導いていますし，評者も遠方のクライエント，とくに外国に住んでいる人をメールと電話のやり取りで軽快，治療終結に導いた経験をもっています。
　中川はセラピストとコンタクトを取ることにも不安を抱いていた対人恐怖のクライエントにE-mailでやり取りをするという治療枠組みを作ったのです。この治療方法は一方ではセラピストとつながっていて，かつ侵襲されない安心感を提供し，他方では自分の苦悩を文章で述べるという作業を要求します。自らの悩みを内省し，人に伝えることができるが，直接的な対人接触とそこでの情緒的表現に困難さを抱える人には最適な治療構造かもしれません。現在社会的な問題となっている社会的引きこもりの若者たちの治療としても使えそうです。このような治療の枠組みを維持し，展開するにはもちろんセラピストの見立て，それに見合った解決方法の提案とそれに取り組んだときのクライエントの経験の明確化などを必要とします。

そしてここでの治療も森田療法の軽快していくプロセスそのものを示しているように評者は考えています。まず中川は，クライエントのつらさを共有し，そこでの感情を自然なものとして受け入れ，目の前のことに取り組むことを勧めます。この提案の仕方がきわめて重要です。具体的にはメールのやり取りを読んでいただくとして，それがクライエントにとって実行可能な不安の解決方法だと考えてもらう必要があります。そしてセラピストとの共同作業からクライエントは次第にとても無理だと思ってあきらめ，落ち込んでいた現実の課題に取り組もうとしていきます。しかしここで「危機と克服」と題されている治療の時期が来ます。このような危機と克服のない治療はうまくいかない治療なのです。ここがセラピストの腕を示すときです。今まで避けていた現実に関与しようとすればするほど，自分の生き方に行き詰まり，そこでさまざまなつらい情緒的体験をするようになります。ここでのAll or Nothingといったクライエントの生き方にセラピストは直面させ，それへの気づきを援助しながら，他方では学生相談室ならではの機動力を発揮し，担当教官との連携と取っていきます。このようなサポートを得て，クライエントは次第にこの行き詰まりから脱していきます。そして重要なことですが，卒業とともにあっさりとセラピストと別れていきます。不必要な探索をしないこと，その人の健康な側面にセラピストがより関心を払うこと（森田療法ではそれを生の欲望と呼びます）などが相まって，クライエントのセラピストからの自立を容易にします。

10 外来森田療法Ⅷ
(スクールカウンセリングにおける森田療法的アプローチ)

杉原　紗千子・久保田　幹子

　森田療法は，いわゆる森田神経質を対象に，開発された心理療法です。しかし昨今，その適応の広がりと可能性について議論されるようになっています。
　近藤（2000）は，「（森田療法は）最近では神経症の特異的治療法というだけでなく，ガン患者のケアや家庭，学校，企業などの分野で近年多く発生するメンタルヘルスの諸問題，さらには人々の日常生活や人生観にかかわる領域にまで，その適用の可能性が広がる傾向にある」と述べています。また，北西（2000）は「（現代は）個人の生き方が表面的には尊重され，自分探しが若者のテーマになった。…中略…問うことこそ，さらに言えば自己の悩みを知り，つまり自己を探究し，自己を発見し成長させることこそが，森田療法の最も重要な治療の営みであると考えている」と森田療法の現代における有効性を述べています。
　特に，適応の場の広がりとして，塩路・中村（2004）は「いち早く，森田療法を日常の『現場』に取り入れたのは，やはり教育の現場だろう。スクールカウンセラーがそこで果たしてきた役割は大きい」と述べています。
　これまで森田療法に関する教育現場からの報告は，大学における「学生相談」などが中心であり，高校生以下のいわゆる思春期初期の年齢に対するものについての報告はほとんど見られませんでした。その中で最近，瀧川・久保田（2004）は中学2年生の不登校の背後に母子関係の悪循環を見出し，森田療法的アプローチの有効性を指摘し，スクールカウンセリングにおける森田療法の

可能性を提示しました。

筆者（杉原）は，現在，公立中学校のスクールカウンセラーとして勤務しており，不登校生等を対象にしてカウンセリングを行っています。そこでの体験から，必ずしも神経症と診断されなくても，不安を抱えそれに悩む中学生に対し，森田療法的アプローチの有用性を感じています。そこで本稿では，スクールカウンセリングにおける森田療法的アプローチのプロセスと有用性について，事例を呈示しながら具体的に考察してみたいと思います。

1. 公立学校へのスクールカウンセラーの配置

現在のようなスクールカウンセラーが公立学校に配置されるようになったのは，1995（平成7）年度からです。当時，ますます深刻化しつつあったいじめや不登校問題への対策として，教師以外の外部の専門家を学校に導入するという画期的な施策が文部省（当時）の「スクールカウンセラー活用調査研究委託事業」として開始されました。

配置校数は初年度は全国で154校であったものが，翌1996（平成8）年度は553校，1997（平成9）年度は1,055校というように導入校数が急増し，2000（平成12）年度で「調査研究」は終了し，2001（平成13）年度からは「スクールカウンセラー活用事業」となり，5年計画で全国の全公立中学校にスクールカウンセラーを配置することを目標に施策が進行中です。

スクールカウンセラーの勤務形態は，原則として，1校につき1人，週1日8時間，年間35週となっています。

スクールカウンセラーの職務は，東京都の場合，「東京都公立学校スクールカウンセラー設置要綱」（2001（平成13）年3月30日）に定められている次の4項目です。すなわち，

(1) 児童および生徒へのカウンセリング
(2) カウンセリング等に関する教職員および保護者に対する助言および援助
(3) 児童および生徒のカウンセリング等に関する情報収集

(4) 児童生徒のカウンセリング等に関し，配置校の校長が必要と認める事項となっています。

これに基づくと，スクールカウンセラー（以下，「SC」と略記。）が活動する対象は，児童生徒，教職員，保護者であり，児童生徒に対してはカウンセリングを，教職員および保護者に対しては助言および援助を行うこととなります。

2. 森田療法の適用対象

森田（1928）は神経質を「普通神経質，発作性神経症，強迫観念症」に分類し，神経質を対象とした精神療法を開発しました。そこでは，不安を病理ではなく自然なものと捉え，不安を抱えながら，必要な行動に関わっていくことを教えています。また，森田（1926）は「神経質は頭痛，胃アトニー等単純なものからきわめて複雑なる強迫観念にいたるまで，すべて恐怖という精神事情から起こるといって差し支えない」とし，恐怖が身体的精神的現象を引き起こすことを説いています。

さて，筆者が関わっているスクールカウンセリングの対象は，12歳から15歳までの中学生であり，まさしく思春期に突入したばかりのきわめて不安定な時期に当たります。従来，自我の確立ができておらず，不安定なものは森田療法の対象外とされてきました。しかし，悩みを抱え相談に来る生徒の中には，その悩みを森田療法でいう「とらわれ（悪循環）」と理解し，それをともに振り返り一緒に整理することによって，解決へと援助することが可能なケースが少なくありません。実際，このようなケースに対し，神経質調査を施行してみますと，かなり森田神経質の傾向を示しています。このことから森田療法が適用可能な対象に近似していると見ることができます。

また，不登校生をもつ親（大人）に対しては，子どもの悩みに対する親の受け止め方を一緒に振り返りながら，現在の家族関係の中でできることを見つけだすことで，問題が解決していくことも多いようです。そこでは，親の辛さに共感し，過去の子育てを思い悩むのではなく，今，何ができるかをともに考え

ていくことが肝要です。さらにカウンセリングが進んでいけば，親自身の抱える問題や生き方をも扱っていくことができるでしょう。

こうしてみると，悩みを抱える個人の内部におけるとらわれ（悪循環）のみならず，家族関係や対人関係の中にもとらわれや悪循環を見出すことができると言えます。牛島（2000）も「思想の矛盾や精神交互作用が個人の内部の出来事ではなく，対人ないしは対象関係の中に移されていることである」と述べているように，森田療法的アプローチは，生徒個人だけでなく，保護者に対しても有効と考えられます。

そこで，次に生徒自身への働きかけの場合，不登校生をもつ母親への働きかけの場合についてそれぞれ事例を紹介し，森田療法の有効性について具体的に検討してみたいと思います。なお，事例については，守秘義務の観点から，要点を損わない程度に改変していることをお断りしておきます。

3. 生徒自身への働きかけの場合

事例1　中学入学早々，過呼吸発作を起こし，発作がおさまってからも教室に入れない中学2年女子B子さん

(1)経過

B子さんは中学に入学してすぐの教室移動の際に過呼吸発作を起こし，救急車で病院に搬送されました。その後3ヶ月くらい発作が続きました。発作がおさまってからは登校できるようになりましたが，教室には入れず，保健室登校が続きました。

教室に行っていないため，学業成績はあまりよくないものの知的には問題はありません。発作の際，小児科でいろいろ検査を受けましたが身体的な問題は見出せませんでした。B子さんの性格は神経質であり，小児科で引き続き，母子カウンセリングを受けていました。

B子さんは保健室登校を続ける中，毎週，SCの勤務日には相談室に来て，

ぽつぽつ話をしていましたが，口が重く，あまり多くを語ろうとはしませんでした。2年に進級する際，SCが配置換えになり，毎週会えなくなったため，B子さんの希望で手紙のやり取りをするようになりました。

最初は儀礼的な内容でしたが，次第に「新学期への期待と不安，新しい学年にもなじめない，さびしくリストカットしてしまう自分」などの辛さを表現するようになりました。

SCはB子さんの状態について次のように理解しました。すなわち，発作後も何とか登校はしているものの，保健室登校にとどまっているのは，再び過呼吸発作が起こるのではないかという不安が強いためであること。しかし保健室という安全な場所を選ぶことで目前の不安は回避できているものの，教室に入れないことが他の生徒との隔たりを生み，B子さんの寂しさを強めていると考えたのです。そこでSCは，B子さんの不安や寂しさを共感的，受容的に受け止めると同時に，「今，何ができるだろうか」と問いかけていきました。そして，具体的な方法の一つとして，「本を読んでみるのはどうか」などの提案もしていきました。

またB子さんが「部活の茶道部に出なくて，顧問の先生に叱られた。手紙を書いて謝り，許してもらえた」と書いてきたときには，回避だけではない必要な関わりができたことを，「自分が悪かったのなら，きちんと謝ることも大切。よくできたね。成長したんだね」と評価し支えました。その後B子さんが，「保健室に一人でいるのはさびしい」と訴えたため，SCは「一人でさびしいなら，教室へ行ってみたら」とB子さんの寂しさの背後にある欲求を支えつつ，恐怖突入を促してみました。B子さんは「教室へ行くくらいなら，一人でいたほうがいい」と行動に踏み出すことができませんでしたが，今までになく「さびしい」という自分の気持ちを明確に出すことができるようになりました。

その後，「選択授業に出てみた。保健室の植物も元気。保健の先生が疲れているみたいで心配。行きたい高校が見つかり，勉強しています」という前向きの記述も見られるようになりました。しかし，夏休みの後半になると，また学校へ行くことの不安を訴えたり，2学期になって，頭痛や腹痛で休むことも多

いと書いてきました。そこでSCは終始，B子さんの揺れる気持ちを支え，不安の背後にある欲求を後押しし，前向きに進むことをフォローしたところ，文化祭などにも何とか参加できるまでになりました。B子さんからの手紙には「SCの返事を楽しみにしている」との記載がよく見られましたが，その後，手紙の回数は徐々に減り，約1年で手紙の交換は終了しました。

結局，B子さんは卒業まで教室へは戻りませんでしたが，通信制高校のサポート校に進学し，高校には休むことなく，楽しく通学できるようになったのです。

(2)ケースの理解と対応

ここで今一度B子さんの問題とその援助について振り返ってみます。事例の主訴は，過呼吸発作への予期不安でしたが，それを回避しようとした結果，「さびしい，辛い」という漠然とした不安が強まり，より一層身動きがとれなくなっていると考えることができます。まさにこれは不安をめぐる「とらわれ」と見ることができるでしょう。また神経質調査項目を見てみると，25項目中20項目が該当することから，神経質性格に近似の傾向をもつと考えられます。

こうしたB子さんに対し，SCは不安や寂しさの背後に「求める気持ち」を感じたため，手紙のやり取りを通して，その健康な欲求の発揮と，自己表現や行動に向かう姿勢を援助することを目標に関わりました。具体的には，「さびしい，辛い」というB子さんの気持ちを受容しながら，その裏に潜む「何かを求める」気持ちに問いかけ，今できること，楽しむ方法の一つとして「本を読むこと」などの具体的な提案をしていきました。そして，傷つくことを恐れ，葛藤場面を避けていたB子さんを励まし，逃げることなく，行動することを支えたことで，B子さんは徐々に自ら行動を起こすことができるようになっていったと思われます。

特にB子さんは，会話による表現よりも文章による表現に親和性をもっていたため，SCとの手紙のやり取りの中で自己を振り返り，表現することを学んでいったと思われます。また，手紙のやり取りを通してSCとのつながりを強

く感じ，安定を得たとも理解できます。こうしてみると，たとえ中学生が対象であっても，森田療法的関わりにおける日記の効用を見ることができるでしょう。

さて，不登校生の相談の場合には，生徒自身ではなく保護者が相談に来る場合も多々あります。そこで，次に不登校生をもつ母親へのアプローチの例を考えてみます。

4．不登校生をもつ保護者への働きかけの場合

事例2　中学2年の不登校生C子さんをもつ母親

(1)経過

C子さんは中学2年の2学期終わり頃から不登校となりました。定例の保護者面談の際，家庭の問題を相談された担任がSCに母親の話を聞いて欲しいと依頼してきました。

家庭は父（40歳代，仕事を退職し外国留学中）母（専業主婦）兄（16歳，自閉的障害がある）とC子さん（14歳）の4人家族です。

兄が障害者であったことから，C子さんは父母からはもちろん，祖父母からも幼少時から大きな期待をかけられ，勉強を強制されていたようです。そのためか，小学校時代から，頭痛や発熱があり，登校渋りがありました。父は気に入らないと家族に暴力を振るうことがあり，父母の間は円満ではなかったようです。

C子さんは父の暴力に怯えながらも，何とか父の期待に応えようと努力する一方，母の愚痴のはけ口や，相談相手にもなっていました。中学に入ってからは，自分の走り方をひどく気にして，特に体育の時間を嫌っていました。

本事例ではC子さんのサポートは主として担任教師が担当し，SCは母親担当となりました。

母は初回面接で，C子さんが小学校時代から夫（父親）にかなり無理なこと

を要求され，それにけなげに応えようと努力していたこと，夫は今，外国に留学中であり，まもなく帰国予定であるが，C子さんの不登校については何も話していないので，これを知ったときのことを考えると，自分も娘も恐怖で一杯であること，また，C子さんにも夫（父親）の帰国日時について告げていないことなどを話しました。

そこで，夫の娘に対する無理な要求の際に母はどのように対応していたかを聞いてみると，母は「反論して夫婦喧嘩になったり，時には実家に逃げたりしたことはあったものの，結局，夫の言いなりにならざるを得なかった」と話しました。

SCは，支配的，暴力的でワンマンな夫に母が圧倒されてしまい，C子さん自身の意向に耳を傾けられていないこと，また，母がすべてを自分ひとりで抱え込んでしまっている状況に問題があると考え，C子さんの意志を尊重し，それが表現できるようになるための方法を一緒に考えていくことを提案し，週1回の母親面接を約束しました。

C子さんは期末試験を全日受けたものの，次の日はまた起きられなかったため，母はパニック状態になり，SCの相談日まで待てずにクリニックや教育相談室に出かけたりしてしまいます。それでも，「夫にC子の様子を電話で話したところ，とても驚き心配している様子だった。C子は当分，登校できないかも知れない。自分としてはそれを受け入れようと思う」とも話しました。

SCは，こうした母に対し，先ず傾聴しながら問題点の明確化に努めました。すなわち，母が娘の行動に一喜一憂して右往左往することが，結果的にC子さんに圧力を与えることになっていることを伝え，C子さんの健康な成長のためには周囲の大人からの圧力を軽減し，C子さんが自分の意志を表現できるようになることが必要であることを明確にしました。そして，そのためにどのように関わるかを相談することを目標に設定し，さらに母の行動の意味を母自身が自覚できるようになることも目標に加えました。

母からは，夫の帰国の日をまだC子さんに話せていないこと，姑（祖母）は夫（息子）の予想外の状況を受け入れずにいることなどが話されました。

そこで SC は，母親が家庭のためにいろいろ行動することが無理な繕いとなり，悪循環に陥っていることを指摘し，これからは一人ですべてをやろうとせず，家族皆で荷物を分け合って担い，夫（父親）も一緒に C 子さんの成長を見守る努力をすることが大切と伝えました。

　SC の励ましを受け，母が C 子さんに夫（父親）の帰国の日時を，意を決して告げると，C 子さんは「なぜ今まで隠していたのか」と母を批判したようですが，母が C 子さんのことが心配で言えなかったことを率直に話し謝ったところ，C 子さんはそれ以降，父への恐怖や母への不信感を口にしなくなったとのことでした。この頃になってようやく母は，それまで全く話さなかった長男の障害のことや障害者をもつ家族の辛さを SC に話したのです。

　その後，帰国した夫は思ったより娘の不登校に理解を示し，夫自身も娘の前で弱音を吐くなどずいぶん変わった様子ではあったものの，C 子さんが適応指導教室に行くようになると，また期待をもちはじめており，「夫が変化するにはまだ時間がかかると思う」とのことでした。SC は，母が夫の前では，未だ，問題を出さないようにする姿勢が見えるものの，これまでと違う関わりをし始めた様子を見守りながら励ましていくこととしました。

　ところがある日，夫（父親）が夜中に突然「勉強しろ」と言い出し，C 子さんの髪の毛を掴んで引きずり，怒鳴りだす修羅場が出現し，母子 3 人，車で逃げ出しホテルに泊まるという事態が起きました。母から SC に対し，「夫の暴力が怖くて帰れない。これ以上同居できないと離婚も考え，不動産屋も廻ってみたが，フルタイムの仕事もできないので困り果てている」と電話で相談がありました。SC としては「いずれにしてもこのような状態を続けることはよくない。夫婦のことは『子供たちのため』という視点ではなく，二人の問題としてよく話し合って結論を出してはどうか」とアドバイスしました。その結果，母は子供を連れて帰るに先立ち，夫と話し合い，今後暴力は振るわないことを約束させることができたのです。

　その後，C 子さんは到達度テストを受けに登校しました。このことについて，母は「何も言わなかったので，行くとは思っていなかった。親が何もしない方

が子供は動くことが今回よくわかりました」と語り，これ以降は「見守る姿勢」がとれるようになりました。また，「夫と争いになった時には，長男を連れて散歩に出たり，娘に話を聞いてもらったりして混乱を避けることができるようになりました。娘はやさしく聞いてくれたけれども，そうした娘の姿を見て，これまで娘にいかに負担をかけていたかを自覚することができました」との報告もありました。

SCは夫への対処の仕方が上手になったこと，「見守ること」の大切さ，子どもに負担をかけていたことが自覚でき，それを謝ることができたことを評価するとともに，C子さんも母の相手ができるほどに成長していることを指摘しました。

C子さんは卒業まで登校することはできませんでしたが，無事，全日制の高校に合格し，進学していきました。

(2)ケースの理解と対応
①不登校の背後にある家族病理

本事例への関わりは，C子さんの不登校が中心課題ですが，その背後に家族病理が見てとれます。

図1は家族力動を表したものです。母やC子さんにとって，夫（父親）の暴

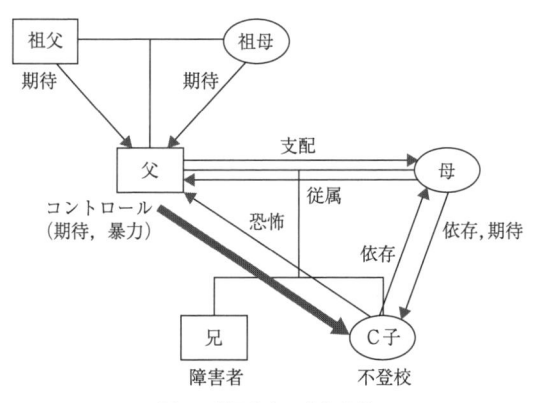

図1　C子さんの家族力動

第Ⅱ部　事例編

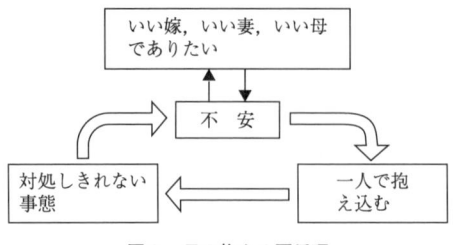

図2　母の抱える悪循環

（図内テキスト：いい嫁，いい妻，いい母でありたい／不安／一人で抱え込む／対処しきれない事態）

力がもっとも切実な問題であることは明らかですが，父自身，両親（祖父母）からの期待がきわめて大きい中，期待通りにいかない自らの挫折（親の期待を裏切ったこと，再就職がうまくいかないなど）が両親（祖父母）はもとより，父親自身にも受け入れられていません。父親はこうしたジレンマを母親やＣ子さんへの暴力や支配という形で表していたのかもしれません。

　一方，母は，長男が障害者であったことから，娘に対する夫の理不尽なやり方を不満に思いながら，夫がＣ子さんに期待をかけることも致し方ないと，結局，夫に服従せざるを得なかったようです。同時に，母自身も健常者であるＣ子さんに期待をかけていました。そうした中，Ｃ子さんは父に恐怖を抱きながらも，父の期待に応えるべき努力をすることで一家のバランスを取ろうとしていたのかもしれません。また母に対しては，自分の辛さを理解し，直接助けてくれないことに不満を抱きつつも，父親への恐怖を共有する相互依存的関係にならざるを得なかったのでしょう。こうした家族の葛藤の中で，Ｃ子さんは次第に逃げ道を失い，不登校に陥ったとも考えられます。

　では次に，母親に焦点を当ててみるとどうでしょうか。図2に示したように，母は先に述べたような家族力動の中で，「いい嫁，いい妻，いい母でありたい，あるいはあるべき」と考え，失敗を恐れて一人で悩み抱え込んでいったようです。そのため，当然対処しきれない事態が生じ，さらに不安が高まっていくという悪循環に陥ったと理解できます。すなわち，夫や祖父母の批判を恐れるために，期待通りにいかないＣ子さんにとらわれ，目前の不安を回避しようとはからうことにより，一層事態を悪化させていったのでしょう。

② SC の関わり

　ここで本事例における SC の関わりの意味を考えてみると，第三者としてこの家庭に介入したことにより，母の悪循環を指摘し，それからの脱出の方法を共に模索したことと言えます。具体的には，まず母一人で抱え込まず，事実を家族で共有し，解決について協力を求めること，そしてC子さんの意志を尊重し自ら行動できるようになるためには，C子さんへの圧力の軽減が必要であると提案したことがあげられます。その結果，母は「C子のために」と思っていた自分の行動が結果的にC子さんを身動き取れない状態にさせていたことを理解したのです。そして，「見守る姿勢」に転じたことによって，徐々にC子さんが自分の意志で動けるようになったと言えるでしょう。

5. 中学校におけるスクールカウンセリングでの森田療法的アプローチの有効性

　事例を通し，中学校におけるスクールカウンセリングについて考えてきました。先に述べたように，スクールカウンセリングの役割は，通常の相談機関と異なり，生徒本人だけでなく，保護者（家族）への関わり，生徒を取り巻く環境の調整や教職員に対するコンサルテーションなども含まれます。さらに卒業までの期間限定の関わりであることも大きな特徴です。そうした時に，個人の内的な問題を直接扱ったり，過去に問題を掘り下げるのではなく，不安や悩みに対する態度に焦点を据える森田療法は非常に活用しやすいと言えます。そこで最後に，生徒，保護者，教職員に対する森田療法的アプローチの特徴とその有効性を簡単にまとめておくことにします。

(1)生徒への対応

　中学生の特徴の一つとして，自己が未熟で，自分がどんなことを悩み何に葛藤しているかもわからないため，的確な表現ができないということがあります。

　そうした生徒に対し，カウンセラーは，彼らの訴えに充分耳を傾け，まず不安の内容の理解に努めます。そして，不安に対する態度に少なからず「とらわ

れ」、すなわち不安や悩みを排除しようとすればするほど、それが高まっていく様子が見られたならば、彼らの悩みを「とらわれ」や「悪循環」モデルに沿って理解し、問題を明確化していきます。こうした介入は、悩みの形自体が漠然としている中学生にとって、自分の状況を理解し、また解決の方向を見出しやすくすると思われます。

また、「不安の背後に欲求を見る」森田療法の姿勢は、生徒たちの成長を助けるとともに、彼らが問題視している不安をよりポジティブな形で伝えることができ、単に不安を排除するのではなく、その裏に潜む欲求をいかに生かすかをともに探究できると言えるでしょう。

今回紹介した事例もそうでしたが、教室にはいけなくても、不安の背後にある欲求をともに探ることで「勉強したい、進学したい」などといった彼らの具体的な目標を見出し、それに沿って、行動を起こすきっかけをつかむよう援助することが可能になりました。このような理解、対応の流れは、神経症の治療に近似したプロセスと言うことができるでしょう。

さらに、面接だけでなく、日記や手紙を用いることによって自分を見つめ直し、自己を表現する作業は彼らの成長を助けるとともに、SCとのつながりを実感できる方法として有効と思われます。

(2) 保護者等大人への対応

不登校を扱う場合、生徒本人ではなく、保護者が対象になることはよく知られていることです。同じ不登校という現象であったとしても、その背後に深い家族病理が潜んでいるケースは少なくありません。こうした保護者（家族）に関わる際には、まず親自身の子育てに対する努力や疲労をねぎらうことが重要となります。その上で事例2に示したように、親子関係や家族関係の中の「悪循環」や「とらわれ」を抽出することによって、問題解決の糸口を見出していきます。すなわち、生徒の問題そのものに焦点を当てるのではなく、それをめぐる親子関係の現象を「悪循環」としてとらえていくのです。多くの親は自分の育て方を批判されることに怯え、また親自身も自責感を抱いているものです。

それだけに,「こうあって欲しい」と願う気持ちが強すぎるために,子どもにとらわれ,お互いが自縄自縛の状態に陥っていると理解することは,親のこれまでの関わりを否定せずに問題点を明確化できるでしょうし,親自身にも受け入れやすいものです。こうした理解のもと,その悪循環を打破するために,「今,ここで何ができるか」を問いかけ,これまでとは異なる対処法を具体的に考えていくのです。先に示した事例2も,母親の行動がより事態を複雑にしていると母親自身が理解したとき,これまでとは異なる対処が可能となりました。このように,生徒本人に関わらなくとも,保護者（家族）に介入し,その関係性を修正することによって,子どもへの圧力を減らし,子どもの健康な成長を促すことができるのです。

さらにカウンセリングが進んだ場合には,親自身の生き方まで話し合うことも可能でしょう。

(3)教職員への対応

先に述べたように,教職員に対するコンサルテーションもスクールカウンセリングの一領域となっています。そこでも「不登校」事例をはじめ,SCが扱う生徒,保護者について,森田療法的理解に基づく事例理解,それへの対応の提案を担任教師,管理職等に対して行うことにより,協議の手がかりを見出すことができます。今回,これに関する事例を提示してはいませんが,今後,この領域における事例も積み重ねていく予定です。

スクールカウンセリングに時間的制約があることはすでに述べましたが,SCの対象はあくまでも「在校生」であることが条件となっています。つまり,関われる時間は中学校では最大3年間となりますが,多くの場合,在学中のある時点から相談が始まるため,かなり短期の処遇と成果が求められます。

こうしたSCに対する現実的な要請を考えても,「今,ここで」の関わりに焦点を絞り,不安に対する態度の修正と健康な力の発揮に目標をすえる森田療法的アプローチは,これからのスクールカウンセリングにおいて強力な援助法と成りうるでしょう。

文献

北西憲二　2000　我執の病理と森田療法　こころの科学，**89**，12．

近藤喬一　2000　森田正馬と森田療法　こころの科学，**89**，18．

森田正馬　1926／1974　神経衰弱及強迫観念の根治法　高良武久（編集代表）森田生馬全集　第2巻　白揚社　pp.71-282

森田正馬　1928／1974　神経質ノ本態及療法　高良武久（編集代表）森田生馬全集　第2巻　白揚社　pp.283-442

塩路理恵子・中西　敬　2004　精神療法の広がりとカウンセリングの重なり　こころの科学，**113**，44．

瀧川桜子・久保田幹子　2004　スクールカウンセリング（不登校事例）への森田療法的アプローチ　日本森田療法学会雑誌，**15**（2），137-144．

牛島定信　2000　現代社会における森田療法の可能性　こころの科学，**89**，36．

外来森田療法Ⅷ（スクールカウンセリングにおける森田療法的アプローチ）に対するコメント

北西　憲二

　ここではスクールカウンセリングにおける森田療法的アプローチの経験が述べられています。森田療法は単に面接だけでなく，通信療法（手紙のやりとり，あるいはメールのやりとり），日記療法などの多様な治療介入の方法があります。また悪循環モデルに基づいたこれらの治療介入方法はその分かりやすさに特徴があります。そしてこの悪循環過程をクライエントやその家族と共有できれば，目に見えやすい形で効果が出てきます。スクールカウンセリングのように，危機介入的関わりが要請されるときにも，森田療法に基づいた介入は効果的であることを杉原，久保田は示しています。
　中学2年生の女子Bさんは過呼吸発作や慢性の不安状態で悩んでいました。杉原は，その悩みに共感しつつ，このような状態でも「何ができるだろうか」とBさんに問いかけます。不安になることを恐怖し悪循環に陥っているBさんに発想の転換を促したのです。そしてそれとともに，とくに思春期，青年期のクライエントに対して重要なことは，どんな些細なことでもできたこと（行動）を積極的に評価することです。これがBさんを成長させていくだろうことは想像に難くありません。さらに「一人でさびしいなら，教室へ行ってみたら」と恐怖突入を促します。杉原はBさんのさみしさの背後に人と交わりたいという健康的な欲求を読み取っていったのです。これが森田療法でよく行われる「生きる欲望（生の欲望）」から恐怖を読み替えていく作業です。ここに森田療法の共感や受容の特徴があります。つまりクライエントのつらさへの注目のみならず，その背後の生きる欲望を照らしだし，それを明確にする作業もこ

の共感,受容には含まれるのです。それとともに言葉で自分の気持ちを表現するのが苦手なBさんと治療者は手紙でやりとりしました。それがまた彼女の内省する力を育て,治療者に支えられながら変化していく感覚を作っていったものと考えられます。多くの思春期・青年期のクライエントは自分の悩みを言葉ではなかなか表現できません。しかし意外に多くの思春期例では文章で自分の内面を饒舌に,あるいは率直に語ります。それとともに手紙,日記のやりとりは常に治療者とつながっているという感覚をもたせ,それがクライエントを支える力ともなるのです。

不登校児であるCさんの家庭は複雑です。今までの森田療法ではこのような事例にどのように介入してよいのか,わからなかったでしょう。しかし私たちは,森田療法に基づく家族への介入についても経験を積んできました。

Cさんはいわば家族の問題を一身に背負った形で「よい子」として生きてきましたが,行きづまりました。それが不登校という形で現れてきたのです。その背後には,両親の問題が存在していることが次第に明らかになってきました。母親が神経症的不安をもち,一人で抱え込んでいったのです。そして父親も思い通りにならない自分の人生,家族にいらだち,それを家庭の中での暴力という形で表現していきました。母親はそれに対しても無力でした。Cさんの不登校は母親の不安をかき立て,母親は自分の不安を打ち消すためにCさんに介入します。それがまたCさんへの圧力となり,結果として不登校を助長します。ここに親と子どもの間でよく生じる悪循環がみられます。母親はCさんの不登校にとらわれてしまったともいえましょう。

この悪循環を打破するために,杉原は母親が自分の不安に向き合うことを援助します。その一つが夫の暴力への対処で,それを夫婦の間で話し合うことから解決の糸口がつかめました。さらに母親は自分の不安に振り回されずにCさんを「見守る姿勢」がとれるようになりました。これも母親の不安を抱え込む能力が育ってきたことを意味しますし,母親が成長してきたともいえましょう。それがまたCさんを成長させていくのです。つまりここではよい方の循環に両者が入っていったのです。

11　外来森田療法IX（思春期青年期例）

井 出　恵

1.　はじめに

　現代の思春期青年期例の特徴として，他者の評価に非常に過敏な点があげられます。本来この年代は，人の目が気になりだし，劣等感を抱きやすい時期です。とくに現代は，表面的な成績や容姿といった一面的な価値観で他人と競い，優位に立たないとすぐに自信を失ってしまう傾向が強いように思われます。このような他人の評価に依存しすぎたあり方では，容易に不安，抑うつに陥ります。北西（2001）は現代人に見られる病理として偏った完全主義と，肥大した自己愛をあげています。肥大した自己愛は，他者の評価に依存するとともに，真の自己を愛せないことにつながります。

　成田（1994）は現代の青年期患者の人格特徴として，脆弱な自己愛を守るために，強迫的防衛で，外界をコントロールしようとしている点をあげています。安心を確保するために，自分に対しても周囲に対しても「こうあるべき」というイメージに縛られ，そのようにコントロールしようとして失敗する傾向は，森田療法の立場からは，思想の矛盾，完全主義の破綻として理解できます。こうした構造をもつものは，基本的には森田療法の適応となる可能性があります。しかし衝動行為の激しいケース，内省力の乏しいケース，自分で治していこうとする姿勢の乏しいケース，森田療法への共感が乏しいケースなどは，現時点では適応にはなりにくいと考えられます。

このような現代の思春期青年例の特徴をふまえながら、その治療がどのように進んでいくのか、実際のケースにそって紹介します。

森田療法の治療原則はシンプルな二本立てです。一つ目が、自分の不安や、感情、症状をあるがままに認めていくという受容原則です。神経症的な行きづまりは、そのまま抱えておくのが不快な、不安や感情、症状を、取り除こうとコントロールしすぎてかえってとらわれ、閉塞してしまっている状況です。そこから脱却するために、そうしたものは、本来コントロールできない事実を認め、そのまま受容することを練習していきます。二つ目が、つらいながらもできることには手を出していこう、不安の裏にある健康な欲望を、行動を通して実現していこう、という行動原則です。この受容原則と行動原則は、別々に存在するのではなく、互いに絡み合いながら進行していきます。

2. 症　例

筆者は森田療法を専門としているクリニックで自由診察、完全予約制で外来森田療法を行っています。

香織さんは17歳の高校2年生です。一人っ子で両親と祖父母に囲まれて育ちました。小さい頃から母親は働いていて、おばあちゃん子でした。しかし嫁姑問題の影響で小学校に入る頃から、祖母の態度が冷ややかになりました。祖父は礼儀作法に細かく、一緒に食事をとることが苦痛だったそうです。母親は勉強面で厳しく、仕事から帰るまでに決まった量の勉強をしていないと叱られるので、怒られるのが恐くて勉強しました。塾やピアノ、水泳などの習い事もいやだったけれどやっていました。恐い一方で、「お母さんはいろいろ一生懸命やってくれたからかわいそう、喜んでもらいたい」と思っていたそうです。父親は仕事が忙しく、母と祖母の問題にも何もできない様子でした。

小学校4年頃からは、クラスの中でいじめがあって、いじめられる順番が回ってくるのを恐れていました。ボス格の人がいて逆らえず、逆にいじめる側になって、集団で無視をしたこともありました。学校でも家でも落ちつかず、そ

れでも母親には何も言えませんでした。

　中学になってテストの結果が悪くてショックを受けました。小学校の時は成績が良かったのですが，中学に入るとみんなが同じレベルで，勉強も難しくなり，やってもやっても追いつかないと焦るようになりました。好きなことができると思って入ったクラブも，スケジュールが厳しく，ついていくのに必死でした。

　それでも何とかがんばっていたところ，高1の秋に首を痛め，しばらくしてめまいや首の疲れ，頻尿が出てきました。授業中トイレに行くために先生に断った時から，人目が気になりだして，学校を休むと友達には"さぼり"とみられて許してもらえない，恐いと感じるようになりました。次第に朝，残便感のためトイレから出られず，欠席が続いてしまいました。

　高2になって，友達から手紙をもらったことがとても嬉しく，友達に会いたい一心で半日でも登校するようにがんばりました。しかしそれも長くは続きません。そんな折，母親が森田療法の本をみつけてきてくれました。香織さんも読んで，この治療法を受けてみたいと思いました。性格の中の神経質で完全欲が強いところなど，自分のことが書いてあると感じてびっくりしたそうです。

(1) 初回面接：見立て

　初回面接では，まずクライエントの話をじっくり聞きます。そしてクライエントの問題をどのように治療者が理解したかを伝え，今後の治療の枠組みを決めます。

　治療者は香織さんの現在の状況を，「悪循環（とらわれ）」と説明しました。つまり，心身の不快な症状にとらわれて，これを取り除こうとすればするほど，かえって注意が高まって気になってしまうという悪循環です。森田正馬はこの悪循環を「精神交互作用」と呼びました。

　そしてその悪循環の背景に「完全主義の行きづまり」があると，香織さんに説明します。「勉強もクラブも，周囲の期待に応えよう，決められたものを完全にこなそうとするあまり，つらくなってしまったのではないか」「完全にこ

なせないと，友人の目が気になり，周囲に認めてもらえないと感じ，不安を強めてしまうのではないか」と伝えたところ，香織さん自身も，自分の「完全主義」に気づいたようでした。

内省力が強く，自分で何とか乗り越えたいという姿勢が感じられる香織さん，そして何よりも本人が森田療法に共感していることから，外来森田療法を次のような枠組みで始めることにしました。

外来森田療法は，面接と日記が大きな要素になります。面接は2週に1回のペースで，身体症状が強くて通院が難しい時期は，電話で行うことにしました。それとともに，日記を書いてもらいます。日記には毎日，自分がやったことや感じたことを，自由に書きます。それを面接の時にまとめて見せてもらい，治療者はコメントをつけて返します。日記は森田療法において重要な要素です（北西，2000）。主体的に日記を書くことは，内省し，成長する契機になり，自分の不安や感情を抱えていく心の器を育てることに大いに役に立ちます。またコメントを通じて，治療者に支えられている安心感が得やすいことも，利点の一つです。こうした日記を介した治療者とクライエントの関係は近すぎず，治療者に適度な距離で支えられながら，自分で乗り越えていく力を育てていくことに役立ちます。

さらに，初回面接の最後に，「できること」と「できないこと」を分けることを提案しました。「できないこと」は体調や不安，他人にどう思われるかなどをコントロールすることで，「できること」は目の前の行動に踏み込んでいくことです。「体調が悪くなったら，帰ってくればよい。具合が悪くなったらどうしようかという不安や，友人にどう思われるかという不安はそのままにして，自分の目的のために登校を試みてはどうか」と伝えました。

初回面接のまとめ

自分の限界に気づいた思春期青年期では，香織さんのように完全主義で乗り越えようとして，行きづまることがよくあります。その完全主義の裏側には，他者の評価，承認を得て自分を保とうとする目的が見え隠れします。そのような見立てに基づいて，クライエントには，何かが欠けているのではなく，完全

であろうとしすぎるための行きづまりと伝え，そこから悪循環に陥っていると説明します。この説明に納得してもらった上で，日記や面接など今後の治療の約束が成立します。そしてできることとできないことを分け，できることに取り組むことを励まします。

(2)治療初期：症状をめぐって

　元来がんばりやの香織さんは，初回面接以降登校するようになりました。はじめは保健室登校でしたが，治療者はすぐに行動に踏み込めた香織さんをほめ，ねぎらいます。

　森田療法の治療は，治療者とクライエントの二者関係だけで進むのではありません。クライエントが自分の人生の舞台（香織さんの場合は，学校生活）に乗り，治療者に支えられながら生きることに取り組んでいくというプロセスが必要となります。治療初期の課題は，まず舞台に乗ることです。そこで治療者は，クライエントの生きる困難さに共感しながら，行きづまりのパターンに気づかせ修正していくことを繰り返していきます。

　ときには，舞台に乗るまで，すなわち現実生活の行動に踏み出すまでに時間を要するケースもあります。たとえば，最近増加しているひきこもりなどでは，行動に踏み込むというメッセージがはじめから強すぎると，治療開始の時点でうまくいきません。できないことを強く指示されることが，クライエントにとっては否定されている印象として受け止められてしまうからです。治療者は焦らずに，機が熟するまで十分に待ってから，行動に踏み込むことを励ますようにしなくてはなりません。このような場合には北西のように，当面は自分の感情をそのままに感じ，抱えることを課題として，行動を促すことは控える工夫が必要となります（北西，1995，1999）。

　しかし香織さんの場合は，初期から学校に戻ることに成功しました。面接だけでなく，日記でも「えらいね」「やったね」と会話するようにほめ，支えることを心がけました。思春期青年期例の日記のコメントは，理屈っぽくなりすぎないように，説明しすぎにならないように，クライエントのしんどさに共感

し，タイミングよくほめ，ときにたしなめ，励ましながら，暖かく支えられている雰囲気が伝わるように工夫します。

　学校に行くようになると，香織さん自身の完全主義が，いろいろな面で目立つようになりました。勉強を始めるとなかなか切り上げられず，つい夜更かしをしてしまったり，朝はすっきりするまでトイレから出られないので，時間がかかってしまったりします。

　勉強においても，からだの調子にしても，すっきりするまでやろうとすると行きづまることを説明し，6割主義を心がけるようにアドバイスしました。6割主義とは，6割できれば良しとする姿勢ですが，言いかえれば，できていない部分はそのまま抱えておくということです。そうしたやり方は，オールオアナッシングの完全主義に慣れてしまっている人にとっては，不全感がつきまといます。しかしそのような6割主義が，完全を求めすぎて何もできなくなることよりも，現実的であることを繰り返し説明しました。そして完全主義を乗り越えていくことによって，本来の自分のやりたいことができるようになると励ましながら，不全感を抱える力を育てていきます。

　周囲の目に過敏な様子は初回面接からうかがわれましたが，学校に行くようになるとその傾向が強く表れました。友人に気を使って対応したあげく，相手は少しも自分のことを気にかけていなかったことに気づくと，「自分ばかりが仲間意識をもっていたみたいでバカみたいに思えてくる。どう接したらよいか混乱してしまう」と言います。友人の長電話につきあわされて，香織さんの話は聞いてもらえず，あとで腹が立ったり傷ついたりいった様子が日記を通じて語られました。

　他人に合わせすぎて，行きづまる香織さんに「人間関係でも6割主義，何もかもわかりあえるっていうのは難しいこと。相手に振り回されすぎずに，自分の勉強をしっかりやっていこう」とアドバイスしました。

　さまざまな不安を抱えながら，やるべきことに取り組む姿勢を育てるために，ときには家庭教師のように，具体的に勉強の相談に乗ることもありました。テスト前に緊張する香織さんには，追試覚悟で臨むことを励まし，実行できたと

きには，大いに喜びあいました。このように，抽象的な説得よりも，具体的なアドバイスが役に立つことがあります。外来森田療法では入院治療に比べ，クライエントの生活ぶりを治療者が直接見ることがないので，実生活を具体的に聴いていくことが大切になります。その聴く姿勢も，情報収集的な聴き方，詰問調にならないように，注意することが大切です（村瀬, 1997）。

　また，森田療法の行動原則は，「なすべきことをなす」という義務的な印象が強くなりすぎてしまうことがあります。勉強だけでなく，年齢相応な十分な遊び，楽しむ時間も必要です。そのような記載が日記に綴られたときは，「いいね」「こうした時間も大切に」など，肯定的なメッセージを伝えます。あるいは，無理なことや大変なことから逃げたり休んだりしてしまうことがあっても，人間としては自然なことです。そうしたときは「仕方ないよ」と慰めながら，休み休みでもぼちぼちと取り組んでいく姿勢を育むことを心がけました。

治療初期のまとめ

　症状にとらわれ悪循環に陥っていたクライエントに対して，行動に踏み込み，現実生活に取り組むことを励まします。そこでの体験を通して完全主義への気づきを促し，不安や不全感，コントロールできない現実を抱える力を育てていきます。

(3)治療後期：症状との関わりから生き方の問題へ

　何とか不安や身体症状を抱えながら生活していく姿勢が身についてきた香織さんは，無事高校卒業を果たしました。面接も電話面接から，直接来院することが可能になっていました。その後は，科学者になる夢を実現するべく，大学受験を目指して予備校生活を始めました。

　不安と身体化は少しずつ本人の意識の背景に退き，治療としては第二段階の「香織さんの生き方」に焦点が移っていきます。森田療法は，単なる症状に対する治療に終わるのではなく，不安の裏にあった健康な欲望を実現させるような，その人らしい生き方を目指す治療法です。症状へのとらわれがゆるんでくると，その人固有の生き方をめぐる治療へと移行していきます。そうした治療

経過の中で，浮かび上がってきた問題について考えてみましょう。

①思春期青年期の発達課題をめぐって

a）依存と自立をめぐる問題

「人にどう思われるかは放っておいて」というアドバイスで，気分に振り回されて勉強が手に着かなくなることは減ってきました。しかし，ただ「放っておく」だけでは，人間関係をうまく乗り越えることができません。難易度の高い大学を志望して，友人や高校の先生に無理と言われて腹を立てたり，自分をうまく表現できずに周囲の理解が得られず，傷つくことも続きました。

思春期青年期の対人関係では，孤独であることと同時に，人といることを必要とします。孤独を恐れず，自分の感情は自分でしっかりと抱えられるようになること，それが自分らしく生きることの基礎になります。その一方で積極的に人と関わることを励まし，人といるときは，自己を表現すること，自己主張する勇気をもつようにサポートします。他者の評価に敏感すぎて自己表現ができないあり方では，行きづまってしまうことを伝え，他者との違いを恐れすぎず，自分としてあるあり方を励ましていくのです。

次第に香織さんは周囲の人に対して，自分の思っていることを正直に伝えるようになりました。それは大変勇気の必要なことでしたが，率直に伝えることでむしろわかってもらえることも増え，そのことが香織さんの自信にもつながっていきました。

b）思春期青年期の家族の問題

初診の時から，家族の中でのいろいろな葛藤がうかがわれていましたが，この時期もときおり家族，とくに母親との関係が問題になることがありました。香織さんが不調であると，家庭でも仕事でもストレスの多い母親と容易にぶつかり，その後自己嫌悪に陥ることがしばしば起こりました。そこで，親子の間に相手の不調にとらわれて，互いの不安を強めあってしまう悪循環があることを説明し，その「とわわれ」を切る方法を一緒に考えるようにしました。

森田療法では，とらわれの悪循環を，個人のレベルだけでなく，対人関係の中でも起こると理解します。玉井（1992）は，小児神経症において，親子間に

起こる森田的心理機制に注目して、以下のように説明しています。「子どもへの細部に渡る目配り、完全欲に基づく子どもへの過剰な期待、そしてそれが実現不能な場合の不安や落胆、それらの陰性感情が子どもへのさらなる負荷につながり、結果として子どもの神経症として結実する過程に注目したい。子どもに向けられる親のこのような心理的構えは、どこか森田神経質の症状形成やとらわれの心理機制と共通する。」そして、親が子どもに対する「かくあるべし」いう強迫的思考に自ら気づいて、子どもの「あるがまま」を認められるようになる働きかけが、親指導において重要であると指摘しています。

森田療法の家族援助は、一番問題意識をもっている相談者を通して、家族内で起こっている悪循環を打破するように試みます。従来の森田療法では、神経症に悩む本人の治療が進むことで、自然と家族内の葛藤も処理されましたが、現代では不登校やひきこもりなどの子どもの問題に悩む親が、対象になることがあります（北西・久保田、1998）。

香織さんのケースでは、親子の面接を特別に設定することはありませんでしたが、香織さんがしっかりと自分として生きることを心がける、そのことが母親と心理的に距離をとるもっとも重要な手段であることを折に触れて伝えました。そして、香織さんに母親との悪循環を理解してもらい、彼女自身が自分の生活をしっかりと送ることができるようになると、次第に親子の問題は目立たなくなっていきました。

しかし、親子間の悪循環による問題が繰り返し、治療が進まないケースでは、臨機応変に親子面接あるいは親面接を入れ、悪循環を断つ工夫を話しあうことも行っています。そこで、親自身が自分の不安を受け入れ、子どもに依存しすぎない生き方を探っていく手助けをします。

②治療の行きづまり

一旦は順調に進んでいた治療ですが、受験が近づくにつれ、合格したいと思えば思うほど勉強に手がつかず、予備校も休みがちになってしまいました。模試の結果が悪く、志望大学には合格できそうもない結果だったことがきっかけにありました。志望校について、よい大学に入らないと、高校の友達を見返せ

ない。それでなければ自分は価値がないという考えが強くありました。治療者はこのような行きづまりに直面して，率直に香織さんと話しあうようにしました。困ったときに率直に話しあうという姿勢は，思春期青年期例にとって人間関係の一つのモデルになると思われます。

　その話しあいの中で，勉強が忙しくなって中断していた日記を再開しました。そこに香織さんは，勉強しても実力がつかなくて嫌気がさしてしまったこと，でも人に負けるのが許せないこと，親に何とか恩返しをしなくてはならないと思うプレッシャーが強すぎること，しかし実際はけんかになってしまうことなどを書き綴ってきました。自分の情けない感情を治療者に打ち明け，その感情を何とか抱えながら行きづまりを乗り越え，香織さんは受験を迎えます。そして第一志望は失敗したものの，第二志望の大学に合格を果たしました。

治療後期のまとめ

　症状へのとらわれから生き方の問題へ焦点が移り，友人関係や親子関係の中で，自分らしくあることを模索していきます。治療者はクライエントが，自分の感じ方に基づいて行動していくこと，失敗を恐れず主体的に行動していくことを励まします。途中で起こる治療の行きづまりも，率直に面接で話しあっていくことが重要です。

(4)治療終結

　高校時代の不登校のつらさも乗り越え，大学合格を果たした香織さんです。大学に入ってからは，相談したいことができたときに来院するようになっていました。その頻度は徐々に減っていましたが，ときおり面接希望がありました。そんなときにはしばらく話しあう中で，「また完全主義になっていた」と気づき，再び方向性を確認しました。

　大学2年になった香織さんは今までを振り返り，浪人の後半頃から自分を受け入れられるようになったと言っています。「自分の過去についても人に知られるのがすごくいやだったのが，さらっと言えるようになった。あれこれ完全主義で行きづまっていたのが，だいぶ楽になった」と語っています。

行動に踏み込んでは，思うようにならない現実，不甲斐ない自分自身に直面し，そこで味わうさまざまな感情を受け入れることを繰り返しながら，徐々に等身大の自己受容が可能になったと言えるでしょう。以上のように，香織さんの治療は，強迫的で身体的な悩みから生き方に焦点が移り，そして終結へと向かいました。

3. おわりに

森田正馬（1935）は，自らが創始した治療法を，神経質の再教育法だと言っています。思春期青年期の治療に当たっては，この「教育」という側面をとくに意識する必要があります。つまり，正しいことを"教える"という視点だけでなく，本来もっている可能性を引き出し，じっくりと本人のペースで"育つ"時間を見守り"育む"といった姿勢です。清水（1996）が言う，治療的作業としての「待つ」ことを，思春期青年期例にあたる治療者はときに強く必要とされます。

村瀬（2003）は自身の長年の心理療法の実践からできあがった，統合的心理療法において，治療者に必要とされる姿勢の一つに以下をあげています。「事実をまず大切に，緻密で的確な観察を行い，気付くことができるように。（略）気付いた内容の中で，解ることと解らないことを識別し，解らないことを大切に抱えて，様々な方法で，その解らない部分に解る部分が増えていく努力を続ける。治療者はこの不確定な状況に耐えることが求められる。」

また，森山（2001）は精神療法家に必要な能力として，negative capability という概念を先人たちの文献から紹介しています。negative capability とは，何かができる能力ではなく，「性急な結論」を急がず不確かであいまいな状況に耐える力です。この negative capability は，村瀬の統合的心理療法の姿勢にも通じるものだと考えられ，育つ時間を待つ必要のある思春期青年期例の治療ではとくに重要です。

negative capability は，治療者の姿勢としても必要なものですが，あいま

いさやどうにもならないことを抱えるという力は，クライエント自身が身につけなくてはならないものでもあります。自他をコントロールして安心を得ようとする完全主義の破綻は，コントロールしきれないという限界の受容によって，乗り越えられます。森田療法の「あるがまま」は，コントロールせずに抱えておける受容能力ともいいかえられるでしょう。

　この受容能力，抱える力はなぜ必要なのでしょうか。「抱える」ということは，クライエントに大きな我慢を強いることです。その我慢がなぜ必要なのか，それは，その抱える力が育ってこそ，本来の個性が発現できるからです。完全主義で行きづまった青年に，好きなこと，やりたいことを尋ねても，答えが返ってこないことがよくあります。「こうあるべき」にとらわれすぎて，自分本来の感じ方が弱まっているように感じられます。そうした青年に時間をかけてじっくりと関わっていると，やがて興味関心が浮かび上がってきて，それをきっかけに少しずつ世界を広げていくことがあります。

　自分らしい感じ方や欲望が，素直に感じられるようになるには，目先の不安や無力感，症状にじたばたせず，それらを抱えておける力が前提になるのです。そうした抱える力を育てることが，本来のクライエントのもつ個性を引き出し，その人らしい生き方につながっていくと考えられます。

　このように，思春期青年期例の森田療法では，治療者の negative capability に支えられ，本人の抱える力を育てる工夫によって，本来のクライエントの感じ方，欲望（森田療法でいう生の欲望）が引き出され，他人の評価に依存しすぎないその人らしい生き方が可能になっていきます。

文献

北西憲二　1995　自己愛的傾向の強い対人恐怖の治療——森田療法における感情の扱いをめぐって　精神科治療学，**10**（12），1319-1327.

北西憲二　1999　森田療法の技法論　日本森田療法学会雑誌，**10**（1），37-41.

北西憲二　2000　短期・戦略的森田療法——日記を用いた個人精神療法　臨床精神医学，**29**（増刊号），今日の精神科治療2000，220-226.

北西憲二　2001　我執の病理　白揚社　pp.72-80

北西憲二・久保田幹子　1998　森田療法の最近の病体に対する適応——思春期例の家族に対する森田療法　臨床精神医学，**27**（8），979-986．

森田正馬　1935／1975　第54回形外会　高良武久（編集代表）森田正馬全集　第5巻　白揚社　p.614

森山成彬　2001　創造行為と negative capability　臨床精神医学，増刊号　芸術療法と表現病理，191-195．

村瀬嘉代子　1997　子どもが望むカウンセラー・教師像　子どもと家族への援助　金剛出版　pp.111-117

村瀬嘉代子　2003　統合的心理療法の考え方　金剛出版　pp.219-221

成田善弘　1994　強迫症の臨床研究——思春期・青年期の精神病理　金剛出版　pp.256-271

清水将之　1996　思春期のこころ　日本放送出版協会　pp.140-141

玉井　光　1992　親子間にみられる森田機制　内村英幸（編）森田療法を越えて——神経質から境界例へ　金剛出版　pp.218-231

外来森田療法Ⅸ（思春期青年期例）に対するコメント

北西　憲二

　ここで紹介されているのは，強迫的な生き方ゆえに行き詰まったある女子高校生の治療の記録です。このような思春期例は，頑固で自分の不適応的なやり方，生き方をなかなか変えません。変えられないといった方がよいかもしれません。それは脆弱な自己愛を守るための強迫的防衛であると理解されます。森田療法ではそのような強迫的防衛をとらわれのもとと理解し，それを完全主義的な生き方として取り出し，それをクライエントと共有することから治療が始まるのです。そして完全主義的生き方を修正し，脆弱な自己愛を育てていくには，安定した治療者クライエント関係を基盤に，不安の対処能力を高めるとともに，その人固有の生の欲望への気づきと発揮を促すことです。このような思春期例では不用意に内面に立ち入った解釈は治療的ではありません。むしろ問題行動を誘発する危険性があります。

　森田療法では井出が行っているように，この患者がもっとも悩んでいる症状をどのように理解するか，から治療は始まります。その問題を「悪循環」として読みかえ，クライエントに伝えます。すべてのクライエントは，自分の問題が自分ではどうしようもないもの，それを解決しようとすればするほど悪い方にいってしまうという経験をもっています。そして絶望し，自分はこの問題に対して無力であると感じています。彼ら，彼女らの問題を「悪循環」「とらわれ」として示し，それが解決不能な問題でないのだ，その打破をすればよいのだ，という提案はクライエントにそこから脱出する希望を与えます。自分でできることがあるのだ，希望をもっていいのだ，という感覚をもつように援助す

ることはこの年代のクライエントにとってきわめて重要です。今後長く続く彼らの人生にとって苦難を乗り越えられる，越えたという感覚はある意味では決定的な意味をもちうるのです。

　井出は，この悪循環，とらわれの背後に「完全主義の行きづまり」があることをクライエントに指摘します。これは事例編第3章「外来森田療法Ⅰ」で橋本も強調しているように，この行き詰まりは欠けているのではなく過剰なのだ，それゆえ苦しむのだ，というメッセージなのです。セラピストの提案を傷つくことなく受け入れやすくし，クライエントの取り組む課題を明確に示す森田療法家の提示方法の一つです。

　さて森田療法の治療原則は二つで，不安さらには葛藤を抱え込む能力を高めること（受容原則）と自分の欲望に気づき，それに乗って行動すること（行動原則）です。つまりこれは人間の成長そのものを目指しているものとも考えられます。私たちがそれなりに健康で生きるということは，不快な感情，葛藤を抱える能力を高め，自己実現のための現実的な行動に取り組まなくてはなりません。思春期青年期例では，この成長促進的な治療の側面をセラピストは強く意識すべきでしょう。

　さて治療プロセスは今まで述べられてきた森田療法による回復プロセスとほぼ同じです。最初は悪循環をめぐって治療が進み，やがてその人の生き方そのものへと治療の焦点は移っていきます。そこで最初の過剰な生き方，つまり完全主義的な生き方というセラピストの指摘とクライエントの気づきが重要な意味をもってくるのです。それとともに思春期青年期特有の問題が生じてきます。依存と自立をめぐる問題です。それはまた家族とくに母親との依存と自立をめぐる問題でもあります。この年代のクライエントは，しばしば対人関係における悪循環（母親と子どもの悪循環）に陥ります。お互いに不安を賦活しあい，注意をお互いに引きつけあってしまうような状況です。そのようなときには，必要に応じて親への介入，あるいはこのような対人関係の悪循環をクライエントに明確化することも意味があります。それとともに治療の原則をその都度確認する作業からクライエントの依存を処理する力が育ってきます。思春期青年

第Ⅱ部 事例編

期例の精神療法は波乱に富みます。さまざまな問題行動，さらには現実に乗り越えなければならないこと，学校，受験などの現実の課題が容赦なく時間とともに迫ってきます。それをセラピストはクライエントと話しあいながら，現実的な解決を援助することも成長促進的な精神療法では重要です。またこのような強迫的な傾向の強いクライエントにはある程度長期に関わらざるを得ないということをセラピストは最初から見立てておいたほうがよいかもしれません。

12　外来森田療法Ⅴ
　　（クリニックのシステムとして）

比嘉　千賀・原田　憲明

1. はじめに

　森田は，1919（大正8）年，45歳のときに，神経質患者を自宅に入院させて治療するシステムを確立したわけですが（野村，1974），のちに，入院できない，あるいは必ずしも入院する必要のない患者に対して，外来での診療や日記・通信を用いた治療も行うようになりました（森田，1925-1938）。しかし，森田は，入院治療の理論と実際について詳述したようには，外来で森田療法をどのように行うかという点については触れていません。したがって，現代においても，外来での森田療法は定式となるものがなく，治療者がそれぞれ工夫しながら行っているというのが実情です。

　筆者らは，2001年2月から，医師と心理療法士の連携のもとに，外来で森田療法を行っています。本章では，クリニックにおける筆者らの実践を述べることで，外来森田療法をどのようにシステム化し，どのように行うかという点について，一つの新たな可能性を提示したいと思います。このことは，入院森田療法を行う専門施設が減少し，今後，医療の場において，外来森田療法の重要性がますます増大していくと思われる昨今，きわめて意味のあることと思われます。

第II部　事例編

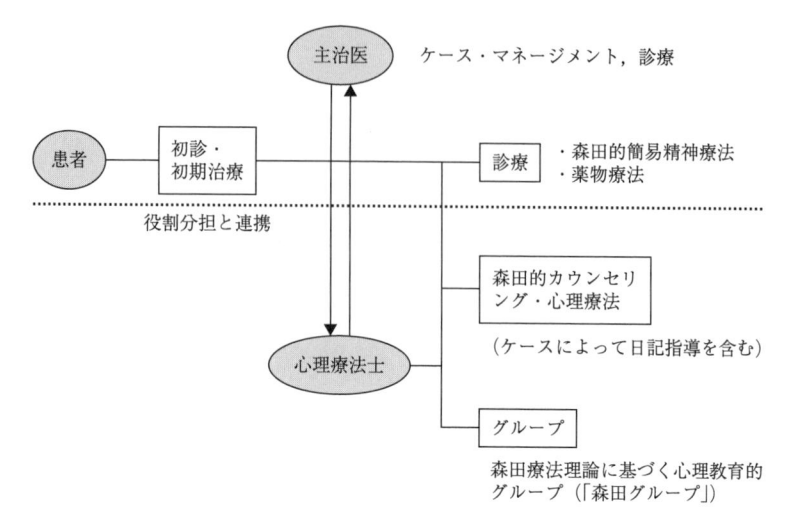

図1　ひがメンタルクリニックにおける外来森田療法

図の構成:
- 患者 → 初診・初期治療 → 主治医（ケース・マネージメント，診療）
- 主治医 → 診療（・森田的簡易精神療法 ・薬物療法）
- 役割分担と連携
- 心理療法士 → 森田的カウンセリング・心理療法（ケースによって日記指導を含む）
- 心理療法士 → グループ（森田療法理論に基づく心理教育的グループ（「森田グループ」））

2. 外来森田療法のシステム化

現在の医療保険制度のもとでは，医師単独で十分な外来森田療法を行うには，時間的・医療経済的な制約があります。そこで，十分な外来森田療法を行おうとすれば，医師単独で行う場合は，診療する患者数を限定したうえで自費診療にするか，心理療法士をコ・メディカルスタッフとして導入し，彼らと役割を分担し，連携しながら行うか，どちらかにならざるを得ないように思われます。筆者らは，後者の形で，外来森田療法を行っています。

最初に，筆者らがクリニックで行っている外来森田療法の概要を図1に示します。

まず，医師が，初診あるいは初期治療の中で，患者を森田療法の適応と判断した場合，どのような形で外来森田療法を進めていくか，図1に示したいくつかの選択肢の中から，治療プログラムを考えます。そして，最終的には，患者の意向を聞き，同意を得たうえで，治療プログラムを決定するのです。

治療の選択肢には，図1にあるように，医師による森田的な簡易精神療法や投薬，心理療法士による森田的なカウンセリングや心理療法，日記療法，そし

表1 外来森田療法における主治医(D)と心理療法士(P)の役割分担と連携について

1.役割分担について	主治医：処遇決定，森田的簡易精神療法，身体管理，投薬，入退院などを含むケース・マネージメント 心理療法士：心理査定，森田的カウンセリング，心理療法，森田療法理論に基づく心理教育的グループの運営
2.連携の指針について	①関係性の確立：主治医・心理療法士両者の役割分担の確立 ②疎通性の確立：ケースについて両者が気軽に情報交換できる疎通性の確立（「風通しの良さ」） ③中立性の確立：患者がパートナーの治療や援助について評価的になったとき中立的であること ④対等性の確立：心理学的援助に関して心理療法士が対等に意見を述べられること

て，森田療法理論（以下，森田理論）に基づく心理教育的なグループ（以下，「森田グループ」）への参加などがあります。ちなみに，「森田グループ」は，森田理論のうち，神経（質）症発症のメカニズムや不安や症状に対する森田的な態度など，患者のメンタルヘルスの改善に役に立つ部分を全12回にわたって参加者に教えるものです。「森田グループ」は，森田理論の要点を集団で心理教育できるため，効率的であり，また参加者同士の交流やグループダイナミックスを治療的に活用できる利点があります。

このように，筆者らが外来森田療法を行う場合，医師による診療や投薬だけではなく，心理療法士によるカウンセリング・日記療法・グループの活用が重要な治療的介入の手段となっています。このような形で外来森田療法を行う場合，言うまでもなく，主治医と心理療法士の役割分担と連携がきわめて大事になってきます。主治医と心理療法士の役割分担および連携の指針を表1に示しました。

筆者らが行っている外来森田療法における医師と心理療法士の役割分担や連携の指針は，北山（1993）が，かつて開業精神療法を心理畑の人間と組んで実践してきた経験から，心理的な治療者は，主治医（Doctor）－心理療法家（Psychotherapist）－患者（Patient）から成る三角形（「DPP三角」，図2）を自覚し，その自覚のもとに治療を進めることの必要性を説いていることとほぼ合致しています。

第II部 事例編

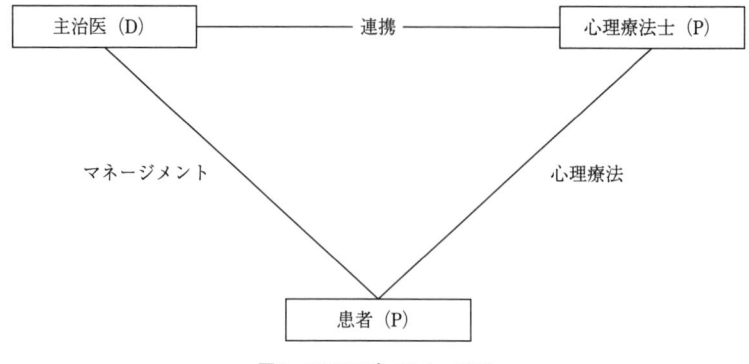

```
主治医 (D) ────── 連携 ────── 心理療法士 (P)
          \                              /
           \                            /
            マネージメント       心理療法
              \                        /
               \                      /
                 患者 (P)
```

図2 　DPP 三角（北山，1993）

　このような形で，医師と心理療法士が役割を分担し，連携をとりながら，一人の患者に外来で森田療法を行っていく場合，患者や治療に関して，医師と心理療法士が気軽に情報交換や意見交換ができるよう，両者の「疎通性」，つまり，「風通し」をよくしておくことは，治療を効果的に進めるうえで，とくに重要です。また，その際，心理療法士が，患者の心理学的援助に関して，医師と対等の立場に立ったうえで意見を述べられる「対等性」の原則も，同じように重要です。もちろん，それには，心理療法士の側に，心理学的援助全般に関する理解と経験だけではなく，森田療法そのものに対して，一定程度の理解と経験が求められるのは言うまでもありません。そのほか詳しくは述べませんが，「関係性」の原則にしても，「中立性」の原則にしても，いずれもが，最終的には，医師と心理療法士が役割を分担したうえで，お互いの行うことを信頼し合い，一人の患者に同じ方向を向いて治療を進めるうえで欠かせないものです。

　ただ，この形での外来森田療法を現在の医療保険制度の中で実施する場合，心理療法士の行うカウンセリングや心理療法などの心理学的援助は，当然，保険診療請求の対象とならないため，心理療法士の行う心理学的援助に医師がどのような形で関わるか，工夫を要するところです。また，ここでは詳しくは述べませんが，外来森田療法の治療プログラムの一つに，デイケアなどの活用も検討する余地があるかもしれません。

3. 適合する患者の特徴と見立て

外来森田療法を行うにあたっては、まず、適合する患者をどのように選択するかが重要です（岩井・阿部, 1975；北西, 1997；中村, 1999）。森田療法そのものに適応するかどうかの診断の目安については、他のところで触れられていますので、ここでは、患者が森田療法に一応適応するという前提を置いたうえで、当該患者が、あくまで、ここで述べる外来森田療法に適合するのかどうかという点に限定して、論を進めます。

森田は、たとえば、「尚ほ強迫観念は余の著書により、又は只一回の診察で治る人も多い。入院療法は理解と実行力の乏しいもののみが止むを得ずするものである」（森田, 1932）とか、あるいは「通信療法で、こんなによくわかってくれる人もあるし、入院しても、なかなかわかりにくい人もあります」（「第59回形外会」, 1937）とか述べて、神経質患者が、必ずしも入院しなくても十分治りうること、それには「理解力」と「実行力」が必要であることを述べています。これは、患者が外来森田療法に適合するかどうかを考えるうえで、まことに、簡単で要を得た目安だと考えます。

治療の場がしっかりと設定され、患者の症状や不安に対する自らのありようへの、体験的な理解が自然に促され、修正されるようシステム化された入院治療と違って、外来森田療法においては、ほとんど、治療者と患者の言葉によるコミュニケーションを通して治療が進められることになります。つまり、外来森田療法においては、患者は、まず治療者や森田療法のいうところを知的に理解できることが必要になります。そして、治療の場で得た、主として、知的理解を、自らの日常生活や社会生活に持ちかえり、不安ながらも実行に移す（「恐怖突入」）ことで、それらを体験的理解に置き換えていくと同時に、症状が、「主観的虚構性」（高良, 1969）をもったものであることを実感し、納得していく必要があるのです。さらに、それらの患者の体験、あるいは体験的理解は、また外来治療の場に持ちこまれ、治療者とともに検討されるという作業が繰り返されることになります。この点については、さらに次項で詳細に述べます。

このような形で行われる外来森田療法にあっては，たとえ森田療法の適応であっても，抑うつがひどくて思考力・理解力が障害されている患者や，強すぎる不安のためになかなか実行に踏みだせない強迫傾向の強い患者やパニック障害の患者の場合は，最初，医師の診療と投薬で様子を見て，患者が一定程度安定した後に，改めてここで述べられたような形で行うようにするか，あるいは，最初から入院療法を選択するか，になると思われます。

さて，外来森田療法においては，患者は，治療の場で得た理解を日常にもち帰り，不安ながらも実行する，というプロセスがどうしても必要になるのは，先に述べたとおりです。しかも，患者は，入院療法のように，治療者や入院という構造に十分支えられることなしに，これらを行ってゆくことが求められるのです。したがって，外来森田療法においては，一定程度の「理解力」だけではなく，理解したものに基づいて，自らの生活の中で，不安に直面しながらも必要なことをやっていくだけの「実行力」が必要になります。

言いかえれば，ここで述べたような形で外来森田療法を行うには，患者に，一定程度の自我の健全さ，つまり，治療者や森田療法の言うところを理解し，不安を抱えながらもなんとか行動できるだけの自我の強さが要求される，と言うことができます。それは，当然，<u>このような形で行われる外来森田療法の対象となる患者が，現在の自らの日常生活・社会生活において，症状や不安に苦しめられながらも，なんとか生活できる力を持っている人たちであること</u>を意味しています。

以上述べたような患者の特徴からすると，ここで述べている外来での森田療法を行うには，まず森田療法そのものに適応する患者であるという判断が必要なのは言うまでもありませんが，主として，患者の「理解力」「実行力」といった点から，患者の自我の健全度，強さを見極めることが必要になります。そして，それには，患者が，現在どのような形で日常生活・社会生活を送っているか，診断面接や初期治療の中で，その点をよく確認しておくことが必要です。

なお，患者がここで言う外来森田療法に適合するかどうかの判断の基準を，表2に整理して示しました。森田療法に適応するかどうかの診断基準について

表2 外来森田療法の適合患者の目安について

1. 自己の症状を乗り越えようとする意欲をもっていること（治療意欲）
2. 自己の症状を苦痛に感じ，自己の病的状態に対して反省批判の能力をもっていること（自我異質性，病識）
3. 症状形成に「精神交互作用」「思想の矛盾」など「とらわれ」の心理機制が見られること（「とらわれ」の心理機制）
4. 症状の内容が理解可能であること（了解可能性）
5. 一定の理解力を有すると同時に，一定程度の日常生活・社会生活が送られていること（「理解力」「実行力」）

は，高良（1969，1977）が7項目にわたって「森田神経症」の特徴を論じたものや，北西ほか（1995）がマニュアル化した「森田神経質の診断基準」（解説編第3章表2を参照）などがあります。したがって，さらに詳しくは，それらを参照していただきたいのですが，筆者らは，日常の診療場面においては，表2に示した五つの項目に要約してそれほど差支えがないと考えています。これらは，シンプルなだけに厳密性には欠けるかもしれませんが，その分，日常の診療場面では，より実際的であると考えています。

4. 介入方法と経過

では，来院した患者が，森田療法の適応であり，また，外来治療で対応できると見立てた場合，治療者は，当該患者にどのように関わっていくのでしょうか？　この項では，そのことを，図3にしたがって見ていきたいと思います。

まず，外来治療では，患者の何を取り上げるのかということですが，筆者らは，大きく分けて三つあると思っています。一つは，患者の不安や症状に対する認知や構え，あるいは，森田の言う「思想の矛盾」です。たとえば，「不安はあってはならない」「完璧にやらなければならない」「緊張するのは自分だけ」「気分はいつもすっきりとしていたい」などとする心理的な構え，あるいは認知，「かくあるべし」とする「べし」と現実が相反する「思想の矛盾」を取り上げるのです。これらは，通常誰にでもありがちな不安や感情・感覚を，症状として固着させるものとして働くからです。

第Ⅱ部 事例編

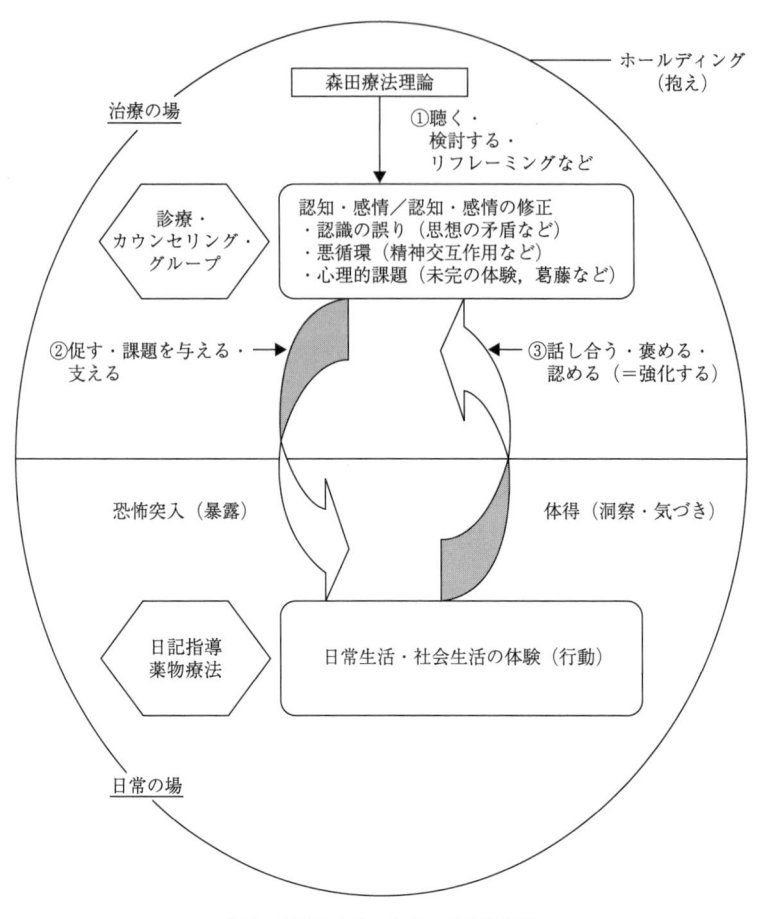

図3 森田的カウンセリングの概念図

［治療の場／日常の場を表す円の中に以下の要素が配置されている］

- ホールディング（抱え）
- 治療の場
- 診療・カウンセリング・グループ
- 森田療法理論
- ①聴く・検討する・リフレーミングなど
- 認知・感情／認知・感情の修正
  ・認識の誤り（思想の矛盾など）
  ・悪循環（精神交互作用など）
  ・心理的課題（未完の体験，葛藤など）
- ②促す・課題を与える・支える
- ③話し合う・褒める・認める（＝強化する）
- 恐怖突入（暴露）
- 体得（洞察・気づき）
- 日記指導・薬物療法
- 日常生活・社会生活の体験（行動）
- 日常の場

　二つ目が，森田療法で言うところの「悪循環」です。たとえば，北西（2001）は，不安を自己増殖させる悪循環として，森田の言う「精神交互作用」，つまり注意と感覚の悪循環のほかに，感情と思考の悪循環，対人関係での悪循環をあげています。これらのほかにも，さまざまな悪循環が，患者の不安や症状を維持増悪させるものと考えられます。

　たとえば，一時期，「生活の発見会」を理論面でリードした青木（1979）は，

「実生活上の悪循環」（神経症の症状ゆえに患者が実生活を後退させると——たとえば，対人緊張があるために，人に会わなくなるなど——症状がさらに増悪し，その症状の増悪がさらに実生活を後退させてしまうこと）をあげています。治療においては，これらの悪循環を取り上げていくことになります。

そして，三つ目が，患者の不安や症状が軽減してきたときに，さながらゲシュタルト心理学で言う「地」に対する「図」のように，しばしば症状の背後から浮上してくる患者の心理的な課題です。たとえば，親との葛藤などがその一つです。つまり，症状は，裏返せば，対人関係を含めた生き方の行き詰まりの反映であり，成長や発達の停滞とも考えられます。患者は，生き方の行き詰まりが整理され，心理的な課題が解決されていく中で，再び成長や発達が始まり，症状も消えていく，とも考えられるのです。この三番目の問題については，実際に事例を見ていく中で，多少とも取り上げたいと思っています。

このように考えてくると，図3の①にあるように，治療者が最初に行うべき仕事は，患者の訴えの中にある，不安や症状に対する誤った構えや認知，悪循環，あるいは心理的な課題に留意しながら，患者の話をよく聴くというところから始まります。そして，患者の訴えや話の中にある誤った構えや認知，あるいは悪循環を，森田理論という，いわば，モノサシを使って，患者とともに検討するという作業を行うことになります。また，通常，患者は，不安や症状，あるいはそれらに悩む現在の体験を否定的にしかとらえていないため，治療に導入した早い段階で，それらの体験のとらえなおし（リフレーミング）を行っておくことも重要です。たとえば，対人不安や対人緊張に悩み，その不安や緊張を何とか取り除こうとしている人に対して，不安や緊張の裏側には，「人から認められたい」「人とうまく付き合っていきたい」とする対人欲求があること，だから，不安や緊張はやむをえないこととして認めながら，どうしたら「人から認められ」「人とうまく付き合っていく」ことができるかを考え，実行していくかが大切，とリフレームするようなものです。

ところで，患者の種々の症状は，高良の言う「主観的虚構性」をもったものなので，患者が立ち直っていくためには，どうしても自分の恐れている当の不

安・恐怖に直面（「恐怖突入」）し，不安・恐怖が自らの主観によって作り上げられ，膨らんだものであるということを知っていく体験が必要になってきます。そして，その体験の積み重ねの中で，患者は，自らの不安や症状に対する認知や構えを修正し，種々の悪循環を断ち切っていくことができるようになるのです。

　しかし，外来森田療法においては，治療の場で，この体験そのものを患者に十分積ませることは，物理的・時間的に困難です。したがって，図3の②に示したように，次なる治療者の役目は，患者が日常生活において，この体験を積むことができるよう，患者を促し，ときにはより積極的に課題を与え，そしてそのような患者を支えることが必要になってきます。「促す」，あるいは「課題を与える」ということに関して言えば，たとえば，パニック症状のため，家からなかなか出られないという問題をもった主婦に対して，近所のスーパーに買い物に行くという課題を与える，あるいはそういう行動に向かって促す，というようなことがそうです。もちろん，この場合，何とか頑張れば，今の患者の力からすれば，そうできるであろう，という治療者の見立てがなければなりません。なぜなら，患者に，今の力を超えた課題を与えて，患者が行動や体験に失敗をすれば，患者はかえって自信を失い，やっぱり「外に出るのは怖い」と，当の不安そのものを大きくしてしまうことにもなりかねないからです。

　その意味で，<u>支える機能はとくに重要</u>です。なぜなら，支えられることで，患者は，自らがもつ不安や症状にもかかわらず，体験に向かって動き出すことができるからです。この場合，薬物療法や日記療法は，治療の場を超えて，日常生活において患者を支える重要な手段となり得ます。薬物療法は，不安や症状をもちろん抜本解決するわけではありませんが，患者が，自らが不安恐怖するところのものに直面しようとするときに，不安や緊張を和らげ行動しやすくする効果をもつでしょうし，日記については，患者が繰り返し治療者のコメントを読み反芻することで，しばしば治療者に支えられている，あるいは治療者とつながっている，という感覚をもつことができるからです。つまり，そのような形で，治療者や治療者の言葉，あるいは森田療法の教えるところのものが，

患者にいわば「内在化」され，患者を支えるわけです。

　ところで，患者が自らの不安や症状を乗り越えていく上で，体験がきわめて重要と考えるのは，森田療法だけではなく，精神分析的な心理療法や行動療法も同様のようです（たとえば，一丸ほか，2001；山上，2003）。森田療法の文脈でいえば，体験によって，患者は，症状が「主観的虚構性」を帯びたものであることを知り，洞察や気づきを得ると同時に，不安や症状に対する自らの認知や構えを修正し，悪循環を断ち切っていくことができるのです。

　つまり，そのように，不安ながらも行動して体験し，大きなものであれ小さなものであれ，体得した（自覚を得た），あるいはときには失敗した患者に対して，次に治療者がなすべきことは，その患者が得たものについて（あるいは行動したことそのものに対して），話し合い，認め，ときに褒め，そして励ます，行動療法で言うところの「強化」のプロセス（図3の③）です。この「認める」「褒める」「励ます」という介入は，患者の行動・体験へのモチベーションをますます強めることになりますし，逆に，患者が精一杯やっているときに，それを評価することを疎かにすれば，それは患者の治療意欲にも影響し，場合によっては，治療の中断にもつながりかねません。

　このように，図3で示したサイクル，あるいはプロセスを，治療者とともに繰り返していくことで，患者は，徐々に不安や症状に対する認知や構えを修正し，悪循環を断ち切っていくことができるようになります。また，それとともに低減していく患者の不安や恐怖の感情・気分は，治療と治療の場への信頼を高め，患者のさらなる行動へのモチベーションを高めることにつながっていきます。外来森田療法における患者の回復のプロセスを，きわめて図式的に描けば，以上のように要約できるでしょう。岩井・阿部（1975）が述べているように，「外来での森田療法は，理念的にはあくまでも森田理念を中核に置くが，入院療法とは別個の方法論を確立して，森田理念の実現を図らねばならない」のです。

　最後に，筆者らがここで述べた外来森田療法とグループ，あるいは「生活の発見会」との関連について，述べておきましょう。

第II部 事例編

　筆者らが観察したところでは，治療者との二者関係で，ときとして患者が得にくいものに，森田（1930）のいう「平等観」があります。つまり，患者は，どうしても，このようなことに悩んでいるのは自分だけ，あるいは自分の悩みは特別なもの（「差別観」）ととらえやすいのです。自分，あるいは自分の悩み・症状を特別視していれば，どうしても周囲からも孤立しやすくなりますし，それらを「あるがまま」にしておけないということにもなります。そして，孤立は，症状に悩む患者にまさしく必要な，人との交流や日常生活での体験から，ますます彼（彼女）を遠ざけるのです。

　これに対して，グループが持つ利点の一つは，そこに参加する人に，「悩み苦しんでいるのは自分だけではない」「自分の悩みは特別なものではない」という意識，すなわち，森田の言う「平等観」，ヤーロム，I. D.ほか（1989）の言う「普遍性」（Universality）の意識をもたせる点にあると思います。そして，これは，「同じ体験を持つ人に出会い，共通の体験にともなう各自の気持ちや役に立つ情報や考え方をわかちあい，そこから大きな力を得る」という「本人の会」（岡，1999），すなわち，「生活の発見会」など自助グループが持つ利点へとつながります。

　森田療法には，森田自身が神経症を体験し自己治療したという事実や，「形外会」が果たした役割などからわかるように，もともと療法そのものの中に，自助グループが生まれて発展する要素があったと考えられます。そして，「形外会」が，患者の治療や人間的成長の場としても機能したように，今日，外来で森田療法を行っている治療者にとって，全国的なネットワークで活動している「生活の発見会」は，森田の時代における「形外会」よりさらに大きな意味を持った有用な存在と言えるかもしれません。自助グループは，そこに参加する人が，自らの体験を語り，ほかの人の回復も助けるようになると，次第に語る人にも人間的な成長をもたらすという，しばしば，治療の枠を超えた可能性を生み出します（比嘉，2002）。

　このような点から，筆者らは，自分や自分の症状を特別視することから抜け切れない患者に，しばしば，院内のグループや「生活の発見会」への参加を勧

めますし，また，とくに，「生活の発見会」は，外来での治療が一段落した患者に，アフターケアの意味を兼ねて，継続的な参加を勧めたりもしています。

5. 事例から

これまで述べてきました，筆者らが行っている外来森田療法で治療した事例を，以下に報告します。なお，当然のことですが，患者のプライバシーを守るため，事例は，治療経過の本筋を損なわない範囲で，細部を変更してあります。

〈事例〉 外来森田療法により，嘔吐恐怖・会食恐怖・パニック発作・外出不安が急速に改善し，社会に巣立っていった和弘さん（25歳のさる国立大学工学部の大学院生）

主治医の初診時に，和弘さんは，「食事した後，食べたものを戻してしまうのではないかとこわくなって人と一緒に食事ができない」「外食が困難，食事そのものが苦痛」と訴えました。また，「いつ気分が悪くなるか不安で，抗不安薬がないと外出ができない」「すぐ横になれる場所がないと不安で，友人との約束もできず，大学院の授業にも出席できない」と困惑していました。和弘さんが，このように胃腸症状にとらわれるようになったのは，高校生の時，ストレスから胃潰瘍になってからのことです。幸い，胃潰瘍は薬物療法で治ったものの，胃腸に自信がなくなり，全く食事ができなくなって倒れ，2週間内科に入院したこともあります。それ以来，内科で処方された抗不安薬を手放せなくなっていました。また，抗不安薬がないと外出できず，電車にも乗れなくなり，服薬量もしだいに増えていきました。

和弘さんは，このような症状だけではなく，当然と言えば当然ですが，今の心身の状態で大学院が卒業できるのかどうか，そして，卒業後，就職して自立できるのかどうかと危ぶみ，焦ってもいました。また，彼をただ「怠けている」と非難し，自立をせきたてる両親，とくに父親との間に，強い葛藤を持っていることも見てとれました。和弘さんは，別の診療機関（心療内科）で，す

でに薬物療法を4年間受け，かなり多量の抗うつ薬や抗不安薬を飲んでいましたが，著効なく，当院に転院してきたもので，「なるべく薬を減らして，心理療法で治していきたい」という希望をもっていました。

　このような和弘さんを診て，主治医は，森田療法で言う「とらわれ」の心理機制をもつものと判断しました。彼に，症状の成立に関与しているヒポコンドリー性基調と，精神交互作用の悪循環の形成を説明し，「薬を減らせる」可能性もあるからと森田療法を行うことをすすめ，同意を得ました。そして，治療構造（図1参照）としては，心理療法士による週1回50分の森田的なカウンセリングを中心に，森田理論の学習を主とした「森田グループ」（隔週，1回2時間）への参加と，主治医の診察を適宜2〜4週間に1回（約15分）行い，その中で森田的な簡易精神療法と投薬を行うということにしました。薬は，少量の抗うつ薬と抗不安薬，それに胃腸薬を処方しました。ただ，和弘さんは，主治医に勧められた森田療法にやや懐疑的な様子を示し，和弘さんを担当することになった心理療法士に，「森田療法は役に立つと思うか」と訊いてきたのが印象的でした。

　アメリカに留学した経験もある和弘さんは，きわめて理解力がよく，また，留学という異文化体験に飛び込んでいったことからもわかるように，実行力も備えていました。初回の面接で，このような和弘さんの話に十分耳を傾けた後に，心理療法士は，今の不安をどのように理解したらよいか，森田療法の観点から話し合い，その後，不安やパニック症状に対する対処の要点をプリントにしたものを彼に手渡しました（傾聴と検討）。

　ちなみに，対処の要点を書いたものを手渡すというのは，不安症状にとらわれている患者さんは，面接当初は，しばしば治療者の言うことが頭に入らないことが多いということ，それに，必要なとき，後で患者さんが繰り返し読んで対処法を確認できるように，という意味合いをもっています。その不安症状に対する対処の要点とは，ごく簡単に言えば，

- 不安（パニック）発作が来てもけっして逃げ出さないでじっと通り過ぎるのを待つこと

- 救急車を呼んだり，病院に駆け込んだり，不安発作をあわてて鎮めようとする気休めの行動をやめること
- 今まで不安のために，避けていた行動を徐々に始めていくこと。その際，不安をなくしてからと考えるのではなく，不安なまま必要なことに少しずつ手を出していくこと
- 食事や睡眠などを規則正しいものにし，生活の形を整えていくこと
- 森田療法が役に立つと思うので，森田療法の本を読むこと（＝何冊かの一般向けの図書をあげてあります）

などでした。

　和弘さんは，理解力に優れ，実行力にも長けていたため，主治医や心理療法士のいうところをすぐに理解し，面接2回目で，不安ながら，早くも大学院の授業に出席するようになり，友達と野球観戦にも行くことができました。面接3回目には，以前教えていた塾から，夏期講習の講師依頼があり，引き受けた方がよいかどうか迷っている，という話が出ました。心理療法士は，彼が講師を引き受けることに対してどんな不安をもっているか話しあい，「思いきって引き受けてみたら」と助言しました（行動への促し）。

　面接6回目には友達と外でアポイントメントを取り，遊びに出られるようになり，また，面接7回目では，夏期講習の講師を引き受けてやり始めたことが語られました。この頃から，前には嘔吐するのではないかという不安からできなかった外での食事もできるようになっています。和弘さんは，このように，今まで恐れていた行動に少しずつ踏み込んでいく中で，自分の症状の「主観的虚構性」に気づき，少しずつ自らの認識の誤りを修正し，悪循環を断ち切っていきました。

　和弘さんは，このように，熱心にカウンセリングに通い，森田療法の要諦「不安なままに必要なことをやっていく」を着実に実行し，急速に症状が軽快していったにもかかわらず，たびたび，「自分がよくなったのは薬のおかげ」「自分は森田療法を盲信するつもりはない」など，森田療法やカウンセリングをディスカウントする発言が目立ちました。このことは，心理療法士には，和

弘さんのプライドの高さばかりでなく，どこか彼の心理的な課題，つまり，自立も不安だけれども依存もしたくはないという，前述した彼の「自立」をめぐる父親との間の葛藤と，心理療法士（中年の男性）に対するいわゆる転移感情と関係しているように思われましたが，心理療法士は，このことが和弘さんの意識の上ではっきりとした「図」になるまで，取り上げることは控えました。

　面接12回目で，心理療法士は，失敗を犯します。その日，和弘さんは，友達を乗せて車を運転しているとき，急に気分が悪くなった体験を語りました。しかし，和弘さんは，「よほど，車を停めて休もうかと思った」けど，「そのまま運転を続け，何とか乗り切ることができた」そうです。そう語る和弘さんの表情には，そのときの大変さが表れているようでした。心理療法士は，後から振り返ってみると，ここで，気分が悪くなりながらも，何とか車を運転し続けて乗り切った和弘さんの大変さに共感し，その行動を評価し，ねぎらうことが必要でした（認め，褒め，評価するなどの「強化」のプロセス）。しかし，心理療法士は，実際にはそうせず，ただ，そのときの和弘さんの「認知」を検討し，「"怖いからもう車に乗らない"となるか，"怖いながらも怖い気持ちはそのままに必要があれば乗る"となるか，どちらの態度を取るかが分かれ目なのです」と返しただけでした。

　面接13回目は，たまたま心理療法士の風邪発熱により，面接当日にキャンセルとなりました。心理療法士の出勤後，改めて別の日が設定されましたが，当日の面接は，和弘さんからの事前の電話でキャンセルされ，以降修士論文作成の忙しさを理由に，カウンセリングは中断することになりました。思うに，大変な思いで気分が悪い中なんとか運転し，友達との外出の約束を果たし，無事友達を送り届けたという和弘さんの行動を心理療法士が認め，評価できなかったことは，どこか和弘さんの中で，不安に悩まされながらも一生懸命な彼を評価しない，彼のお父さんとダブったのかもしれません。あるいは，心理療法士のもとから，こういう形で離れていくことで，和弘さんは，実際の自立に先立ち，自立の予行演習を心理療法士との間でしたのかもしれません。

　幸い，主治医との良好な関係は続きました。和弘さんは，その後，ほぼ月1

回くらいのペースで主治医のところに薬をもらいかたがた，診察にやってきました。心理療法士から，和弘さんのカウンセリングの概要を聞いていた主治医は，そんな和弘さんの話を受容的に受け止め，短い診察時間の中ではありましたが，彼の話に耳を傾け続けました。和弘さんは数ヶ月後，近年躍進めざましい某企業に就職しました。当初からのハードな研修や対人関係，そして新しい職場の激務にも，逃避することなく，かえって生き生きと向きあい，こなしていきました。受診時にも，何回か生じた胃腸症状や不安感をあるがままにとらえて乗り越えた体験などが語られ，仕事に自信とはりあいを感じていく様子がうかがえました。主治医の傾聴する姿勢にホールディングされ，成功体験をよろこび褒めることで，森田的な体得や前向きの姿勢が強化されていったと考えられます（図3参照）。

和弘さんは，まだ父親との葛藤を克服するところにまでは到っていませんが，医師と心理療法士が連携し，相補いあって治療することで，神経症的症状が治癒し，無事に社会に巣立っていきました。

6. おわりに

最後に，森田療法を行うにあたって，治療者に何か適性のようなものが必要であるかどうか，という問題に触れておきたいと思います。もちろん，治療者としての通常の適性のほかに，という意味です。

どの治療法でもそうかもしれませんが，筆者らは，外来であれ入院であれ，森田療法を行う治療者は，単に森田療法を理解しているだけでは十分ではないように感じています。森田療法に対して，少なくとも，「共感」していることが，治療者としてとても大事だと考えるのです。なぜならば，森田療法に共感するということは，少なくとも，その治療者の経験の中に，病理のレベルのものであったかどうかはともかく，森田療法の心理機制で説明される神経（質）症の体験と，ある意味，同種の体験があったことを意味するからです。その体験と，体験に基づく共感こそが，森田療法や神経（質）症の患者を実感を持っ

て理解することを可能ならしめると思うからです。

　下田（1938）によれば，森田は，森田療法発見の経路を講演した中で，「自らが神経質性格で，療法発見は自己内省と患者治療の経験によったものである」という意味のことを述べたといわれます。つまり，森田は，この療法を，専門家としての知識や経験だけではなく，自らの苦悩の体験を自己内省する中で創り上げたわけです。森田療法を行う現代の治療者も，自己内省したときに，自らの中に神経（質）症者の訴えるところと同種の体験を持ち，そのような意味で，彼らや森田療法に共感できるかどうかがとても大事なように思います。なぜならば，それこそが，治療者のこの療法の理解と実践に実感を与え，魂を入れるように思えるからです。

文献

青木薫久　1979　神経質の心理——こころの健康のために　ナツメ社　pp. 105-106

比嘉千賀　2002　森田療法と「生活の発見会」のセルフヘルプグループ機能　精神療法，**28**(6), 674-681.

一丸藤太郎・上地雄一郎・鈴木康之　2001　面接中期から終結まで　鑪幹八郎（監修）　一丸藤太郎・名島潤慈・山本力（編著）　精神分析的心理療法の手引き　誠信書房　pp. 97-100

岩井　寛・阿部　亨　1975　森田療法の理論と実際　金剛出版　pp. 199-244

北西憲二　1997　外来森田療法の理論・技法・治療効果の検討　メンタルヘルス岡本記念財団研究助成報告集，**9**, 49-53.

北西憲二　2001　我執の病理——森田療法による「生きること」の探求　白揚社　pp. 249-252

北西憲二・藍沢鎮雄・丸山　晋・橋本和幸　1995　森田神経質の診断基準をめぐって　日本森田療法学会雑誌，**6**, 15-24.

北山　修　1993／2001　臨床心理学者の医学的理解について　精神分析理論と臨床　誠信書房　pp. 194-207

森田正馬　1925-1938／1974　高良武久（編集代表）　森田正馬全集　第4巻　外来指導・日記指導・通信療法　白揚社

森田正馬　1930／1974　第4回形外会　高良武久（編集代表）　森田療法全集　第5巻　p. 40

森田正馬　1932／1974　神経質の概念　高良武久（編集代表）　森田正馬全集第3巻　森田療法理論（総論三・各論）白揚社　p. 49

森田正馬　1937／1974　第59回形外会　高良武久（編集代表）　森田正馬全集第5巻　白揚社　p. 682

中村　敬　1999　森田療法　浅井昌弘ほか（編）臨床精神医学講座　第15巻　精神療法　中山書店　pp. 117-134

野村章恒　1974　年譜　森田正馬評伝　白揚社　p. 351

岡　知史　1999　セルフヘルプグループ――わかちあい・ひとりだち・ときはなち　星和書店

下田光造　1938／1975　森田博士の追憶　森田正馬生誕百年記念事業会　形外先生言行録――森田正馬の思い出　p. 16

高良武久　1969　森田療法のすすめ――ノイローゼ克服法　講談社　pp. 72-75, 92-94

高良武久　1977　森田療法の今日的意義　高良武久（監修）大原健士郎（編）現代の森田療法――理論と実際　白揚社　pp. 23-33

ヤーロム, I. D. & ヴィノグラードフ, S.　川室　優（訳）1989／1991　グループサイコセラピー――ヤーロムの集団精神療法の手引き　金剛出版　pp. 23-25

山上敏子　2003　行動療法のすべて　こころの臨床á・lá・carte, **22**（2）, 132. 星和書店

第Ⅱ部 事例編

外来森田療法Ⅹ（クリニックのシステムとして）
に対するコメント

北西　憲二

　ここでの比嘉，原田の紹介は，今までの事例中心と違って，主に外来森田療法を一般の精神科クリニックでどのように構造化できるか，について述べられています。ここでは医師と心理療法士が連携し，その役割分担を明確にすることから構造化は始まります。医師は主としてクライエントの薬物療法を含めたケース・マネージメントを行い，心理療法士は心理療法を担当します。心理療法には，森田療法理論に基づくグループでの心理教育（森田グループ）と個人に対して行われる森田的カウンセリング（日記指導なども含む）を組み合わせて行います。評者はこの森田グループの治療的意味により注目をしたいと思います。入院森田療法の治療的な展開も実は個人への働きかけとともにグループの果たしている役割も多いと考えられるからです。
　つまりここでのクリニックのシステムとは入院森田療法の骨格を外来というシステムに移し替えた試みともいえましょう。入院森田療法の治療施設が減少しつつある現在，注目すべき試みです。
　さてこのシステムでの治療プロセスはどのようなものでしょうか。比嘉，原田は会食恐怖のクライエント（25歳）の治療経過について述べています。主治医はこのクライエントが「とらわれ」の心理機制をもつものと判断し，森田療法のオリエンテーションと投薬の後，心理療法士による森田的カウンセリングと「森田グループ」への導入を行いました。心理療法士は，クライエントの悩みを十分傾聴した後，森田療法に基づく不安の理解とその対処法について話しあいました。ここでの主治医と心理療法家の役割分担は見事です。そしてクラ

イエントに不安に襲われたときに対処方法を繰り返し読めるようにその要点を書いたものを手渡します。森田療法家は面接以外に書くこと（日記療法，通信療法），読むこと（読書療法—森田療法関係の図書を読んでもらうこと，あるいはこのようなメモを読んでもらうこと）を重視します。それは悩む人たちの自助的努力を尊重し，それを引き出すことが重要な治療の戦略であり，また人間理解であるからです。

最初治療は順調に進み，クライエントの社会的機能は回復していきました。一方ではクライエントの「自分がよくなったのは薬のおかげ」「自分は森田療法を盲信するつもりはない」などと森田療法やカウンセリングを脱価値化する発言が目立ちました。それを心理療法士は彼に対する転移感情と関係すると理解し，放っておいたのです。しかし次の面接のときに，クライエントの不安をもちながらも何とかやり遂げた体験を，評価しないでむしろそこでの認知のあり方を検討しただけでした。セラピストの逆転移とも考えられますが，治療はここで一度暗礁に乗り上げます。次の面接がキャンセルされたのです。しかしこのシステムがこの危機を救ったのです。主治医との良好な関係が続いていたので，心理療法士からカウンセリングの概要を聞いた主治医は，クライエントの話を受容的に受けとめていったのです。そして数ヶ月後，クライエントは無事社会に飛び立っていきました。

森田療法においても治療が行きづまることは多々あります。しかしその行きづまりを率直に話しあうことから，むしろクライエントの自己洞察が深まり，治療がさらに進むことが多くあります。またこのように治療者とクライエントの関係が転移—逆転移関係に陥り，行きづまることもあります。一般に治療者とクライエントとの関係が治療の前面に出てきたときは森田療法が行きづまったというサインです。その事態を率直に話しあい，治療の初心に戻ることが肝要ですが，このような治療のシステムでは，他の治療者が前面に出て治療を進めることも可能です。それだけ問題行動が起こったときの対処能力がこのシステムに備わっている，つまり図3で書かれているようにクライエントをホールディングする力がこのシステムにはあるということでしょう。

13　自助グループ（生活の発見会会員による体験記）

1. 不完全恐怖，不安恐怖の経験から得た味わい深い人生

中野良子（仮名）（神奈川県・52歳・主婦）

(1) 生い立ち

　私は中流農家に生まれ，両親と兄5人弟1人，私の9人家族の中で育ちました。

　父は生真面目でコツコツとよく働く人でした。そして苦労性な人でした。母は恵まれぬ境遇に育ちながら，おっとりとした性格で，頭もよく大変な働き者でした。

　一時は大学から小学校まで5人の子どもが学校通い，家は裕福なはずがありません。皆で農業の手伝いをして土とともに育ちました。

(2) 神経症のスタートライン（結婚）

　23歳で信用金庫職員の人と見合い結婚をしました。私はきれい好きで几帳面で家事大好き人間でした。

　毎日の家事が楽しい日々でした。庭もかなり広く，しばらく空き地にしてあったため後から後から雑草がよく出ました。8月に出産を控え，産み月の時にも大きなお腹を抱え毎日汗だくで，普通の姿勢ではできずに，前に板をひきそこへひざをつき草取りをしました。田舎育ちの私には何の苦もなくできたので

す。家の中も外もいつもきれいになっていました。

　長女出産，4年後に長男出産。その年は忙しい年でした。住んだ順番ということで，自治会の組長となり，6月には出産，その長男が斜頸で6ヶ月間お医者さん通い，最初の2ヶ月は毎日通いました。そのころ地続きの隣に，夫の弟が結婚のために家を造り始め職人さんが毎日入り，半日がかりでお医者さん通いをしながら1日3回お茶やおやつを出しました。家事以外に一度に三つもの仕事が増えてしまい，私は一生懸命でした。忙しいからといって家事の手を抜くようなことはありませんでした。そんなときでも夫は家事，育児に何の協力もしてくれませんでした。6ヶ月間行くべき日には1日も休まず，長女の手を引き長男を背負い通いました。

　私は小さな子どもを抱えていても，秋になると，家中の大掃除を一人でやりました。タンス，押入れなどすみからすみまできれいにしました。よく晴れた日には，1日1部屋ずつ畳を上げ外に出して太陽に当て，床下まできれいにしました。畳のなんと重いこと，体重42キロのこのきゃしゃな体で，手袋をして持っても手には豆だらけ。でもそれはとても気持ちのよい疲労でした。私は私なりに精一杯のことをやってきたつもりです。

(3)症状形成（完全への挑戦）

　気難しくて口うるさい夫は，仕事の上でいろいろと気苦労もあったと思います。その鬱憤を私に向けていたのでしょう。機嫌の悪い時には，もち前の短気さで私に当り散らすのです。

　背広が仕事着のため傷みも早く裏の裾の方はすぐに擦り切れてしまうのです。私は似ている布を買い，裾10センチ全部取り替え始末しておきました。

　ある日外出する私に絶対に文句は言わないからという約束で，ネクタイを買ってきてくれと言いました。私は私が選んでも気に入らないのだから，店員さんとハミちゃん（当時小3の長女）に選んでもらって買ってくると言いました。そして帰ってくると案の定そのネクタイが気に入らないとすごい剣幕です。「お前は田舎者でおれのネクタイ1本選べない，まったく最低だ。女房の資格

なんかありゃしない。」

　それから始まって，「背広の手入れが悪い，あんな始末の仕方ではみっともなくて着れやしない。どうして洋服屋さんに出してきちんとしておかなかったのか。」など私は悔しかった。ネクタイのことだって，そして背広のことだって。洋裁学校に行っている時に基礎縫いで98点という50人程のクラスの中で最高点を取っていたし，手早くはないが丁寧な私は背広の裏だってきれいに始末できていると思っていたのに。あふれ出る涙をじっとこらえ，無言でいる私でした。

　料理にしてもやれ煮すぎだとか，焼きが足りないとか，すかして見てやっと見えるようなくもの巣を見つけて「オーイ，くもの巣があったぞー」とか，子どもの躾が悪いとか。

　私は精一杯の家事をやった。それでもいつも非難されていました。神経質な私は夫の文句にいつもビクビクしていた。もう文句は言われないようにといった気持ちから，私の完全への挑戦が始まったのです。

　掃除をしていても，もうくもの巣は残っていないか。ゴミは一つも残っていないか。洗濯をしていてももう汚れが残っていないか。料理をしていても焼きが足りなくないか。一つの仕事が終わったあと必ず振り返っていた。ミスはないか，どんな小さなミスでも。そして張りつめていた私の神経は張りつめた糸がプツンと切れるようにおかしくなってしまいました。

　不眠になり，夜寝つかれず，朝方まで目は開いたまま。そして朝2，3時間熟睡する間には，強盗事件を私が目撃している夢などイヤな夢ばかり見た。朝起きても頭はボーッと重苦しい。夫を勤めに，子どもたちを学校や幼稚園にやっとの思いで送り出すと，もう仕事が手につかないのです。布団に入り寝てしまったこともありました。

　神経科に行こうか行くまいか迷いましたが夫に言ってやはり行きました。ノイローゼです，強迫症です，と言われ薬をもらいました。不眠だけはなくなりました。

(4) どろ沼の中で

　布団をたたむのが怖かった。嫁入り支度の布団のようにきちんとたためていないと気がすまないのです。一度たたんで押入れに入れる。でもまだきちんとたためていないような気がして，それを引っ張り出してたたみ直す。もう一度やり直す。同じことを3回も4回も5回も繰り返す返すうちに，私はどうして布団くらいまともに片付けられないのだろーと，布団はたたみかけで投げ出し，その上に座り込み，放心状態のまま何時間も過ぎてしまうのです。

　子どもたちが幼稚園から，学校から帰ってくる。気がつくと昼ごはんも食べていない。洗濯も掃除も朝食の後片付けも何もできていない。

　幼稚園の長男は「こんな怠け者のお母さんなんかイヤーしない。尚ちゃんちみたいな働き者のお母さんがいいな」とすてぜりふのようにつぶやく。

　その時，私は死を見つめていた。一家の主婦として洗濯も掃除も何もできない私なんて生きている価値なんてない，このままでは皆の迷惑になる。死に場所，方法などを考えていた。知らぬ間にタオルを首に巻きつけ両端を手で握っていた。

　長女はそんな私を見て泣きながら言った。「お母さん絶対に死なないで，絶対に。ハミちゃんはお母さんが大好き，いいお母さんだよ，お母さんが死んだらハミちゃんも死ぬ。お母さんは今病気だからしようがないよ，今にきっと元気になるよ。何もしないで寝ててもいいよ，コタツに入っていてもいいよ。だけどなにもしないでイヤなことばかり考えてちゃいけないよ，楽しいことだけを考えていなよ。ハミちゃんにできることだったら何でもやってあげるよ。病気でもいいから生きていてね」

　私はあふれ出る涙をどうしようもなかった。そして今までそれほどお手伝いもしたことのなかった長女は，学校から帰ると，布団の片付け，掃除，食器洗い，買い物にとよく働いてくれた。もし私が死んだら，こんなにまで私を大事にしてくれる長女が，どんなに辛く悲しい思いをするだろう。この子のためにどんなに辛くても苦しくても死んではいけない。そしてまた元気になったら，一生懸命に働いてよいお母さんにならなくてはと思ったのです。

(5) 極限に達して

　人に聞いた今までとは別のお医者さんにかかり，薬を飲み続けました。何とか働ける日があったり，働けない日があったりでした。

　一日中休まず働いても，まともなことができなかった。洗濯でも汚れのひどいものは洗剤につけておき，手で簡単にもみ洗いしてから洗濯機にかける。洗い終わって汚れが残っていないか見る。見たらゆすげばいいのに，もう一度見なおす。何回も何回も繰り返している。やっとの思いで洗いおわり，ゆすぎおわり，干そうと思いバケツを持って外に出る。竿を１回拭く，２回拭く，もう干そうと思う。そうするとその竿が汚れていて，せっかくきれいに洗い上げた洗濯物がその竿にかけると汚れてしまうような気がする。竿をまた拭く。４回，５回，６回，ときには10回ぐらい拭いている。そのうち誰かが私の行動を見てはいないかと思う。そんな時自分の視界に人影が写ると，全身の血がカーッと頭に上ってしまうような，なんともいえないような気分になり，恐ろしくてその場に立っていられなくなり，バケツを持って家に中に逃げ込んでしまう。

　私はこんなに一生懸命やっているのにどうしてまともに働けないのだろう。強い敗北感に襲われ，私はこのまま廃人になってしまうのではないかと思うと，なお恐ろしかった。

　掃除機をかけても，まだ汚いような気がして何回もかけなおす。食器を洗っても，顔を洗っても，手を洗っても，髪の毛をとかしても，戸締りをしても。新聞を読んでいても，１行，２行と読む，３行目に移ればよいものを前の行の内容をきちんとつかんでいないような感じがして読み返す，何回も何回も。私の行動のすべてが不完全という強迫観念にとらわれてしまった。一生懸命になればなるほど，強い敗北感と廃人になってしまうのではないかと思う恐怖心でいっぱいになってしまった。

　洗濯物はたまる一方，家の中はほこりが積もってくる，台所は汚れた食器がいっぱい。薬は毎日飲んでいましたが，効果はありませんでした。家事大好き人間の私が家事ができなくなってしまったことは，辛く悲しいことでした。

(6)森田療法との出会い

　そんな状態の中で，朝日新聞で知った長谷川洋三先生の著書『森田式精神健康法』をむさぼるように読んだ。読みおわった時，私は真っ暗闇の中でほのかな光を見いだした思いがした。

　「行動の原則，そのチェックポイント」は私に大きな力を与えた。

　行動にははずみがあるとか，行動には波があるとか，今できることは一つしかないとか，百パーセント完全な行動はありえないとか。そして自分の行動を反省してみた。いかにマイナスの行動がマイナスの循環を生んでいたかを知った。とにかく動こう，どんなに苦しくても何かに手を出そう。私の病気は自分の強い意志で克服していくものだと思った。生活の発見会にもすぐ入会しました。

　その後森田先生の『神経質の本態と療法』『神経衰弱と強迫観念の根治法』の二冊と，『生活の発見』誌を読みました。そしてとにかく動こうをモットーに手がつかなくなった仕事に必死になって手を出した。やっとの思いで動き出した私に，行動にははずみがあるということを体験させた。不完全という強迫観念には相変わらず悩まされ，仕事もスムーズにはいかなかった。それでもプラスの行動がプラスの循環を生んで，少し自信がついてきました。

　生活の発見会の本部で毎月開催されていた本部女性集談会に必ず出席をした。本部まで片道2時間半ほどかかりました。皆さんのお話を石井先生のお話を一生懸命に聞きました。

(7)森田理論に合点がいった

　私はかなり重症でした。強迫観念，強迫行為（不完全恐怖，不潔恐怖）でがんじがらめになり，チェーンの外れた自転車を必死でこいでいるように，全身汗だくでやっているのに，一向に前に進まず，時間ばかりがむなしく過ぎていき，家事が何もできなくなっていた。

　たとえば，洗濯物を干す時「竿がきれいに拭けていないのでは？」という強迫観念にとらわれ，悩まされていた。

3回拭いて干そうと思うのですが，3回目を拭き終えるともう条件反射的に，「もしかしたらきれいに拭けていないのでは」という強迫観念が浮かび，4回目を拭いてまた不安になり，強迫観念，強迫行為にはまって，10回くらい拭いてもまだ干せなくなり，洗いあがった洗濯物を持って家の中に逃げ込んで，無気力，放心，うつ状態になってしまっていた。

　森田を知る前は，3回目を拭き終わって，「もしかしたら，まだきれいに拭けていないのでは？」という不安（強迫観念）が浮かんだ時，4回目を一生懸命に拭くことにより，その不安は解消できると思っていた。でも実際そうではなく，不安はどんどん大きくなっていった。

　それが森田を知って，精神交互作用による悪循環であると知り，合点がいった。強迫行為がマイナスの行動であることを，頭でははっきり理解することができた。

　それでも「強迫行為はマイナスの行動だから止める」というのは，言葉で言うのは簡単ですが，実践するのは大変なことで，辛く苦しいものでした。

(8) 心のリハビリテーション

　強迫行為についてですが，わかっちゃいるけど止められないのが強迫行為だと思います。強迫観念に襲われてどうにもこうにもならなく，強迫行為をしなければ身の置きどころがないというのが現実だと思います。強迫行為は止めなさいなんて言われたってそう簡単には止められないと思います。

　私は強迫観念，強迫行為の症状を抱えながら，目の前のやらなければいけない事を一生懸命にやってきました。その結果として強迫行為は徐々に減っていったのです。

　家事，育児，親戚づきあい，近所づきあい，子どもたちのPTA活動，発見会活動などです。

　そして，行きつ戻りつしながらも薄紙をはぐようによくなっていきました。

　認識の誤り，それに基づく行動の誤りを軌道修正していくということはまさに心のリハビリであり大変なことでした。発見会の先輩や仲間の支えや励まし

があったからこそできたのです。今，その人たちに感謝の気持ちでいっぱいです。

(9) 味わい深い人生

　当時を振り返ってみますと，強迫観念に痛みつけられながら非常に苦しみながら，やっと最低限の家事をしていました。普通の人が1時間でできることが，私は4時間も5時間もかかり，強迫行為で時間のロスをしていたのです。洗濯の一工程が1日でできませんでした。3日くらいかかっていました。そしてそんなバカなことをしている自分を批判し嘆き悲しんで，苦しんでいました。二重苦でした。

　それが，今は人生を楽しめるようになりました。ささやかなことが楽しく，また楽しさを取り戻せた自分が嬉しくて，二重の喜びなんです。

　一番治りがたいと言われている強迫行為を伴う強迫神経症を，森田で生活の発見会で乗り越え，心の自由を取り戻すことができました。

　そして森田を学んだことは，私に大きな副産物を与えてくれました。それは，私の性格を受けついだ神経質な長男の教育に大変役立ったことです。

　長男が小学生のとき，大きな悩みを抱え心の危機であった時のこと。森田で学んだ「感情の法則・感情と行動の法則」をもとに子どもにわかりやすいようにアドバイスをしました。それによって長男は大きな危機を乗り越えることができました。私は森田を学んだ幸せをかみしめました。

　発見会の大先輩が言った「この病気を体験した人はかえって味わい深い人生を送れますよ」の言葉に今大きくうなずいています。

2. ゼロでも100でもない新しい世界──不安神経症との和解

吉田　薫（仮名）（東京都・27歳・会社員・女性）

　吐くのが恐い。

　吐きそうなときの血の気が引いていく感覚。胃の中のものがせり上がる苦し

み。嘔吐を連想させるものすべてが，ただもう異様に恐ろしい。

　緊張気味なときやプレッシャーがかかっているとき，胃にちょっとした不快感を感じたことのある人は多いだろう。私の場合，「もしかして吐くかも!?」という不安にとりつかれ，動悸が激しくなって全身に緊張が走る。「やばいやばいやばい」とどんどんパニックになり，今にも吐きそうになる。一度そのような発作を起こした場所には恐くて行けなくなり，広場恐怖や乗り物恐怖も経験した。典型的な不安神経症（パニック障害）である。

　不安神経症の発症過程は，よくコップの水にたとえられる。自分の中に不安を受け止めるコップがあり，ポツリポツリと不安が溜まっていっても，コップがいっぱいになるまでは自覚がない。しかしいったん溢れてしまうと，とめどなく不安がこぼれ出して意識化にさらされる。

　私の中に，どのようにして不安の水が溜まっていったか。そしていかなる形でこぼれ，どう対応して今に至るか。その軌跡を簡単にご紹介したい。

(1)「強い・弱い」への執着

　父は公務員，母は専業主婦で，3人兄弟の真ん中として鹿児島市で生まれ育った。小さい頃は，なぜかしょっちゅう吐いていた記憶がある。5歳のある日，こたつ敷きの上に吐いてしまった私は，母親に「どこにでも吐くのはやめんね。片づける方も楽じゃなかとよ！」ときつく叱られた。大人になった今なら，小さな子ども3人の育児に追われていた母のストレスも想像できるし，怒って当然の場面だと思う。しかし普段は優しい母親の，人が変わったような剣幕は，当時の私の胸に強く焼きついた。吐くという行為はとてもいけないことで，やってはならないことなんだと感じ，徐々に嘔吐へのこだわりが始まった。

　そのようなこだわりに拍車をかけたのが，小学校での人間関係だった。就学前の自由な日々とはうって変わり，はじめての学校社会は集団でのパワーゲームが繰り広げられるシビアな世界だった。「強い」と見なされた子はもてはやされ，「弱い」と見られたら人以下の扱いを受ける。子どもだけに容赦はない。極端なようだが，当時の私の印象としてはそんな状況であった。

肌の色素が薄く，痩せて小柄だった私は，「弱い」と見なされることに過敏になった。外見のひ弱さを払拭するべく，あぐらをかく，男子に喧嘩を売るといった男っぽい態度を心がけ，わざと乱暴な言葉遣いをして，必死に「強い者」のふりをした。

「えせ強者」になりきる私の作戦はとりあえず成功し，クラスではわりと中心の位置をキープしていたが，小学5年の時，海辺の小さな田舎町へ転校したのをきっかけに，あっさりとその座から転落した。最初が肝心とばかり，転校初日に学級委員に立候補をするなど目立ちたがり精神を全開にしてしまったため，総スカンを食らってしまったのだ。

靴を隠されたのを皮切りに，クラス中，部活中の女子が，ほとんど口をきいてくれなくなった。転校して3ヶ月が経つ頃には，私は学校からすっかり浮き上がっていた。学校で一人ポツンとしている自分がいたたまれず，かといって，無視されるのがわかっているのに級友に話しかけることもできない。当時の私を支えていたのは，「こんなことで私はちっともダメージを受けない。絶対に弱みを見せない」というプライドだった。一人でもちっとも寂しくないよとばかりに虚勢を張り続け，しんどくなったときはトイレに入って時間をつぶした。カギのかかるトイレの個室だけが，誰の目もはばかることなく素になれる場所だったからだ。

教師にも親にも，そんなことは内緒だった。親は，自分の子どもがいじめられていると知ったらきっと傷つき，私を可哀想な子どもと思うだろう。そんなみじめな場面を自ら招きたくなかった。弱音を吐いたり甘えたりしたら負けで，「強い自分」を演じている限りは何とかなると思っていた。

この，小学5～6年の2年間で，私は他人の目を強く意識するようになった。誰かに自分が弱っているところを見られていやしないか，「かわいそー」などと冷笑されているのではないかという疑念を抱き，自意識過剰な傾向はさらに強まった。

結局，最後まで強がりとおして小学校を卒業し，父親の転勤で再び以前暮らしていた地に戻った。中学でかつての友達と再会したとき，その多くは「薫ち

ゃん，別人みたい」と驚いた。目立ちたがり屋な面はすっかり影をひそめ，人の反応を見ながら自分の言動を決めるようになっていたからだ。アイドルに興味がなくても，周囲に同調してファンのふりをした。一人でトイレにこもって時間をつぶすような日々はもう二度と送りたくなかったのだ。自らを欺くような言動に疲れて自分が嫌になることもしばしばで，「ここではないどこか」へ行きたいと現実逃避的な夢想ばかりしていた。

(2) 他人の価値基準で生きる

　高校，大学と進学するにつれ，強い・弱いの価値観は多種多様であることがわかってきた。頭脳で勝負する者，外見が武器の者——いろんな人が強者になる世界がある。強弱へのとらわれは少しずつ薄らいでいったが，他人にどう思われるかを人一倍気にする癖はおいそれとはなくならなかった。

　高校卒業後に上京し，バンカラの気風で知られる私立大学に進学した。友達に囲まれ，サークル活動を楽しみ，勉強もそこそこにして適度に遊ぶ。そんな非の打ちどころのない学生生活を思い描いていたものの，努力もせずによい結果だけ得られるほど現実は甘くはなく，うまくやっている人のプラス面と自分のマイナス面を比べては落ち込んでいた。「Aさんはアメリカに留学するらしい」と聞けば，自分が海外旅行の経験すらないことに焦る。「B君は単位落として留年決定だって」と聞けば，豪胆でいいなあ，私は小心者だからドロップアウトする勇気もないもの，と自分を蔑む。そんなみじめさを何とか吹き飛ばそうと，音楽サークルでバンドを組んだり，美術サークルで絵を描いたり映画を撮ったり，いろいろなことに手を出した。それらから得たものも多いが，つねに心にあったのは，そういうことをして「やるじゃん」と人に羨んでもらいたい，認められたいという渇望だった。他人の目に映る自分が「いい感じかも」とわかってはじめて自分にOKサインが出せた。

　それはとりもなおさず，他人の価値基準に合わせて生きるということだった。そんな窮屈な生き方の招いたものが，私の場合，神経症だったのだと思う。

(3)突然の発作

　大学を卒業後，小さな出版社に就職した。締め切りに追われるあわただしいスケジュールの中で，懸命に仕事に取り組んだ。著名人にインタビュー取材をしたり，日刊紙にちょっとした記事を書いたりしながら順調な日々を送っていたが，人生とはままならないもので，就職2年目の夏，業績不振により社員全員減給という事態に直面し，思い切って新たな職場を求める決意をした。

　次の職場はずっといられるところをとえり好みしているうちに，2ヶ月，3ヶ月と時が過ぎていった。働いていた頃は「自分の時間が欲しい」と願っていたのに，いざあり余るほどの時間を手に入れると，その不安定さと誰にも必要とされない時間が重くのしかかってきた。社会の役にも，誰の役にも立っていない人生。所在のなさから生じる無力感と，自分に対する失望感にずぶずぶと浸るようになった。つかの間の休暇と割り切って，自由気ままな生活を前向きに楽しむことができない自分が情けなかった。そんな生活のストレスが引き金となり，忘れもしない1997年11月3日，晴天の霹靂のように神経症の最初の発作が起こった。

　3連休を利用して友人4人と上高地へ旅行することになっていたのだが，旅行の前日，何となく気分がすぐれなかった。食欲がなく，胃のあたりが重い。そのささやかな体調の異変を「吐く前ぶれのような感じ」ととらえ，その晩は夕飯を食べなかった。ベッドにもぐりこんでもまったく寝つけず，「もし旅行に行けなかったらどうしよう」という不安もあいまって，どんどん気分が悪くなっていった。

　胃の不快感が最高潮に達した午前3時頃，「もうダメ，吐くかもしれない」という不安感が，激しい動悸，冷たい汗，体のこわばり，吐き気といった症状を続けざまに呼びおこした。トイレにいかなきゃと思い，キッチンまで来たところで視界がすうっと暗くなり，気を失ってしまった。

　意識が戻った時には汗が体をすっかり冷やしていて，今度は震えが止まらなかった。今までに体験したことのない体の不調にショックを受け，旅行などとても無理だと思えた。しかし土壇場でキャンセルするのは申し訳ないという気

持ちも強く，結局，気分がすぐれぬまま電車で集合場所へ向かった。
　電車に乗った途端，再び猛烈な不安に襲われた。動き出したらいきなりウッと吐き気がこみ上げる。しかし，電車は次の駅まで止まってくれない。電車の中で吐いたりしたら，大ひんしゅくでもう最悪，それだけは絶対にやっちゃいけないと思うと，一層気分が悪くなった。もうダメ，頼むから降ろして！　というパニック感をしたたか味わい，これをきっかけに乗り物恐怖が始まった。
　その後，私の生活は一変した。まず，電車に乗れない。外へ出ると，電信柱などにある嘔吐の痕跡が異常に気になる。店に入っても，密閉されたこの空間の中で吐いたらどうしよう，逃げ場がないなどと，次から次へと湧き出る不安が始終つきまとった。
　もう外出なんてやめてやると思い，家にこもった。にもかかわらず，不安はどこまでも追ってきた。食事をしている最中に「もし今発作を起こして気分が悪くなったら，これが吐瀉物として出てくるんだ」という妄想にとりつかれ，食欲を失う。何か食べた後は決まって不安発作を起こして，胸元をぐっと押さえてベッドの中でうずくまる。家も安住の場ではなかった。
　行き詰まった挙句に訪れた近所の病院の精神科で，「仕事をしなさい。這ってでも就職活動をして，エネルギーを正しく使う場を作りなさい」と医師に言われ，たしかにそれしかないという切羽詰った思いで，何とか出版社に再就職をした。学術書を主に扱うこぢんまりとした会社だ。
　新しい職場は幸いにも路面電車で10分ほどの場所で，一駅区間が短いため何とか電車に乗ることができた。規則正しいリズムで生活するうちに少し余裕が出てきたので，神経症に関する本を読みあさった。そこで出会ったのが，『悩みを活かす――森田療法による建設的な生き方』という本である。本の奥付に生活の発見会の案内が載っており，さっそく初心者懇親会に参加した。しかし参加者のほとんどが対人恐怖の人だったため，ここでは自分は治らないような気がして，それきり足を運ばなくなった。

(4)再び発見会へ

　それからしばらくは，抗不安薬と森田療法の本を頼りになんとか生活していたが，2000年の夏，勤めていた会社が突然倒産した。幸いにしてほどなく出版社へ転職できたものの，新しい会社には30分以上満員電車に乗って通勤しなければならず，小康状態を保っていた乗り物恐怖が復活した。今まで1日1錠だった薬を3錠に増やしても，毎朝のように不安発作に襲われる。環境の変化によるストレスや土日もないほどの仕事量の増加もあって，心身の疲労に耐えられなくなっていた。ほかに行くところが浮かばず，すがるような気持ちで再び生活の発見会を訪れた。

　今度は自分の症状を思いきり訴え，とことん弱音を吐いた。自分の症状を先輩会員に話しながら，今までなかなか弱音を吐けず，知らず自分を追いこんでいたのだと気づいた。また，苦しんでいるのは自分だけではなかったこと，共感を覚える仲間に出会ったことは大きな癒しであった。不安発作を起こした時，胸元をぐっと押さえて動悸をこらえつつ，集談会のメンバーを思い浮かべて，「みんなしんどい思いをしながらも，何とかやってるんだよな。私だけじゃないんだよね」と考えると，少し楽になれた。

　集談会に通い始めて1年になろうという頃，東京基準型学習会を受講した。そこではじめて，自分の嘔吐恐怖の裏にあるものに目が向くようになった。私は「吐く」という行為を異常に恐れているが，本当は「吐く」ことに象徴される何かを恐れているのではないか。また，隠された欲望があるのではないだろうか。「吐く」＝「ひ弱」＝「人気者の資格なし」とか，「吐く」＝「母親に怒られる」＝「母親にもっと甘えたい，愛されたい」とか，吐くことから連想されることはいろいろあって，そちらの方に問題の根がある気がした。発症して3年もたつのに，表に出る症状ばかりに気をとられ，症状の根っことなっている部分にはまったく目を向けていなかったのだ。

　私の症状の根となった，偏った認識について考えた。一つは，「強い・弱い」で人を分けていたこと。さらに，ありのままの自分だと弱い部類になると決めつけ，何とか他人に「強い」と見てもらえるようふるまうという，遠回しの自

己否定，自欺。

　学習会の日記指導で，講師から「自分の人生なのだから，他人は責任をとれません」というコメントをもらった時，ようやく真剣に自覚した。他人によく思われるために生きるのではなく，自分がやりたいことをやって生きる人生こそ，本来私がめざしていたものだったのだ。でも，それには症状があってはならない。少しでも治りたい，治してほしいから学習会に参加したんだと思った。

　学習会の終盤，そんな甘えを講師が見事に打ち砕いてくれた。「生きていくということはそもそも大変なことなのであって，君たち神経質者はそこのところの覚悟ができていない」とキッパリ言われ，ハッとした。私は，人生をローリスク・ハイリターンなものととらえ，きつい，つらいことは極力排除して，うれしい，楽しいことばかりを享受したい，またそうあるべきだとどこかで思っていた。しかし過去を振り返ってみれば，しんどいいじめには遭ったし，ある日突然会社はつぶれるし，親は前ぶれなく病に倒れ，自分も予感もなしに神経症になっている──それでもまだ，人生を「自分の思うとおりにならなきゃおかしい」というのは，あまりに非現実的で都合のよい思い込みだった。

　症状があっても，やりたいことはできる。一度きりの人生，主人公は自分。症状という自分で作り上げた仮想の敵との闘いに，貴重な時間を消耗している場合ではないのだ。

(5) 流れに乗って生きる

　学習会を終えて2年が過ぎた今も，しょっちゅうパニック発作は起きる。発作の最中は苦しいが，不安に揺れる幅が小さくなったし，落ち着くまでの時間も短くなった。もちろん，症状から逃れようとする癖は簡単には消えない。立て続けに発作が起きたときは，人生に対して悲観的になってしまうところも変わらない。しかし，以前よりは症状に振り回されなくなっていると思う。「感情の法則」のとおり，感情はいつしか必ず流れるということ，そして不安なときは不安になりきる，弱くなりきるのがいちばんだということが自分なりにわかったからだ。

森田療法を知って，発症前よりも自分のことが見えてきた。人と比べて一喜一憂しやすく，プライドは高いくせに自己評価は低い。他人にも自分にも厳しい。けっこうやっかいな性格だが，それが自分なんだからしかたがない。神経質者は100か0かという極端な判断を下しがちだという。私も以前なら，このどうしようもない性格ゆえに自分の価値をゼロに近いと見なしていただろう。こんな私でもいくらかはよいところもある気がするのだが，そこはまったく評価せずに。しかし，今は違う。今は100点でも0点でもない，50点の自分を受け入れていこうと思っている。欠けている50点分は，理想の自分と現実の自分の差なのだ。理想でしかあり得ないものを追求して，結果，自分に欠けているものばかり意識するのはもうやめた。

　これから目を向けるのは，手に入らない50点ではなくすでにもっている50点だ。自分にできること，自分が心地いいことは何か。自分を必要としている場があるなら赴いていこう。「これを今ちょっとやってみようかな」とささやかでも欲求を感じたら，その流れに乗っていこう。

　日々の「感じ」を大切にしながら，自分と周りの世界をつなぐ流れに素直に身をゆだねたい。もっと自分を解放したい。そんな風に思える自分が，今はちょっぴり好きになりつつある。

文献

長谷川洋三　1986　森田式精神健康法　知的生きかた文庫　三笠書房
森田正馬　1960　神経質の本態と療法　白揚社
森田正馬　1995　新版　神経衰弱と強迫観念の根治法　白揚社
レイノルズ,D.　岩田真理（訳）　1986　悩みを活かす――森田療法による建設的な生き方　創元社

第Ⅱ部　事例編

自助グループ（生活の発見会会員による体験記）
に対するコメント

北西　憲二

　ここでは2人の体験が述べられています。
　1人は強迫性障害の方です。中野さん（仮名）は結婚して2人のお子さんを生み，一生懸命育てていくうちに強迫性障害に陥ってしまいました。発症にいたるまでの背景としてご主人との不和があるようです。おそらく元来の完全主義者であった中野さんは，ご主人の日常生活での細かな文句，非難にさらされてきました。そして文句をいわれないように，完全への挑戦が始まったのです。すべてを完全に，という試みはいずれ破綻します。強迫性障害に陥ったのです。あらゆることが不完全なように思えて，それを繰り返し確認しているうちに時間はあっという間に経ってしまいます。そしてすべきことが山のように彼女に襲いかかってきます。そして自殺を考えるほど追いつめられもしたのです。強迫性障害の人がどのような経験をするのか，その世界はどのような苦悩に満ちたものなのか，お読みになればよくわかると思います。近くのお医者さんを受診し，投薬を受けますが，なかなか回復しません。
　そのようなときに長谷川洋三先生の『森田式精神健康法』という著書に出会い，森田療法の「行動の原則」を知ったのです。そこから生活の発見会に入会し，集談会に毎回出席するという生活が始まりました。中野さんが述べているように「わかっているが止められない」のが強迫行為です。症状を抱えながら，一生懸命目の前のやらなくてはならないことに取り組んでいくうちに強迫行為は次第に減少してきたと中野さんはいいます。行きつ戻りつ，薄紙をはがすように彼女の強迫性障害はよくなっていきました。一生懸命に彼女のいう「心の

リハビリ」に取り組む彼女を支えてくれたのが，発見会の先輩や仲間だったのです。そして今は，人生を楽しめるようになったと中野さんはいいます。ささやかなことが楽しく，また楽しさを取り戻せた自分が嬉しくて二重の喜びだそうです。回復した人ならではの言葉です。

　強迫性障害，とくに強迫行為を伴うものの治療はしばしば難渋を極めます。中野さんのこのつらい障害を何とかしたいという気持ちと仲間の支え，そして一生懸命森田療法の学習に取り組んだことが，回復を可能にしたと思います。

　もう1人は27歳の女性，吉田さん（仮名）の体験です。吐き気恐怖を主とするパニック障害で悩んでいる方の回復の記録です。小さいうちから吐きやすい子どもだったので，小学生の頃から「弱い」と見なされることに過敏で，「強いもの」のふりをしていました。一時はそれで成功しますが，転校を機会にいじめに遭ってしまいます。このいじめられ体験がしばしばその後の人間関係を作る能力を障害することはよく知られています。自意識が発達する思春期以降は，その劣等感のためにいつも人と比較して生きていくようになってしまいます。大学を卒業し，ある会社に就職するのですが，その会社は倒産してしまいます。求職活動をしているときに，吐き気恐怖，パニック発作に襲われたのです。電車でも同じような経験をした吉田さんは外出恐怖にもなってしまったのです。近くの精神科を受診し，そこでの医師のアドバイスで何とか再就職にこぎつけることができました。しばらくは薬物療法と森田療法関係の本を頼りに生活をしていましたが，また再就職先の出版会社は倒産してしまいます。

　幸いすぐに新しい会社に就職できましたが，今度は満員電車の通勤が待っていました。一度発見会に入会し，あまり役に立たないと止めてしまった吉田さんでしたが，再び発見会を訪れ今度は自分の症状を率直に訴え，「弱い」自分をさらけ出したのです。そして1年後に基準型学習会を受講し，自分の症状の根っこになっている神経症的な認識に目を向けるようにしました。それらは評者の表現でいえば「弱い自分をそのまま認められないこと」「他者の評価に左右された生き方をしていること」などです。そしてこのような学習会での講師

とのやり取りを通して不安を含めて自分の問題を自分で引き受けようと吉田さんは考え出したようです。そしてだんだん不安があってもそれに振り回されない自分がいることに気づき出しました。「不安なときは不安になりきる，弱くなりきるのがいちばん」という認識に達したのです。つまり吉田さんは森田のいう人生観が変わったのです。そして神経症からの回復に向かったのです。「かくあるべし」を悪戦苦闘しながら抜けた吉田さんは以前に比べて自然体，素直になったようです。神経症的な生き方から本来の生き方への転換が始まりました。

森田療法を学ぶ人のためのブックガイド

北西　憲二

　ここでは教科書，あるいはそれに準じた入門書のようなものを紹介します。一般向け，メンタルヘルスの専門家向けの両者を含みます。より専門的な文献は，解説編，事例編の各々の論文を参照ください。多くの森田療法関係の本が出版されていますが，現在入手可能なものに限りました。また一般向けの森田療法の解説書はあまりに多数出版されているので，特定のテーマを扱ったもの以外はここでは挙げませんでした。

1．森田正馬自身の代表的な著書と関連図書を挙げます。
1）高良武久（編集代表）　1974　森田正馬全集　全7巻　白揚社
　森田正馬の著作，論文，日記などがほぼ網羅されています。森田正馬の代表的な3部作として，「神経質及神経衰弱症の療法」（第1巻），「神経衰弱及強迫観念の根治法」（第2巻），「神経質ノ本態及療法」（第2巻）が挙げられます。「神経衰弱と強迫観念の根治法」と「神経質の本態と療法」は白揚社から単行本となり，出版されています。まずはこの2冊を読まれることをすすめます。
　森田正馬全集第5巻は「神経質」誌に掲載された形外会の記事がすべて収録されており，入院，あるいは退院者と森田正馬のやり取りを通して，さらに森田の考えに触れることができます。森田正馬の具体的なクライエントとのやり取りや当時の治療状況を知る意味でも興味深いものです。また7巻の終わりに総索引がついており，そこから森田の言葉や概念が書いてある箇所を探すことができて便利です。
2）関連図書
　森田正馬の言葉を学びやすい形に再編集したものに生活の発見会編『現代に生きる森田正馬のことばⅠ，Ⅱ』（白揚社，1998）があります。また森田正馬が

残した言葉を元森田療法学会理事長大原健士郎が解説した『日々是好日』(白揚社，2003)があります。

　森田正馬の伝記は野村章恒著『森田正馬評伝』(白揚社，1974)が詳しく資料的な意味もあり，定番です。しかし絶版です。最近では，岩田真理著『森田正馬が語る森田療法』(白揚社，2003)があります。

２．森田療法の解説書を挙げます。
１）高良武久　1976　森田療法のすすめ　白揚社
　森田の後継者である高良武久が，森田療法とクライエントの心理をわかりやすく説明したものです。入院治療の体験記が主となっています。
２）岩井　寛・阿部　亨　1975　森田療法の理論と実際　金剛出版
　精神療法の優れた研究者であった岩井寛と長年高良興生院院長を勤めた阿部亨が共著で書いた実践書です。それとともに比較精神療法などの解説もあります。
３）増野　肇　1988　森田式カウンセリングの実際　白揚社
　この本はカウンセリングの基本を整理した上で森田療法を位置づけたものです。現在森田療法は外来治療が主となっていますが，その上での参考になります。
４）北西憲二　2001　我執の病理——森田療法による「生きること」の探求　白揚社
　新しい視点から森田療法を見直し，論じたものです。
５）田代信維　2001　森田療法入門——「生きる」ということ　創元社
　森田療法の基本理論，治療とともに治療対象拡大例としてうつ病や統合失調症（精神分裂病）についても解説してあります。
６）北西憲二　2012　回復の人間学——森田療法による「生きることの転換」　白揚社
　病の回復について，森田療法の立場から論じたものです。
７）北西憲二（編）2014　森田療法を学ぶ——最新技法と治療の進め方　金剛出版

外来森田療法の理論と技法について述べたものです。

3．その他
1）北西憲二（編）2003　森田療法で読むパニック障害——その理解と治し方　白揚社
　「森田療法で読む」シリーズ第一弾。パニック障害に対する外来森田療法の理解と実践を紹介したものです。
2）北西憲二・中村　敬（編）2005　森田療法で読むうつ——その理解と治し方　白揚社
　うつ病に対する森田療法の理解と実践を紹介したものです。
3）北西憲二・中村　敬（編）2007　森田療法で読む社会不安障害とひきこもり——その理解と治し方　白揚社
　対人的困難さ，対人不安に対する森田療法の理解と実践を紹介したものです。
4）北西憲二・久保田幹子（編）2015　森田療法で読む強迫性障害——その理解と治し方　白揚社
　強迫性障害に対する森田療法の理解と実践を紹介したものです。
5）北西憲二・板村論子　2016　がんという病を生きる——森田療法による不安からの回復　白揚社
　「がん」にまつわる不安や苦悩の理解と介入を森田療法の立場から述べたものです。
6）畑野文夫　2016　森田療法の誕生——森田正馬の生涯と業績　三恵社
　35年間の日記をもとに森田正馬の生涯と業績について紹介したものです。

4．森田神経質の診断基準，外来森田療法のガイドライン
1）北西憲二・藍沢鎮雄・丸山晋ほか　1995　森田神経質の診断基準をめぐって　日本森田療法学会雑誌，**6**（1），15-24．
2）中村敬・北西憲二・丸山晋ほか　2009　外来森田療法のガイドライン　日本森田療法学会雑誌，**20**（1），91-103．

《執筆者紹介》

北西憲二（きたにしけんじ・第Ⅰ部1，2，9，第Ⅱ部コメント）
　森田療法研究所・北西クリニック

中村　敬（なかむらけい・第Ⅰ部3，6）
　東京慈恵会医科大学森田療法センター名誉センター長

久保田幹子（くぼたみきこ・第Ⅰ部4，第Ⅱ部2，6，10）
　法政大学大学院人間社会研究科教授
　東京慈恵会医科大学森田療法センター

黒木俊秀（くろきとしひで・第Ⅰ部5）
　九州大学大学院人間環境学研究院

舘野　歩（たてのあゆむ・第Ⅰ部6）
　東京慈恵会医科大学精神医学講座准教授

立松一徳（たてまつかずのり・第Ⅰ部7）
　立松クリニック

横山　博（よこやまひろし・第Ⅰ部8）
　前・生活の発見会理事長
　山手通りメンタル相談室

塩路理恵子（しおじりえこ・第Ⅱ部1）
　東京都立大学健康福祉学部
　東京慈恵会医科大学附属第三病院精神神経科

橋本和幸（はしもとかずゆき・第Ⅱ部3）
　調布はしもとクリニック

伊藤克人（いとうかつひと・第Ⅱ部4）
　東急病院心療内科

市川光洋（いちかわみつひろ・第Ⅱ部5）
　光洋クリニック

細谷律子（ほそやりつこ・第Ⅱ部7）
　細谷皮フ科

芦沢　健（あしざわたけし・第Ⅱ部8）
　医療法人資生会千歳病院

中川幸子（なかがわさちこ・第Ⅱ部9）
　前・工学院大学学生相談室

杉原紗千子（すぎはらさちこ・第Ⅱ部10）
　元・公立中学校スクールカウンセラー

井出　恵（いでめぐみ・第Ⅱ部11）
　森田療法研究所・北西クリニック

比嘉千賀（ひがちか・第Ⅱ部12）
　ひがメンタルクリニック

原田憲明（はらだのりあき・第Ⅱ部12）
　くにたちSati心理オフィス

心理療法プリマーズ
森田療法

| 2005年11月30日 | 初版第1刷発行 | 〈検印省略〉 |
| 2022年1月30日 | 初版第3刷発行 | |

定価はカバーに
表示しています

編著者	北西 憲二
	中村　敬
発行者	杉田 啓三
印刷者	田中 雅博

発行所　株式会社　ミネルヴァ書房
〒607-8494　京都市山科区日ノ岡堤谷町1
電話代表　(075)581-5191
振替口座　01020-0-8076

©北西憲二・中村 敬他, 2005　創栄図書印刷・藤沢製本

ISBN978-4-623-04334-7
Printed in Japan

心理療法プリマーズ
来談者中心療法
東山紘久 編著　Ａ５判　224頁　本体2400円

●歴史や理論，技法などを学ぶ解説編と事例から療法の実際を学ぶ事例編からなる，クライエントを中心としたカウンセリングのあり方を学ぶ好個の入門書。

心理療法プリマーズ
行動分析
大河内浩人・武藤 崇 編著　Ａ５判　572頁　本体3000円

●クライエントと環境との相互作用を明らかにし，それに働きかけることによって，不適応行動の解消や望ましい行動の生起をうながす「行動分析」の理論と実践。

心理療法プリマーズ
内観療法
三木善彦・真栄城輝明・竹元隆洋 編著　Ａ５判　312頁　本体3000円

●現在さまざまな領域でさかんに活用されている内観療法。背景にある歴史や理論，活用の仕方などを解説し，具体的な事例も多数紹介。

臨床ナラティヴアプローチ
森岡正芳 編著　Ａ５判　300頁　本体3000円

●様々な領域にまたがって発展している「ナラティヴアプローチ」を，理論と実践の両面から学べる入門書。

ユング派心理療法
河合俊雄 編著　Ａ５判　308頁　本体2800円

●「発達障害」「解離」「摂食障害」…ユング心理学は現代をどう受け止めるか。気鋭のユング派分析家による最新の入門書。詳しい解説と事例で学ぶ。

── ミネルヴァ書房 ──

https://www.minervashobo.co.jp/